Nutrição Para Leigos® Traduç

CB002820

a de Cola

Medidas usadas na nutrição

abreviação	medida	Equivalente	abreviação	medida	Equivalente
g	grama	1.000 miligramas	lb	libra	0,45 quilograma
		1.000.000 microgramas			16 onças
mg	miligrama	1/1000 grama	L	litro	1.000 mililitros
mcg	micrograma	1/1.000.000 grama			10 decilitros
kg	quilograma	1.000 gramas	Dl	Decilitro	1/10 litro
		2.2 libras	Ml	mililitro	1/1000 litro

Quando mais vitaminas são necessárias

Circunstâncias especiais pedem mais vitaminas e algumas dessas circunstâncias estão listadas aqui. Leia o Capítulo 10 antes de adicionar qualquer suplemento vitamínico na sua dieta.

- Quando se está grávida são necessárias maiores quantidades de vitaminas C, D, E, B12, riboflavina, ácido fólico e proteínas.
- Quando se está amamentando são necessárias maiores quantidades de vitamina A, E, tiamina, riboflavina e folato. Também será necessária mais vitamina D, vitamina C e niacina.
- Ainda fuma? Então você precisará consumir mais vitamina C do que aqueles que não fumam.
- É uma mulher se aproximando da menopausa? Então precisará de cálcio e mais vitamina D.
- Sua dieta é rigorosamente vegetariana, ou seja, não contém nenhuma comida de origem animal, nem mesmo leite e ovos? Então você precisará de vitamina D e de vitamina B12.
- É um sedentário que sempre planeja começar a fazer exercícios? Comece devagar e com uma dose a mais de vitamina E.
- Você tem a pele muito clara ou muito escura? Então deveria tomar suplementos de vitamina D.

Quando mais minerais são necessários

Aqui estão alguns exemplos de quando você deve pensar em ingerir suplementos minerais. Leia o Capítulo 11 antes de adicioná-los na sua dieta.

- Se for homem, tomar um suplemento diário de 200 microgramas de selênio pode diminuir o risco de câncer de próstata em 65%.
- Se for mulher, é provável que perca aproximadamente 1,4 miligramas de ferro durante cada período menstrual. Para remediar o fato, alguns médicos prescrevem um suplemento diário de ferro.
- Se estiver grávida, estudos sugerem (mas não provam) que será preciso doses a mais de cobre para proteger as células nervosas do cérebro do feto.
- Se estiver amamentando, precisará de mais cálcio, fósforo, magnésio, ferro, zinco e selênio.
- Se for uma mulher se aproximando da menopausa ou for um homem idoso, recomenda-se uma dose extra de cálcio.
- Se for um vegetariano rigoroso, suplementos de ferro deveriam ser rotineiros. Um pouco de cálcio também pode ser necessário.

Os 19 minerais e vitaminas essenciais

- Vitamina A
- Vitamina B12
- Vitamina D
- Colina
- Vitamina E
- Cálcio
- Vitamina K
- Fósforo
- Vitamina C
- Magnésio
- Tiamina (vitamina B1)
- Ferro
- Riboflavina (vitamina B2)
- Zinco
- Niacina
- Iodo
- Vitamina B6
- Selênio
- Folato

Para Leigos: A série de livros para iniciantes que mais vende no mundo.

Nutrição Para Leigos® Tradução da 4ª Edição

Folha de Cola

Elementos importantes usados na Nutrição

Elemento	Significado	Elemento	Significado	Elemento	Significado
Amyl-	Amido	Gli-	Referente a açúcares	Lact-, lacti-, lacto-	Leite
an-	Sem	Hidro-		Lip-, lipo-	Gordura
Anti-	Contra	Hidro-	Água (também: hidrogênio)	Macro-	Grande
-ase	Uma enzima			Micro-	Pequeno
di-	Duas	Hiper-	Acima do normal	Mono-	Um
-emia	Encontrado no sangue	Hipo-	Abaixo do normal	-ose	Açúcar
Gastro-	Referente ao estômago			Tri-	Três

Como manter a comida saudável e nutritiva:

- Lave as mãos antes e depois de tocar nos alimentos.
- Lave todas as frutas e vegetais antes de usá-los.
- Siga as instruções da embalagem dos alimentos para preparar e armazenar a comida com segurança.
- Manuseie carne, aves ou peixes crus como se estivessem contaminados (algumas vezes, estão!).
- Cozinhe os alimentos por completo.
- Mantenha as comidas quentes aquecidas e as comidas frias, refrigeradas.
- Nunca coma ou beba nada que contenha ovos crus.
- Use uma tábua de cortar apenas para carnes, outra para aves e mais uma para peixes crus.
- Nunca prove nenhuma comida questionável "só para ter certeza de que está boa". Se tiver dúvidas, jogue fora.

Maneiras fáceis para cortar calorias

- Use produtos lácteos semidesnatados ou desnatados.
- Substitua o açúcar por outros adoçantes.
- Retire a gordura de todas as sopas e ensopados.
- Escolha sobremesas com baixo teor calórico.
- Cozinhe aves sem a pele.
- Evite molhos para saladas com muita gordura.
- Prepare sanduíches abertos com apenas uma fatia de pão.
- Elimine do prato todos os ingredientes com alto teor de gordura.
- Não adicione manteiga aos legumes.
- Retire a gordura da carne cortada com água quente.

Ajuda on-line rápida

- ANVISA: www.anvisa.gov.br
- American Council on Science and Health (ASCH): www.acsh.org
- American Dietetic Association: www.eatright.org
- Associação Brasileira para o estudo da Obesidade e da Síndrome Metabólica: www.abeso.org.br
- Sociedade Brasileira de Endocrinologia e Metabologia: www.endocrino.org.br
- Center for science in the Public Interest: www.cspinet.org
- The Food Allergy and Anaphylaxis Network: www.foodallergy.org
- International Food Information Council (IFIC): www.ific.org
- U.S. Department of Agriculture Nutrient Database: www.nal.usda.gov/fnic/foodcomp/search
- U.S. Food and Drug Administration: www.fda.gov
- USDA Food and Nutrition Information Center (FNIC): www.nal.usda.gov/fnic

Para Leigos: A série de livros para iniciantes que mais vende no mundo.

Nutrição

PARA

LEIGOS®

Tradução da 4ª Edição

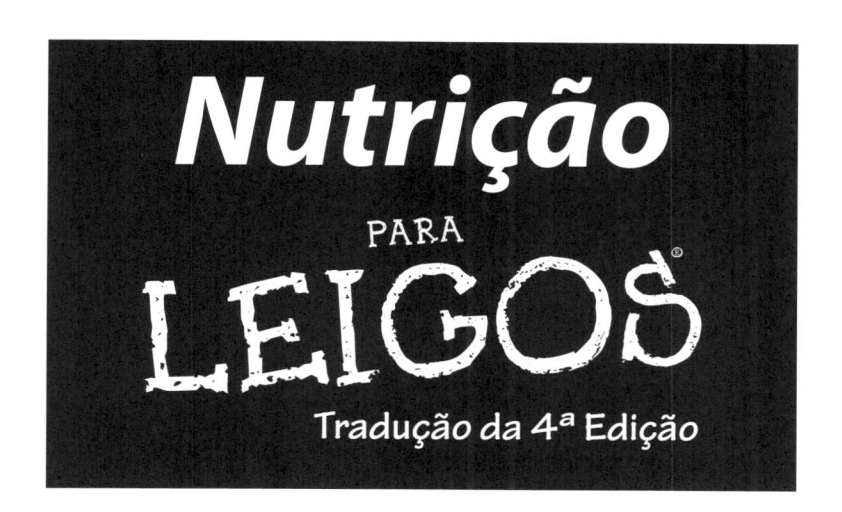

Nutrição
PARA
LEIGOS®
Tradução da 4ª Edição

por Carol Ann Rinzler

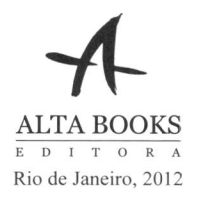

ALTA BOOKS
EDITORA
Rio de Janeiro, 2012

Produção Editorial
Editora Alta Books

Gerência Editorial
Anderson Vieira

Supervisão Editorial
Angel Cabeza
Augusto Coutinho

Controle de Qualidade Editorial
Pedro Sá
Sergio Luiz de Souza

Equipe de Design
Adalberto Taconi
Bruna Serrano
Iuri Santos
Marco Aurélio Silva

Equipe Editorial
Brenda Ramalho
Camila Werhahn

Claudia Braga
Cristiane Santos
Daniel Siqueira
Evellyn Pacheco
Isis Batista
Jaciara Lima
Juliana de Paulo
Lara Gouvêa
Licia Oliveira
Marcelo Vieira
Milena Souza
Paulo Camerino
Rafael Surgek
Thiê Alves
Vanessa Gomes
Vinicius Damasceno

Tradução
Carla Cabrera

Revisão Gramatical
Verônica Bareicha
Márcia Helena dos Santos

Revisão Técnica
Luís Cláudio Benevenuto
Graduado em Nutrição pela UERJ/1992. Mestre em Nutrição Humana pela UFRJ/1999. Membro da Sociedade Brasileira de Alimentação e Nutrição (SBAN) e da Sociedad Latinoamericana de Nutrición (SLAN)

Diagramação
Cláudio Frota

Marketing e Promoção
Daniel Schilklaper
marketing@altabooks.com.br

1ª Reimpressão, 2012

Catalogação na fonte
Amanda Medeiros López Ares – CRB7 1652

R584	Rinzler, Carol Ann, 1937- Nutrição para Leigos / Carol Ann Rinzler; Tradutora Carla Cabrera. - Rio de Janeiro : Alta Books, 2011. 388 p. Tradução de: Nutrition for Dummies ISBN: 978-85-7608-510-2 1. Nutrição. 2. Alimentos. I. Título. 641.1 – CDD 22

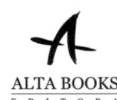

ALTA BOOKS
EDITORA

Rua Viúva Cláudio, 291 – Bairro Industrial do Jacaré
CEP: 20970-031 – Rio de Janeiro – Tels.: 21 3278-8069/8419 Fax: 21 3277-1253
www.altabooks.com.br – e-mail: altabooks@altabooks.com.br
www.facebook.com/altabooks – www.twitter.com/alta_books

Sobre o Autor

Carol Ann Rinzler é uma grande autoridade em nutrição e saúde, e adquiriu seu diploma de mestrado na *Columbia University*. Ela possui uma coluna sobre nutrição no *New York Daily News* e é autora de mais de 20 livros relacionados à saúde, incluindo: *Controlling Cholesterol For Dummies*, *Weight Loss Kit For Dummies* e o muito aclamado *Estrogen and Breast Câncer: A Warning to Women*. Carol Rinzler vive em Nova York com seu marido, o escritor de vinhos, Perry Luntz, e seu adorável gato, Kat.

Dedicatória

Dedico este livro ao meu marido, Perry Luntz, um colega escritor que, como sempre, foi paciente como um santo e até mesmo calmo além da conta enquanto eu corria de maneira confusa, e nem sempre agradável, para cumprir o prazo de entrega.

Agradecimentos do Autor

Esta nova edição de Nutrição Para Leigos me deu a oportunidade de trabalhar com mais um grupo de profissionais encantadores no grupo *Para Leigos*. O editor de aquisições, Michael Lewis, recebeu com entusiasmo a nova edição e manteve o projeto com tranquilidade. A editora de projetos sênior, Natalie Harris, foi muito reconfortante com a autora, sem mencionar que estava em comando de centenas ou milhares de detalhes que fazem parte da atualização de um livro de nutrição. Eu estimo Danielle Voirol, talvez mais do que ela mesma saiba. Escritores de medicina e ciência entendem muito bem que sem profissionais de copidesque habilidosos e sábios, estaríamos caminhando sobre montanhas todos os dias de nossas vidas de escritores. E por último, sou muito grata a Alfred Bushway, PhD, por mais uma vez ler e comentar o manuscrito. Obrigada a todos.

Sumário Resumido

Sumário

Capítulo 21: O Que Acontece Quando os Alimentos São Congelados, Enlatados, Secos ou Plastificados 279

Capítulo 22: Comendo Melhor Graças à Química 289

Parte V: Alimentos e Medicina 299

Capítulo 23: Quando os Alimentos Causam Problemas de Saúde 301

Introdução

*E*ra uma vez, um tempo em que as pessoas apenas se sentavam para jantar, comendo até encher um estômago vazio ou apenas pelo prazer de comer. Ninguém dizia: "Uau, aquele creme de frango estava carregado de calorias", ninguém perguntava se o pão era integral ou reclamava do frango sendo servido com a pele ainda intacta. Isso era antes. Hoje, a mesa do jantar pode ser uma batalha entre a saúde e o prazer. Você planeja suas refeições com a precisão de um general movimentando suas tropas pelas linhas de frente e para a maioria das pessoas, a luta entre comer o que faz bem e comer o que possui um sabor agradável se tornou uma batalha para toda a vida.

Este livro foi projetado para terminar com a guerra entre o que é necessário para uma boa nutrição e a necessidade persuasiva de uma refeição saborosa. De fato, (leia bem!), o que é bom para a saúde também pode ser bom para comer, e vice-versa.

Sobre Este Livro

Nutrição Para Leigos não tem como objetivo enviar você de volta para a sala de aula, sentá-lo e fazê-lo anotar o que deveria colocar na mesa todos os dias, a partir de agora até que você tenha 104 anos de idade. Este é um livro de referência, portanto, não é necessário memorizar nada: quando quiser mais informações, basta procurar na parte que quiser.

Em vez disso, o objetivo deste livro é fornecer as informações necessárias para se fazer sábias escolhas alimentares, o que significa escolhas que agradem ao paladar e a alma, mas também agradem ao corpo. Uma parte do que está aqui é muito básico: definições de vitaminas, minerais, proteínas, gorduras, carboidratos e, pode acreditar nisto? A simples e velha água. Também encontrará dicas de como montar uma lista de compras nutritivas e como usar os alimentos para preparar refeições tão boas que não poderá esperar para comê-las.

Para aqueles que não sabem absolutamente nada sobre nutrição, exceto de que se trata de algo sobre comida, este livro é um ponto de partida. Para aqueles que sabem um pouco mais sobre nutrição, este livro é um curso para lembrá-los e mantê-los atualizados sobre as inovações desde a última vez que olharam um gráfico de calorias.

Para aqueles que querem saber tudo, esta edição de Nutrição Para Leigos está atualizada, com algumas informações novas, desde a revisão de 2005 do *Dietary Guidelines for Americans* (Orientações Dietéticas para Americanos) ou as novas doses diárias recomendadas de todos os nutrientes que um corpo saudável precisa, além de todas as dicas de "isto é bom para você" e "isto realmente faz muito mal", bem como informações que os cientistas da nutrição descobriram desde a última edição.

Convenções Usadas Neste Livro

As seguintes convenções são usadas durante o texto para mantê-lo consistente e fácil de entender:

- ✔ Todos os endereços de sites aparecem em monofont.

- ✔ Os termos novos aparecem em *itálico* e são seguidos de perto por uma definição fácil de ser entendida.

- ✔ O **Negrito** é usado para destacar as partes de ação de passos numerados, assim como palavras-chave em listas com marcadores.

- ✔ Especialistas em nutrição muitas vezes usam termos métricos como grama, miligrama e micrograma para descrever quantidades de proteínas, gorduras, carboidratos, vitaminas, minerais e outros nutrientes. Sinta-se livre para usar a folha de cola na frente deste livro sempre que esquecer o significado.

Só de Passagem

O quê? Não ler algo impresso neste livro? Bem, é verdade. Algumas partes pequenas deste livro são divertidas ou informativas, mas não são vitais para que compreenda o que é a nutrição. Por exemplo:

- ✔ **Textos em boxes laterais:** Os boxes laterais são os quadrados sombreados que aparecem de vez em quando. Eles dividem histórias pessoais e observações, mas não é uma leitura obrigatória.

- ✔ **Nada que tenha o ícone de fato técnico ao lado:** Esta informação é interessante, mas não é algo crítico para a sua compreensão sobre nutrição.

- ✔ **A parte da página de copyright:** Sem brincadeiras. Não encontrará nada de interesse ali, a menos que tenha ficado apaixonado pelo jargão legal e números de ISBN.

Penso que...

Cada livro é escrito tendo um leitor em particular na mente e este não é diferente. Enquanto escrevia este livro, fiz algumas suposições sobre quem seria o leitor e porque teria gasto seu dinheiro suado por um livro inteiro sobre nutrição:

✔ Não estudou nutrição na escola ou na universidade e agora descobriu que terá mais chances de se manter saudável se souber como montar refeições balanceadas e nutritivas.

✔ Está confuso sobre conselhos variados sobre vitaminas, minerais, proteínas, gorduras e carboidratos. Em outras palavras, você precisa de um mapa confiável para transitar entre o labirinto de nutrientes.

✔ Você gostaria de ter informações básicas, mas não deseja se tornar um especialista em nutrição ou gastar horas tentando ler livros médicos ou textos acadêmicos.

Como Este Livro Está Organizado

A seguir, há um breve sumário de cada parte do livro Nutrição Para Leigos. Você pode usá-lo como um guia para uma consulta rápida sobre o que deseja ler primeiro. Algo muito agradável neste livro é o fato de não ser necessário começar no primeiro capítulo e ir passando as páginas até o final. 'Au contraire', como os franceses gostam de falar quando querem dizer pelo contrário. Você pode começar em qualquer lugar e ainda obter toneladas de informações saborosas sobre como os alimentos ajudam o seu organismo a funcionar.

Parte I: Os Fatos Básicos Sobre Nutrição

O capítulo 1 define a nutrição e seus efeitos no organismo. Este capítulo também aborda como ler um estudo de nutrição e como julgar o valor das informações nutricionais publicadas em jornais, revistas e na televisão. O capítulo 2 é um ótimo guia para entender como o sistema digestivo trabalha para transformar os alimentos e bebidas em nutrientes necessários para sustentar um corpo saudável. O capítulo 3 se concentra nas calorias e no fator energético de comidas e bebidas. O capítulo 4 informa a quantidade de nutrientes necessários para mantê-lo em boa forma. O capítulo 5 entra em detalhes nas regras dos suplementos dietéticos: pílulas, pós e poções que adicionam um toque nutricional à sua dieta comum.

Parte II: O Que Retiramos dos Alimentos

O capítulo 6 fornece os fatos sobre proteínas: De onde as retiramos e o que fazem pelo seu corpo. O capítulo 7 informa sobre as gorduras, enquanto o capítulo 8 explica os carboidratos. São açúcares, amidos e aquela substância indigerível, mas vital ao organismo, presente em alimentos com carboidratos: as fibras alimentares. O capítulo 9 descreve os riscos e alguns dos benefícios comprovados das bebidas alcoólicas.

O capítulo 10 é sobre vitaminas, as substâncias nos alimentos que iniciam muitas reações químicas vitais no organismo. O capítulo 11 é sobre minerais, substâncias que muitas vezes funcionam em conjunto com as vitaminas. O capítulo 12 explica os fitoquímicos, substâncias novas e importantes presentes nos alimentos. O capítulo 13 é sobre a água, o líquido essencial que ocupa 70% do seu peso corporal. Este capítulo também descreve as funções dos eletrólitos, os minerais especiais que mantém o equilíbrio hídrico (a quantidade correta de água dentro e fora das células do seu corpo).

Parte III: Alimentação Saudável

O capítulo 14 é sobre a fome (a necessidade de comer) e o apetite (o desejo de comer). O equilíbrio entre esses dois fatores é o que torna possível a manutenção de um peso saudável. O capítulo 15 é, em contrapartida, sobre as preferências alimentares: porque você gosta tanto de algumas comidas enquanto odeia as outras. O capítulo 16 mostra como montar uma dieta saudável. Ela está baseada nas recomendações dietéticas para americanos, criada pelo departamento americano de agricultura e serviços de saúde humanos, mais algumas atualizações recentes da *National Academy of Science's Institute of Medicine*, para que saiba o que é bom para você. O capítulo 17 explica como usar as guias nutricionais para planejar refeições deliciosas e nutritivas em casa. O capítulo 18 mostra como usar as guias para jantar fora, podendo julgar o valor das comidas em todos os tipos de restaurantes, desde aqueles elegantes com pano de mesa branco até os fast-foods.

Parte IV: Processamento de Alimentos

O capítulo 19 pergunta e responde a esta questão simples: O que é o processamento de alimentos? O capítulo 20 e mostra como o seu modo de cozinhar afeta a aparência e sabor dos alimentos, assim como o valor nutricional deles. O capítulo 21 faz o mesmo explicando o que as técnicas de preservação de alimentos como congelados, enlatados, secos e irradiados, fazem. O capítulo 22 apresenta a verdade sobre a química usada para manter os alimentos frescos.

Parte V: Alimentos e Medicina

O capítulo 23 explica porque alguns alimentos causam urticária em algumas pessoas e as estratégias para identificar e evitar os alimentos aos quais você é alérgico. O capítulo 24 é sobre como comer e beber certas comidas e bebidas que possam afetar o seu humor: um assunto interessante nos consultórios de nutrição. No capítulo 25 haverá informações sobre como os alimentos podem interagir com remédios: um assunto importante para qualquer um que já tenha tomado, toma, ou planeja tomar qualquer tipo de remédio. O capítulo 26 mostra como alguns alimentos podem funcionar para prevenir ou aliviar sintomas médicos de algumas doenças, variando desde uma horrível e amena gripe até os dois maiores vilões: doenças cardíacas e câncer.

Parte VI: A Parte dos Dez

Será que poderia haver um livro Para Leigos sem A Parte dos Dez? De nenhuma maneira. Esta parte (capítulos 27, 28, 29) oferece dez ótimos sites nutricionais, lista dos dez alimentos comuns com um poder perto do mágico e por último, mas não menos importante, mostra dez maneiras fáceis para cortar as calorias das comidas.

Ícones Usados Neste Livro

Os ícones são úteis nos livros Para Leigos para chamar sua atenção enquanto você folheia as páginas do livro. Existem muitas variedades de ícones, cada um tendo um significado especial:

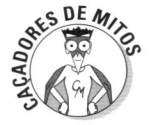

A nutrição está cheia de coisas que "todo mundo sabe". Estas maravilhosas pistas mascaradas apresentam os fatos reais quando (e isso muias vezes acontece) todos estão errados!

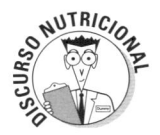

Este garotinho parece esperto porque está marcando o lugar onde encontrará definições das palavras usadas por especialistas de nutrição.

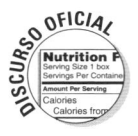

O ícone oficial diz: "Olhe aqui para estudos científicos, estatísticas, definições e recomendações usadas para criar políticas padrões de nutrição".

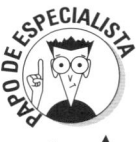

Ao mesmo tempo, o mesmo garoto esperto está apontando para explicações curtas e claras de termos técnicos e processos: detalhes que são interessantes, mas não necessariamente importantes para que entenda um assunto. Em outras palavras, pule-os se quiser, mas tente ler alguns primeiro.

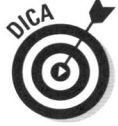

Estas são informações que economizam tempo e estresse e as quais você pode usar para melhorar sua dieta e sua saúde.

Este é um ícone para que tome cuidado, um alerta para as armadilhas nutricionais como (oops!) deixar a pele no frango, transformando um alimento com baixo teor de gordura em seu oposto: muitas gorduras e colesterol. Este ícone também o avisa sobre os perigos físicos como; quais suplementos evitar, pois podem causar mais danos que benefícios à sua saúde.

De Lá Para Cá, Daqui Para Lá

Esta é a melhor parte. Os livros Para Leigos não são lineares (uma maneira mais elegante de dizer que eles não seguem uma ordem, como A, B, C e assim por diante). De fato, é possível mergulhar na informação de forma imediata, digamos em L, M, N e ainda entender o que está lendo, pois cada capítulo contém uma mensagem completa.

Por exemplo, se sua paixão são os carboidratos, vá direto ao capítulo 8. Se quiser aprender como escolher a partir de um cardápio quando for comer fora, pule para o capítulo 18. Se sempre foi fascinado pelo processamento de alimentos, então sua escolha é o capítulo 19. Você pode usar o sumário para encontrar uma grande gama de categorias de informação ou o Índice para olhar para fatores mais específicos.

Se não tem certeza para onde deveria ir, por que não começar pelo começo: Parte I? Essa parte dá as informações básicas necessárias para entender a nutrição e aponta os lugares onde poderá encontrar informações mais detalhadas.

Parte I
Os Fatos Básicos Sobre Nutrição

A 5ª Onda Por Richard Tennant

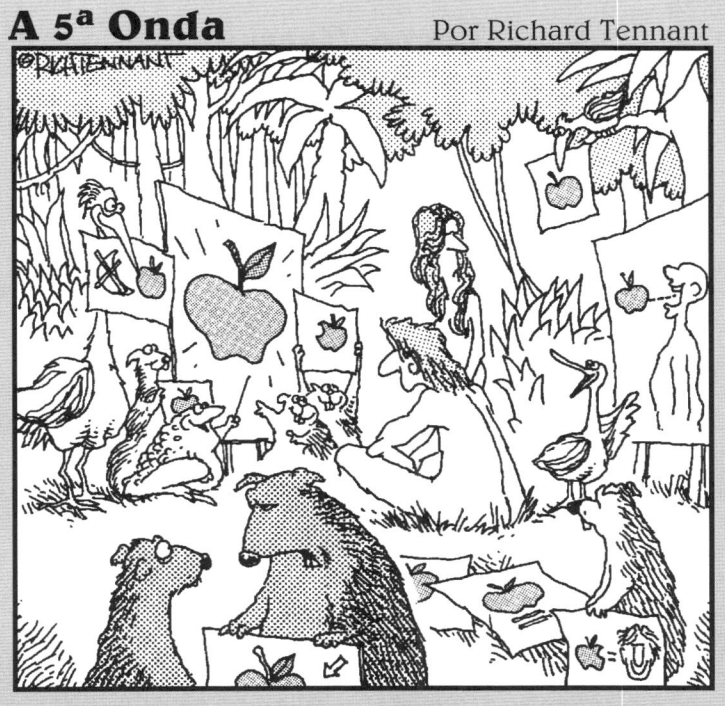

"Sim, nós contamos sobre a pectina e os flavonóides, mas eles parecem ser um pouco lentos para aprender. Talvez se os deixarmos um pouco com a cobra..."

Nesta Parte...

Para usar os alimentos com sabedoria você precisará se agarrar firme aos princípios. Nesta parte defino o que é nutrição e dou uma explicação detalhada sobre a digestão (como o seu organismo transforma a comida em nutrientes). Também explico porque as calorias são úteis e defino um guia inicial para suas necessidades diárias de vitaminas, minerais e outras coisas agradáveis.

Capítulo 1
O Que é Nutrição?

*B*em vindo a bordo! Você está prestes a começar a sua própria viagem fantástica. Você sabe, é como aquele filme de 1966 no qual Raquel Welch e um par de garotos são encolhidos ao tamanho de uma molécula e navegam pelo corpo de um político que levou um tiro de um assassino que... Ei! Talvez seria melhor verificar a programação do canal de filmes da tevê a cabo.

Em qualquer evento, enquanto lê, capítulo por capítulo, você pode seguir um caminho que conduz alimentos, isto significa comidas e bebidas, desde o seu prato até a boca, passando pelo trato digestivo e chegando a cada tecido e célula. Ao longo do caminho, terá a oportunidade de ver como os órgãos e sistemas funcionam. Observará em primeira mão porque algumas comidas e bebidas são essenciais para a sua saúde. E descobrirará como organizar a dieta para que possa ter a maior quantidade possível de nutrientes na sua festa de calorias. *Bon voyage!*

Nutrição = Vida

Em palavras técnicas, a nutrição é uma ciência que estuda como o corpo usa os alimentos. De fato, nutrição é vida. Todos os seres vivos, incluindo você, precisam de comida e água para viver. Além disso, você precisa de boas comidas, ou seja, precisa de nutrientes corretos para viver bem. Se não comer ou beber, morrerá. Ponto final. Se não comer e beber comidas e bebidas nutritivas:

✔ Seus ossos podem dobrar ou quebrar (falta de cálcio).

✔ Suas gengivas podem sangrar (falta de vitamina C).

✔ Seu sangue pode diminuir o carregamento de oxigênio para cada célula (falta de ferro).

Nutrientes essenciais para você e sua petúnia de estimação

A vitamina C não é o único nutriente essencial para uma espécie mas que não é para outra. Muitos compostos orgânicos (substâncias similares a vitaminas) e elementos (minerais) são essenciais para os seus amigos verdes ou peludos, mas não para você. Seja porque você sintetiza-os a partir da comida que come ou porque eles estão disponíveis tão amplamente na dieta humana e a quantidade necessária é tão pequena, que é possível atingir o necessário sem tentar.

Dois exemplos bons são os compostos orgânicos colina e mioinositol. A colina é um nutriente essencial para muitas espécies de animais, incluindo cachorros, gatos, ratos e porquinhos da índia. Apesar de a colina ter sido declarada essencial para seres humanos (mais sobre o assunto no capítulo 10), o corpo humano produz colina por conta própria e é possível obtê-la a partir de ovos, fígados, soja, couve-flor e alface. O mioinositol é um nutriente essencial para roedores, mas seres humanos sintetizam o nutriente naturalmente e o usam em muitos processos corporais, como na transmissão de sinais entre as células.

Aqui está uma lista útil de nutrientes essenciais para animais e/ou plantas, mas não para você:

Compostos orgânicos:	Elementos:
Carnitina	Arsênico
Mioinositol	Cádmio
Taurina	Chumbo
	Níquel
	Silício
	Estanho
	Vanádio

E assim por diante. Compreender como uma boa nutrição o protege contra qualquer dessas terríveis consequências requer uma familiaridade com a linguagem e os conceitos da nutrição. Conhecer um pouco de química básica ajuda (não entre em pânico: a química pode ser muito fácil quando se lê em português comum). Um pouco de sociologia e psicologia também pode ser útil, pois ainda que a nutrição seja, na maior parte do tempo, uma ciência que estuda como a comida se transforma e sustenta o seu corpo, a nutrição também é sobre as tradições culturais e diferenças individuais que explicam as escolhas das suas comidas favoritas (veja o capítulo 15).

Para resumir tudo: A nutrição é uma ciência que explica porque você come o que come e como a comida assimilada afeta o seu corpo e sua saúde.

Princípios básicos: Energia e nutrientes

A primeira tarefa da nutrição é tentar compreender quais comidas e bebidas, e em quais quantidades, fornecem energia e material necessários para construir e manter cada órgão e sistema. Para isso, a nutrição se concentra nos dois atributos básicos dos alimentos: energia e nutrientes.

Energia dos alimentos

A energia é a habilidade para trabalhar. Na prática, cada pedaço de comida dá energia, mesmo quando não dá bons nutrientes. A quantidade de energia dos alimentos é medida em calorias, a quantidade de calor produzida quando os alimentos são queimados (metabolizados) dentro das células do seu organismo. É possível ler tudo sobre calorias no capítulo 3. Mas agora mesmo, tudo o que precisa saber é que a comida é o combustível que move o seu corpo. Sem comida, não há energia.

Nutrientes nos alimentos

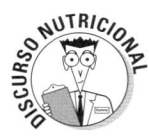

Os nutrientes são substâncias químicas que o seu corpo usa para construir, manter e reparar tecidos. Eles também dão poder às células para enviarem mensagens para processar reações químicas essenciais, como aquelas que possibilitam que você:

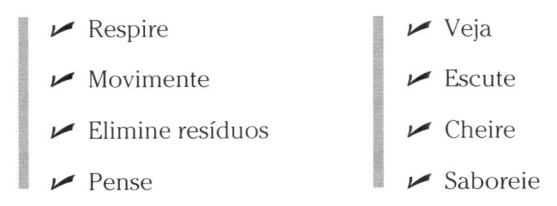

✔ Respire	✔ Veja
✔ Movimente	✔ Escute
✔ Elimine resíduos	✔ Cheire
✔ Pense	✔ Saboreie

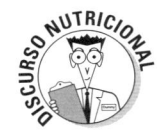

... E faça tudo que seja natural a um corpo vivo.

Os alimentos fornecem dois tipos diferentes de grupos de nutrientes:

   ✔ **Macronutrientes (macro = grande):** Proteínas, gorduras, carboidratos e água.

   ✔ **Micronutrientes (micro = pequeno):** Vitaminas e minerais.

Qual é a diferença entre estes dois grupos? A quantidade necessária a cada dia. As necessidades diárias para macronutrientes, em geral, passam de um grama. Por exemplo, um homem precisa de aproximadamente 63 gramas de proteínas diárias e uma mulher precisa de 50 gramas.

As necessidades diárias de micronutrientes são muito menores. Por exemplo, a recomendação de ingestão diária para a vitamina C é medida em miligramas (1/1.000 de grama), enquanto que a recomendação de ingestão diária para a vitamina D, vitamina B12 e ácido fólico são até mesmo menores e medidas em microgramas (1/1.000.000 de grama). Você pode encontrar mais informações sobre a recomendação de ingestão diária, incluindo como ela varia entre pessoas de idades diferentes, no capítulo 4.

O que é um nutriente essencial?

Uma pessoa de bom senso poderá pensar que um nutriente essencial é aquele necessário para sustentar um corpo saudável. Porém, quem disse que uma pessoa comum pensa como um nutricionista? Em jargão nutricional, um nutriente essencial é algo muito especial:

- **Um ingrediente essencial não pode ser produzido pelo corpo.** Os nutrientes essenciais precisam ser obtidos a partir de alimentos ou de suplementos nutricionais.

- **Um nutriente essencial está ligado a uma doença por deficiência muito específica.** Por exemplo, as pessoas que não ingerem proteínas durante períodos prolongados desenvolvem uma doença causada pela deficiência, chamada de kwashiorkor. Aqueles que não conseguem quantidade suficiente de vitamina C desenvolvem uma doença pela deficiência, chamada de escorbuto. Uma dieta rica em nutrientes essenciais cura a doença por deficiência, mas é necessário o nutriente correto. Em outras palavras, não é possível curar uma deficiência de proteína com quantidades extras de vitamina C.

Nem todos os nutrientes são essenciais para todas as espécies de animais. Por exemplo, a vitamina C é um nutriente essencial para seres humanos, mas não para cachorros. O organismo do cachorro produz a vitamina C necessária. Leia a lista de nutrientes de uma lata ou embalagem de comida para cachorro. Viu? Nada de vitamina C. O cachorro já possui a quantidade necessária.

Os nutrientes essenciais para os seres humanos incluem muitas vitaminas e minerais conhecidos, vários aminoácidos (os chamados blocos construtores de proteínas) e ao menos dois ácidos graxos. Para mais informações sobre os nutrientes essenciais, leia os capítulos 6, 7, 10 e 11.

Proteção dos nutrientes dos alimentos

Identificar nutrientes é algo. Ter certeza de que os está ingerindo é algo completamente diferente. Aqui a ideia essencial é manter os alimentos nutritivos ao preservar e proteger seus componentes.

Há quem considere o termo processamento de alimentos como um palavrão nutricional. Ou palavrões. Eles estão errados. Sem o processamento de alimentos e conservantes você e eu ainda estaríamos obrigados a coletar ou matar nossa comida todos os dias e comê-la com rapidez antes que estragasse. Para mais informações sobre quais técnicas de processamento e conservação produzem as refeições mais seguras, nutritivas e deliciosas, leia os capítulos 19, 20, 21 e 22.

Considerando como a preservação de alimentos pode ser tão vital, talvez queira pensar sobre quando foi a última vez que você ouviu uma salva de palmas para o cozinheiro anônimo que notou pela primeira vez que o sal ou conservas poderiam aumentar o tempo de vida dos alimentos. Ou as pessoas que inventaram as técnicas de refrigeração e congelamento, capazes de diminuir a tendência natural dos alimentos à degradação (traduzindo: estragar). Ou Louis Pasteur, o homem que deixou claro que o aquecimento dos alimentos até a fervura matava todos os bichos que poderiam causar intoxicação alimentar. É assim que acontece de vez em quando. Então dê sua salva de palmas, agora mesmo.

Outras substâncias interessantes nos alimentos

A última estrela brilhante descoberta no céu da nutrição foi causada pelos fitoquímicos. Fito é uma palavra grega que significa plantas, portanto, fitoquímicos significa (sim, você adivinhou), química das plantas. Ainda que este grupo de nome comprido possa parecer novo para você, alguns deles já são conhecidos por você. As vitaminas são fitoquímicos. Os pigmentos como o betacaroteno, o corante amarelo intenso presente em frutas e vegetais e que seu corpo o transforma em vitamina A, são fitoquímicos.

E depois, estão os fitoestrógenos, elementos químicos parecidos com hormônios que alcançaram a fama quando foi sugerido que uma dieta com altas concentrações de fitoestrógenos, como as isoflavonas presentes na soja, pudesse baixar os riscos de uma doença cardíaca e reduzir a incidência de câncer no sistema reprodutor (cânceres de mama, ovários, útero e próstata). Os estudos mais recentes sugerem que os fitoestrógenos possam ter alguns problemas neles mesmos, portanto, para saber mais sobre fitoquímicos, incluindo os fitoestrógenos, leia o capítulo 12.

Você é o que você come

Aposto que já escutou isto antes. Mas vale a pena repetir, pois o corpo humano realmente está construído pelos nutrientes que capta dos alimentos: Água, proteínas, carboidratos, vitaminas e minerais. Em média, quando nos pesamos na balança:

- Aproximadamente 60% do seu peso é água.

- Aproximadamente 20% do seu peso é gordura.

- Aproximadamente 20% do seu peso é uma combinação de proteínas (em especial, aquelas presentes nos músculos), carboidratos, minerais e vitaminas.

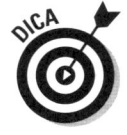

Uma maneira fácil para lembrar a porcentagem de água, gordura, proteína e outros nutrientes do corpo é pensar na regra do 60-20-20.

Um corpo é feito de:

Açúcar, temperos e tudo que há de bom... Oops! O que eu quero dizer é que o corpo humano é feito de água, gordura, proteínas, carboidratos, vitaminas e minerais.

Em média, quando se pesa em uma balança, cerca de 60% do peso é água, 20% é gordura corporal (um pouco menos no caso dos homens) e 20% é uma combinação de proteínas, carboidratos, minerais, vitaminas e outros bioquímicos naturais.

Com base nessas porcentagens, é razoável esperar que uma pessoa de 70 quilos de peso tenha cerca de:

- 42 quilos de água
- 14 quilos de gordura corporal
- 14 quilos de uma combinação de proteínas (até 12 quilos), minerais (até 3 quilos), carboidratos (até 700 gramas) e vitaminas (um traço).

Sim, você está certo. Os últimos números somam mais de 14 quilos. Isso ocorre porque "até" (como em "até 12 quilos de proteína") significa que as quantidades podem variar de pessoa para pessoa.

Por exemplo, o corpo de uma pessoa jovem possui uma proporção maior de músculo e menos gordura do que o corpo de uma pessoa mais idosa, no caso de uma mulher.

Pese um homem e uma mulher que tenham aproximadamente a mesma altura e o mesmo tamanho e é provável que ele pese mais na balança sempre.

The National Research Council, Recommended Dietary Allowances (Washington D.C.: National Academy Press, 1989); Eleanor Noss Whitney, Corinne Balog Cataldo, and Sharon Rady Rolfes, Understanding Normal and Clinical Nutrition (Minneapolis/St. Paul: West Publishing Company, 1994)

Seu estado nutricional

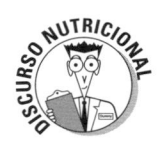

O estado nutricional é uma frase que descreve o estado de saúde relacionado à dieta. Por exemplo, alguém que esteja passando fome não recebe os nutrientes e calorias necessárias para um bom estado de saúde. Diz-se que essas pessoas estão desnutridas (des = mal), o que significa que seu estado nutricional é, colocando de maneira gentil, nada bom. A desnutrição pode ser causada por:

- **Uma dieta que não forneça comida suficiente.** Esta situação pode ocorrer em tempos de escassez, através de inanição voluntária devido a transtornos alimentares ou porque algo na vida está perturbando o apetite. Por exemplo, pessoas mais velhas podem ter riscos de uma desnutrição devido à perda de dentes, perda de apetite relacionada à idade ou porque vivem sozinhos e, algumas vezes, esquecem de comer.

- **Uma dieta que, embora seja adequada em energia, é deficiente em um nutriente específico.** Este tipo de inadequação nutricional pode levar a uma doença por deficiência, como beribéri, uma doença causada pela falta de vitamina B1 (tiamina).

> ✔ **Um transtorno metabólico ou condição de saúde que evita que o corpo absorva nutrientes específicos, como carboidratos ou proteínas.** Um exemplo comum é a diabetes, que é a inabilidade de produzir insulina suficiente, o hormônio que seu corpo utiliza para metabolizar carboidratos. Outro exemplo é a doença celíaca, uma condição que torna impossível para o corpo digerir glúten, uma proteína encontrada no trigo. Precisa de mais informações sobre diabetes ou doença celíaca? Leia: *Diabetes Para Leigos 2º Edição* e *Vivendo sem Glúten*, ambos publicados pela Editora Alta Books.

Médicos e nutricionistas possuem muitas ferramentas para medir o seu estado nutricional. Por exemplo, eles podem:

✔ Revisar o seu histórico médico e verificar se há alguma condição (como dentaduras) que possa dificultar a ingestão de alguns alimentos ou interferir na sua habilidade para absorver os nutrientes.

✔ Realizar um exame físico para procurar sinais óbvios de uma deficiência nutricional, como cabelos e olhos enfraquecidos (falta de vitaminas), má postura, (falta de cálcio para proteger os ossos da coluna vertebral), magreza extrema (falta de comida) ou uma doença oculta.

✔ Pedir exames laboratoriais e exames de urina que possam identificar sinais recentes de desnutrição, como a falta de glóbulos vermelhos, que caracteriza anemia causada por deficiência de ferro.

Em cada estágio da vida, o objetivo de uma boa dieta é manter um estado nutricional saudável.

Encaixando os alimentos dentro da saúde do peito

Os alimentos são os remédios para o corpo e para a alma. Boas refeições fazem bons amigos e as pesquisas mais recentes demonstram as virtudes, não só do caldo de galinha da vovó, mas também de compostos sulfúricos saudáveis para o coração, presentes no alho e nas cebolas, nas fibras alimentares anticolesterol, nos grãos e feijões, no cálcio construtor de ossos, no leite, nas verduras e nos estimuladores do humor: café, chá e chocolate.

É claro, os alimentos também oferecem alguns riscos: alergias alimentares, intolerâncias alimentares, interações entre remédios e alimentos e substâncias prejudiciais, como as temidas gorduras saturadas e gorduras trans (rápido, leia o capítulo 7!). Em outras palavras, construir uma dieta saudável pode significar costurar escolhas de alimentos para o seu próprio corpo em especial. Mas não há nada para se preocupar. Você pode fazê-lo. Em especial depois de ler a parte V. Um livro Para Leigos o deixaria desarmado? Nunca!

Encontrando a Informação Nutricional

Obter informações confiáveis sobre nutrição pode ser um desafio e tanto. Na maioria das vezes, a informação nutricional é fornecida por conversas em programas de rádio ou de televisão, notícias em jornais, revistas ou em uma variedade de livros de orientação nutricional e na Internet. Como saber se o que está lendo ou está escutando é o correto?

Pessoas da nutrição

As pessoas que escrevem notícias sobre nutrição podem ser cientistas, repórteres ou apenas alguém que se deparou com uma nova teoria (alcachofras previnem câncer! Nunca coma cerejas e queijo na mesma refeição, vitamina C causa urticária) do tipo quanto mais bizarro, melhor. No entanto, muitos grupos estão dispostos a lhe dar notícias que podem ser usadas com segurança. Por exemplo:

- **Cientistas de nutrição:** Essas pessoas têm diplomas universitários (geralmente em química, biologia, bioquímica ou física) e estão envolvidos em pesquisas, lidando apenas com os efeitos dos alimentos em animais e seres humanos.

- **Pesquisadores em nutrição:** Os pesquisadores podem ser cientistas em nutrição ou profissionais de outros campos, como medicina ou sociologia, cuja pesquisa, ou estudo, se concentra nos efeitos dos alimentos.

- **Nutricionistas:** Essas pessoas se concentram no estudo da nutrição. Em alguns lugares, um profissional que usa o título de nutricionista tem que ter um diploma de graduação em cursos de ciência básica relacionados à nutrição.*

- **Dietistas:** Essas pessoas possuem diplomas técnicos em ciências da nutrição e alimentos, ou em supervisão de programas alimentares. Uma pessoa com as letras RD depois do seu nome completou um internato dietético e passou no exame de licença da *American Dietetic Association*.

- **Repórteres de nutrição e escritores:** Essas são pessoas que se especializam em dar informações médicas ou científicas sobre os alimentos. Assim como alguns repórteres se concentram em política ou esportes, os repórteres especializados em nutrição ganharam experiência através de anos cobrindo as notícias. A maioria possui alguma formação científica para traduzir a informação técnica para uma linguagem que possa ser entendida por aqueles que não são cientistas, alguns podem ter tido treinamento como dietistas, nutricionistas ou cientistas em nutrição.

Alerta ao consumidor: Não importa a fonte, as notícias sobre nutrição devem sempre se encaixar dentro do teste do que é razoável. Ou seja, se uma história, relatório ou estudo, parecer ridícula, é provável que seja.

Precisa de algumas regras para avaliar os estudos de nutrição? Continue a ler.

---

* Os nutricionistas no Brasil têm que concluir a graduação em nutrição para obter o título e exercer a profissão de nutricionista. Diferentemente dos Estados Unidos, em vez de dietistas, temos o técnico em nutrição, que para obter este título deve concluir o curso técnico na área de nutrição.

É possível confiar neste estudo?

Você abre o jornal de manhã ou está vendo o telejornal e descobre que um grupo de pesquisadores de uma organização prestigiada e impecável publicou um estudo mostrando que mais um elemento que sempre considerou inofensivo é prejudicial à saúde. Por exemplo, o estudo diz que o café estressa o coração, a adição de sal aumenta a pressão sanguínea ou os alimentos gordurosos aumentam o risco de câncer ou doença do coração.

Então você joga fora a comida ou bebida e refaz sua rotina para evitar a comida ou bebida antes aceitável, mas que agora é perigosa ou viciante. E o que acontece? Duas semanas, dois meses ou dois anos depois, outra equipe de cientistas tão prestigiada quanto a primeira publica um estudo concluindo que o primeiro grupo estava errado. De fato, o estudo mostra que o café não causa nenhum efeito nos riscos de doenças cardíacas – ele pode até mesmo melhorar o desempenho atlético, o sal não causa hipertensão – exceto em indivíduos sensíveis; e apenas alguns alimentos gordurosos são prejudiciais.

Quem está certo? Ninguém parece saber. Isso deixa uma pessoa normal por sua própria conta e risco para descobrir a resposta. Não tenha medo: talvez você não seja um nutricionista, mas isso não significa que, não possa aplicar algumas regras de senso comum em qualquer estudo sobre o qual esteja lendo, regras que afirmam que: "Sim, isto pode ser verdade" ou "Não, isto pode ser que não seja".

Este estudo inclui seres humanos?

É verdade, estudos com animais podem alertar pesquisadores para problemas em potencial, mas a pesquisa apenas com animais não pode dar provas conclusivas.

Espécies diferentes reagem de maneiras diferentes às químicas e doenças. Por exemplo, ainda que vacas e cavalos consigam digerir grama e pasto, os humanos não conseguem. E enquanto alguns venenos como cianeto causem danos a qualquer ser vivo, muitos alimentos ou remédios que sejam prejudiciais a um rato de laboratório não lhe causarão danos. E vice-versa. Por exemplo, embriões de camundongos e ratos não sofrem nenhum efeito colateral nocivo quando suas mães recebem talidomida, o sedativo conhecido por causar deformações nos membros dos fetos quando administrados a macacas grávidas, assim como a seres humanos, no estágio em que os membros estão se desenvolvendo. E aqui está um fato assustador: pesquisas recentes mostram que a talidomida é benéfica no tratamento ou prevenção de problemas de pele em humanos quando relacionado à hanseníase [lepra], câncer, e/ou condições autoimunes, como artrite reumatóide, no qual o corpo ataca por engano seus próprios tecidos.

Existe uma quantidade suficiente de pessoas neste estudo?

Lembre-se, se o pesquisador afirmar: "Bem, experimentei em algumas pessoas", então, não é suficiente. O estudo deve ter números suficientes e uma variedade de indivíduos também. Se não houver pessoas suficientes no estudo, várias centenas até muitos milhares, para estabelecer um padrão, sempre haverá a possibilidade de que algum viés ocorra.

Se não houver a inclusão de diferentes tipos de pessoas, o que geralmente significa pessoas jovens e idosas, homens e mulheres, diferentes tipos raciais e étnicos, então os resultados podem não se aplicar em todos os sentidos. Por exemplo, os estudos originais ligando níveis de colesterol altos a maiores riscos de doenças cardíacas e ligando pequenas doses de aspirina a um risco reduzido de um segundo infarto envolveu apenas homens. Foi somente nos estudos posteriores com mulheres que os pesquisadores foram capazes de dizer com certeza que o colesterol elevado era prejudicial e que a aspirina também protegia as mulheres, porém, não da mesma maneira. Em janeiro de 2006, o *Journal of the American Medical Association* relatou que homens tomando baixas doses de aspirina tendem a diminuir os riscos de infartos. No caso das mulheres, a aspirina reduz o risco de derrames cerebrais (AVC). '*Vive la difference!*'

Existe algo no projeto ou no método deste estudo que possa afetar a exatidão das conclusões?

Alguns métodos de testes tendem a levar a conclusões tendenciosas ou incorretas. Por exemplo, um estudo anterior (que pede para às pessoas responderem o que fizeram no passado) sempre é considerado menos preciso do que um estudo prospectivo (um que segue as pessoas enquanto elas estão fazendo o que os pesquisadores estão estudando), porque a memória nem sempre é confiável. As pessoas tendem a esquecer detalhes ou, não intencionalmente, alterar os detalhes para que possam se encaixar dentro das perguntas dos pesquisadores.

As conclusões do estudo são razoáveis?

Quando um estudo aparecer com uma conclusão que pareça absurda, há muitas chances de que os pesquisadores estejam sentindo o mesmo. Por exemplo, em 1990, um estudo de longo prazo da *Harvard School of Public Health* relatou que uma dieta com altos teores de gorduras aumentava o risco de câncer de cólon. Mas, os dados mostravam apenas uma ligação com dietas com quantidades grandes de carne vermelha. Nenhuma ligação foi encontrada em dietas com altos teores de gorduras em produtos lácteos. Resumindo, este estudo estava pedindo para que um segundo confirmasse, ou negasse, os resultados.

E enquanto esperamos por um segundo estudo e, naturalmente, um terceiro estudo, pode ter certeza que estamos mantendo uma mente aberta. A natureza da vida é a de que tudo muda e algumas vezes de maneira surpreendente. Considere as dioxinas, um contaminante tóxico encontrado em alguns peixes. Considere a Olestra, o substituto de gorduras livre de calorias, capaz de fazer algumas barrigas ressoarem. Enquanto está lendo esta página a dioxina continua sendo um vilão, mas em 2005, alguns pesquisadores da *University of Cincinnati* e da *Western Austrália University* anunciaram que os alimentos ricos em Olestra podem aumentar a velocidade com que o corpo elimina a dioxina. In-crí-vel.

Capítulo 2
Digestão: A Fábrica de Comida 24 horas

● ●

Neste Capítulo:

▶ Ficando a par dos órgãos do sistema digestivo

▶ Seguindo a comida pelo corpo humano

▶ Absorção de nutrientes e passagem ao longo do corpo

● ●

*Q*uando você vê ou cheira algo apetitoso, seus órgãos digestivos entram em ação. A sua boca saliva. O estômago contrai. As glândulas intestinais começam a secretar elementos químicos que transformam a comida em nutrientes que constroem tecidos novos e fornecem a energia necessária para mantê-lo em pé ao longo de dias, meses e anos.

Este capítulo é uma introdução ao sistema digestivo e uma explicação exata de como o corpo humano difere muitos tipos de comida enquanto extrai os nutrientes necessários para que você possa continuar a trabalhar.

Introdução ao Sistema Digestivo

O sistema digestivo pode não ganhar um Tony, um Oscar ou um Emmy, mas, certamente, merece os seus aplausos pela habilidade de transformar alimentos complexos em nutrientes básicos. Essas ações não precisam de milhares de atores, mas um grupo de órgãos digestivos, cada um projetado para realizar um papel específico em um processo de duas partes. Continue a ler.

Os órgãos digestivos

Ainda que tenha uma organização excessiva, o sistema digestivo é, de maneira generalizada, um tubo comprido que começa na boca, continua pela garganta até o estômago e então continua pelos intestinos; grosso e delgado, passando pelo reto e terminando no ânus.

No meio do caminho, com a ajuda do fígado, do pâncreas e da vesícula biliar, as partes úteis, digeríveis, de tudo o que foi comido são transformadas em compostos simples para que o corpo possa absorver com facilidade e assim queimar energia para construir um tecido novo. O resíduo indigerível é empacotado e eliminado como lixo.

A Figura 2-1 mostra as partes e órgãos do corpo que fazem parte do sistema digestivo.

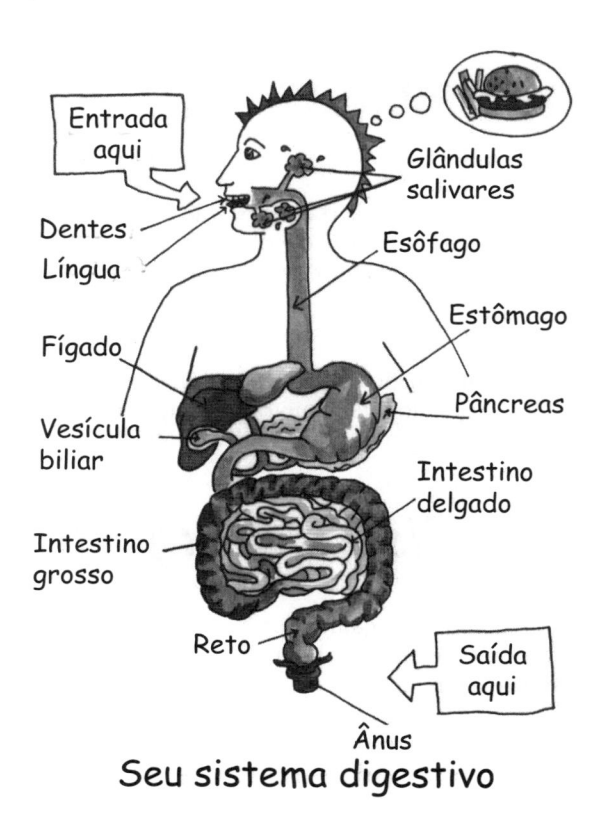

Figura 2-1: O sistema digestivo em toda sua glória.

Seu sistema digestivo

Digestão: um processo em duas partes

A digestão é um processo em duas partes, metade mecânica e metade química:

- A digestão mecânica acontece na boca e no estômago. Seus dentes quebram os alimentos em pedaços pequenos para que possa engolir sem engasgar. No estômago, uma ação parecida continua quebrando os alimentos em partículas pequenas.

- A digestão química acontece em cada ponto do trato digestivo onde enzimas e outras substâncias, como o ácido clorídrico (proveniente das glândulas do estômago) e bile (proveniente do fígado), dissolvem os alimentos, liberando os nutrientes internos.

Como Nosso Corpo Digere os Alimentos

Cada órgão do sistema digestivo possui um papel específico no roteiro da digestão, mas o primeiro ato acontece em dois lugares que nunca são listados como sendo parte do trato digestivo: os olhos e o nariz.

Os olhos e o nariz

Quando olhamos comidas apetitosas, experimentamos um reflexo condicionado (Para detalhes sobre como o sistema digestivo pode ser condicionado a responder a alimentos, veja o capítulo 14 e para informações sobre suas preferências alimentares, veja o capítulo 15). Em outras palavras, seus pensamentos de "Uau! Isto parece ser bom" estimulam o cérebro a dizer aos órgãos digestivos para que fiquem prontos para a ação.

O aroma irresistível de uma boa comida é transmitido por moléculas que voam da superfície da comida e se alojam na membrana das suas narinas. Essas moléculas estimulam as células receptoras presentes nos feixes do nervo olfativo, que se estendem do nariz até o cérebro. Quando as células receptoras se comunicam com o cérebro, é algo como: "Veja, tem coisa boa aqui!" – o cérebro manda uma mensagem encorajando a boca e o trato digestivo.

Em ambos os casos, olhos e nariz, os resultados são os mesmos: "Comece o fluxo de saliva", eles dizem. "Aqueça as glândulas estomacais". "Avisem ao intestino delgado". Em outras palavras, a visão e o olfato da comida fez sua boca salivar e seu estômago se contrair em pancadas de fome antecipadas.

Mas espere! Digamos que você odeie o que vê ou cheira. Para alguns, mesmo pensar sobre fígado é suficiente para que tenham vontade de vomitar ou deixar o ambiente. Nesse ponto, seu corpo toma providências para protegê-lo: Você vive uma reação de rejeição: uma reação similar àquelas exibidas pelos bebês quando recebem algo amargo ou azedo. A sua boca se contrai e o seu nariz se encolhe como se quisesse manter a comida e o odor dela o mais longe possível. A garganta contrai e o estômago revira: os músculos se contraem, não em reviravoltas antecipadas, mas em movimentos preparatórios para vomitar a comida não desejada. Não é um momento agradável.

Digamos que goste do que está no prato. Vá em frente. Dê uma mordida.

A boca

Levante o garfo em direção à boca e os dentes e as glândulas salivares começam a ação. Os dentes mordem, moendo a comida, quebrando-a em pedaços pequenos. O resultado é:

- Você pode engolir sem engasgar.

- Você pode quebrar pacotes de fibras indigeríveis em torno de partes comestíveis de comidas (frutas, vegetais e grãos integrais) para que as enzimas digestivas possam alcançar os nutrientes internos.

Ao mesmo tempo, as glândulas salivares presentes debaixo da língua e na parte traseira da boca secretam um líquido chamado saliva, que possui duas funções importantes:

- Umedecer e compactar a comida para que a língua possa empurrá-la para trás da boca e assim engolir, mandando a comida garganta abaixo, do esôfago até o estômago.

- Fornecer amilases, enzimas que começam a digestão de carboidratos complexos, os amidos, quebrando as moléculas de amido e transformando-as em açúcares comuns (leia o capítulo 8 para mais informações sobre carboidratos).

Nenhuma digestão proteica acontece na boca, mesmo que a saliva tenha quantidades pequenas de lípases linguais, enzimas quebradoras de gorduras secretadas pelas células na base da língua, no entanto, a quantidade é tão pequena que a digestão da gordura que acontece na boca é insignificante.

O estômago

Se pudéssemos colocar o trato digestivo sobre uma mesa, a maior parte pareceria um tubo simples e estreito. A exceção é o estômago, uma bolsa presente bem depois do esôfago.

Transformando amidos em açúcares

As enzimas salivares, como a amilase, não encostam um dedo nas proteínas e deixam as gorduras em paz, mas elas começam a digestão de carboidratos complexos, quebrando a longa cadeia de moléculas dos amidos e transformando-os em unidades individuais de açúcar, esta simples experiência lhe permite provar em primeira mão os efeitos da amilase nos carboidratos:

1. **Coloque um pedaço pequeno de biscoito simples e sem sal na sua língua.**

   Nada de queijo nem patê: apenas o biscoito, por favor.

2. **Feche a boca e deixe o biscoito repousar na língua durante alguns minutos.**

   Sentiu, de repente, uma pontada levemente adocicada? É o resultado das enzimas salivares quebrando uma molécula longa e complexa de amidos e transformando em partes (açúcares).

3. **Muito bem, agora você pode engolir.**

   O resto da digestão dos amidos acontece mais embaixo, no intestino delgado.

Assim como a maior parte do tubo digestivo, o estômago está rodeado de fortes músculos cujas contrações rítmicas, chamadas de movimentos peristálticos, mexem a comida e transformam seu estômago em algo como um processador de alimentos, que quebra os pedaços de comida em partículas menores. Enquanto isso está acontecendo, as glândulas da parede do estômago começam a secretar sucos estomacais: uma mistura potente de enzimas, ácido clorídrico e muco.

Uma enzima estomacal, a álcool desidrogenase gástrica, digere pequenas quantidades de álcool, um nutriente incomum que pode ser absorvido diretamente para sua corrente sanguínea, mesmo após ter sido digerido. Para mais informações sobre a digestão do álcool, incluindo porque os homens conseguem beber mais que as mulheres, sem ficarem bêbados, leia o capítulo 9.

Outras enzimas e sucos estomacais começam a digestão de proteínas e gorduras, separando-as em componentes básicos: aminoácidos e ácidos graxos.

Pare! Se as palavras aminoácidos e ácidos graxos são novas para você e está consumido pelo desejo de saber mais sobre elas neste instante, marque onde estava no livro e vá até o capítulo 6 e o capítulo 7, em que discuto com mais detalhes.

Pare mais uma vez! Na maioria dos casos, a digestão de carboidratos é uma parada brusca, embora temporária, no estômago, porque os sucos estomacais são tão ácidos que desativam as amilases, as enzimas que quebram os carboidratos complexos, partindo-os em açúcares. No entanto, o ácido estomacal pode quebrar alguns carboidratos, portanto, ocorre um pouco de digestão de carboidratos.

De volta à ação. Algumas vezes, o seu estômago mistura os conteúdos, transformando-os em uma sopa grossa chamada de quimo (de *chymós*, a palavra grega para suco). Quando uma pequena quantidade de quimo passa do estômago em direção ao intestino delgado, a digestão de carboidratos termina e o corpo começa a extrair os nutrientes da comida.

O intestino delgado

Abra a sua mão e coloque-a reta contra o umbigo, com o polegar apontando para a cintura e o dedo mínimo apontando para baixo.

A sua mão está cobrindo a maior parte do pequeno espaço no qual o seu intestino delgado, de sete metros, está bem enrolado. Quando o quimo pastoso e meio digerido sai do estômago e chega a essa parte do tubo digestivo, um novo grupo de sucos gástricos é liberado. Isto inclui:

- *Enzimas pancreáticas e intestinais* que terminam a digestão de proteínas em aminoácidos.

- *Bile*, um líquido esverdeado, fabricado no fígado e armazenado na vesícula biliar, que permite que as gorduras se misturem com a água.

- *Sucos pancreáticos alcalinos* que tornam o quimo menos ácido para que as amilases, as enzimas que quebram os carboidratos, possam trabalhar, separando carboidratos complexos em açúcares simples.

- *Álcool desidrogenase intestinal,* capaz de digerir o álcool que ainda não tenha sido absorvido antes pela corrente sanguínea.

Enquanto esses produtos químicos estão trabalhando, as contrações do intestino delgado continuam movimentando a massa de comida através do tubo, para que o corpo possa absorver açúcares, aminoácidos, ácidos graxos, vitaminas e minerais pelas células presentes na parede intestinal.

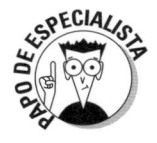

O revestimento do intestino delgado é uma série de dobras cobertas com projeções descritas como parecidas a dedos ou mamilos pequenos. O nome técnico para esse tipo de dedos pequenos ou mamilos é vilosidade intestinal. Cada vilosidade está coberta com projeções menores chamadas de microvilosidades e cada uma delas está programada para aceitar um tipo específico de nutriente e nenhum outro.

Os nutrientes não são absorvidos por ordem de chegada ao intestino, mas de acordo com a rapidez que podem ser quebrados em partes básicas:

- Carboidratos: se separam com rapidez em unidades de açúcares simples e são absorvidos primeiro.

- Proteínas (como aminoácidos) são os próximos.

- Gorduras: são as que mais demoram a se quebrar em ácidos graxos e, assim, são os últimos. É por isso que uma refeição com alto teor de gordura o faz sentir-se mais satisfeito do que uma refeição com muitas verduras, que são na sua maioria carboidratos com baixo teor de gordura.

✔ As vitaminas solúveis em água são absorvidas antes do que as vitaminas solúveis em gorduras.

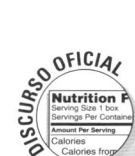

Pelo buraco da fechadura: O primeiro homem a assistir uma barriga humana em ação

William Beaumont era um cirurgião do exército americano no começo do século 19. Seu nome sobreviveu nos anais da medicina devido à sua excelente aventura, que começou no dia 6 de Junho de 1822. Alexis St. Martin, um comerciante de peles canadense de 18 anos, foi ferido por uma bala de mosquete disparada por acidente, rasgando suas costas e saindo pelo estômago, deixando uma ferida que cicatrizaria, mas não fecharia.

A ferida de St. Martin parece não haver afetado o que parece ter sido uma disposição e tanto: dois anos mais tarde, quando todos os esforços para fechar a ferida na barriga haviam falhado, ele deu a Beaumont permissão para usar a ferida como a primeira janela do mundo para um sistema digestivo humano em ação (para evitar que a comida e os líquidos saíssem da pequena abertura, Beaumont a mantinha coberta com bandagens de algodão).

O método de Beaumont era muito simples. Ao meio-dia de 1º de agosto de 1825, ele amarrou pequenos pedaços de comida (carne cozida, carne crua, repolho e pão) em um fio de seda, removeu a bandagem e inseriu a comida dentro do buraco. No estômago de St. Martin.

Uma hora depois, ele puxou a comida para fora. O repolho e o pão estavam semidigeridos, mas a carne estava intocada. Após outra hora, ele voltou a puxar o fio para fora. Desta vez, apenas a carne crua per-maneceu intocada e St. Martin, que agora tinha uma dor de cabeça e náuseas, considerou o dia terminado. No entanto, 230 tentativas depois, Beaumont, com a ajuda considerável do seu paciente complacente, descobriu que ainda que os carboidratos (repolho e pão) fossem digeridos com rapidez, os sucos estomacais demoravam mais de oito horas para quebrar as proteínas e gorduras (carne). Beaumont acreditava que isto se devia ao fato de que o repolho tinha sido cortado em pedaços pequenos e o pão por ser poroso. Os nutricionistas modernos sabem que os carboidratos são digeridos mais rápido que as proteínas e que a digestão das gorduras (incluídas aquelas da carne vermelha) é a que mais demora.

Ao retirar fluído gástrico do estômago de St. Martin e mantendo-o a 37 graus centígrados (a temperatura registrada no termômetro colocado dentro do estômago) e adicionando um pedaço de carne, Beaumont tornou possível cronometrar o tempo exato que a carne demorava em desaparecer: dez horas.

Beaumont e St. Martin se separaram em 1833, quando o paciente, agora um sargento no exército americano, foi colocado em outro posto, deixando o médico escrevendo "Experiências e observações sobre o suco gástrico e fisiologia da digestão". O tratado é hoje considerado um marco na compreensão do sistema digestivo humano.

Após ter digerido a comida e absorvido os nutrientes através do intestino delgado:

- Aminoácidos, açúcares, vitamina C, vitaminas do complexo B, ferro, cálcio e magnésio são carregados através da corrente sanguínea até o fígado, sendo processados e enviados para o resto do corpo.

- Os ácidos graxos, colesterol e vitaminas A, D, E e K vão para o sistema linfático e para o sangue. Eles também vão para o fígado, são processados e, então, enviados para outras células do corpo.

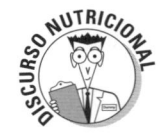

Dentro das células, os ingredientes são metabolizados ou queimados para calor e energia ou usados para construir novos tecidos. O processo metabólico lhe dá energia que se chama catabolismo (de *katabole*, a palavra grega que significa abaixar). O processo metabólico que utiliza os nutrientes para construir tecidos novos é chamado de anabolismo (de *anabole*, palavra grega para levantar).

Como o corpo usa os nutrientes para energia e tecidos novos é o assunto de outro capítulo. De fato, este assunto é suficiente para preencher sete capítulos diferentes, cada um deles dedicado a um tipo específico de nutriente. Para informações sobre o metabolismo de proteínas, vá ao capítulo 6. Há explicações sobre gorduras no capítulo 7, carboidratos no capítulo 8, álcool no capítulo 9, vitaminas no capítulo 10, minerais no capítulo 11 e água no capítulo 13.

O intestino grosso

Após cada nutriente útil, além da água, ter sido retirado da comida, o resto, resíduos indigeríveis como fibras, será colocado no início do intestino grosso, uma área chamada de cólon. O trabalho essencial do cólon é absorver a água dessa mistura e, então, espremer o resto em um bolo compacto conhecido como fezes.

As fezes (cuja cor marrom se dá devido aos restos de pigmentos da bile) são compostas pelo material indigerível da comida, células que passaram pelo revestimento intestinal e bactérias, muitas bactérias. De fato, cerca de 30% de todo o peso das fezes é composto de bactérias. Não, as bactérias não são um sinal de que você está doente. Ao contrário, elas provam que você está saudável e bem. Essas bactérias são boas, são microorganismos que vivem em colônias permanentes no cólon, onde elas:

- Fabricam vitamina B12, que é absorvida através da parede do cólon.

- Produzem vitamina K, também absorvida pela parede do cólon.

- Quebram aminoácidos e produzem nitrogênio (o que dá às fezes o cheiro característico).

- Fazem a festa com os carboidratos complexos indigeríveis (fibras), excretando o gás que, algumas vezes, o deixa desconfortável ou o transforma em um pária (excluído) social.

Mastigue! Mastigue! Todos a bordo do Expresso nutriente!

Imagine o seu intestino delgado como um trem cheio, cujo aparente caos de chegadas e saídas é, na verdade, um sistema eficiente e organizado (por favor, desculpem-me! pelo trocadilho terrível no título desta barra lateral. Meu marido, que herdou este dom de sua mãe, me obrigou a fazê-lo).

Como dizia, o intestino delgado parece uma miniatura de três andares de uma ferroviária:

🖝 O nível 1 é o duodeno (no começo, logo após o estômago).

🖝 O nível 2 é o jejuno (no meio).

🖝 O nível 3 é o íleo (a última parte antes do cólon).

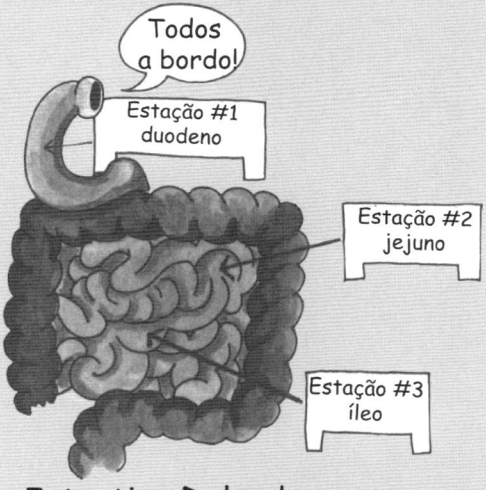

Intestino Delgado

Este tubo de três estações trabalha sempre conforme os nutrientes chegam e saem, como milhões de "trens" (os nutrientes) correndo por milhões de "trilhos" (as microvilosidades) projetados para acomodar apenas um tipo de trem e nenhum outro.

O sistema absorve e envia nutrientes que representam mais de 90% de toda a proteína, gordura e carboidratos consumidos, além de porcentagens menores de vitaminas e minerais. Os horários do trem se parecem com isto:

Nível 1: Duodeno: Ferro, cálcio e magnésio.

Nível 2: Jejuno: Açúcares simples (os produtos finais da digestão de carboidratos) e vitaminas solúveis em água (vitamina C e vitaminas do complexo B além da vitamina B12).

Nível 3: Íleo: Aminoácidos (o produto final da digestão de proteínas), vitaminas solúveis em gorduras (vitaminas A, D, E e K), ácidos graxos (o produto final da digestão das gorduras), colesterol, vitamina B12, sódio, potássio e álcool.

Quando as bactérias tiverem terminado, as fezes – talvez apenas um resto do banquete de ontem – passarão pelo reto para fora do corpo, através do ânus, mas não necessariamente de imediato: a digestão da refeição de qualquer um pode levar mais de um dia para ficar completa.

Após isto, a digestão terá terminado.

Capítulo 3
Calorias: os Energizantes

Os carros queimam gasolina para obter a energia necessária para se locomover. O seu corpo queima, metaboliza, os alimentos para produzir energia em forma de calor. Esse calor aquece o corpo e, assim como a energia, dá forças para realizar cada movimento.

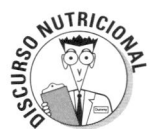

Os nutricionistas medem a quantidade de calor produzida pelo metabolismo dos alimentos em unidades chamadas quilocalorias. Uma quilocaloria é a quantidade de energia que se gasta para elevar a temperatura de um quilo de água em um grau centígrado, ao nível do mar.

No uso comum, os nutricionistas usam a palavra caloria significando quilocalorias. Esta informação não é exatamente precisa: a rigor, uma caloria é 1/1000 de uma quilocaloria, no entanto a palavra caloria é mais fácil para pronunciar e lembrar, assim sendo, este será o termo que encontrará sempre que ler sobre a energia dos alimentos. Poucas palavras relacionadas à nutrição têm causado tanta confusão e inquietação quanto à humilde caloria. Leia mais para descobrir quais calorias são significantes para você e sua nutrição.

Contando as Calorias dos Alimentos

Quando lemos que uma porção de algum alimento digamos, uma banana, tem 105 calorias, isto significa que o metabolismo da banana produz 105 calorias de energia para o corpo usar em seu funcionamento.

Você pode se perguntar que tipos de comida possuem mais calorias. Aqui está a quantidade de calorias em um grama dos seguintes alimentos:

- Proteína: 4 calorias

- Carboidratos: 4 calorias

- Álcool: 7 calorias

- Gorduras: 9 calorias

Em outras palavras, quilo por quilo, proteínas e carboidratos fornecem a metade das calorias das gorduras. É por isso que os alimentos com alto teor de gorduras, como cream cheese, possuem muitas calorias enquanto aqueles com baixo teor de gorduras, como bagels (menos o cream cheese, é claro) não possuem tantas.

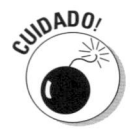

Há vezes que algumas comidas parecem ter poucas calorias, mas não é bem assim. É preciso olhar por todos os ângulos, prestar atenção nas gorduras adicionadas às proteínas e aos carboidratos. Aqui está um bom exemplo: um peito de frango e um hambúrguer são alimentos com alto teor de proteína. Ambos deveriam ter o mesmo número de calorias por quilo. Mas se servir o frango sem a pele, ele será um alimento magro, enquanto que o hambúrguer está cheio de gorduras. Uma porção de 100g de frango sem pele fornece 140 calorias, enquanto que 100g de hambúrguer chega a fornecer 230 a 245 calorias, dependendo do corte de carne.

Calorias vazias

Todos os alimentos possuem calorias. Todas as calorias fornecem energia. No entanto, nem todas as calorias possuem um conjunto completo de benefícios extras como aminoácidos, ácidos graxos, vitaminas e minerais. Acredita-se que alguns alimentos fornecem calorias vazias. Este termo não está relacionado com o potencial de energia da caloria ou com as calorias sendo ocas. Ele descreve as calorias que não fornecem nenhum benefício a mais.

Os alimentos mais conhecidos que possuem calorias vazias são o açúcar granulado e o etanol (o tipo de álcool encontrado na cerveja, vinho e outras bebidas alcoólicas). Por conta própria, o açúcar e o etanol fornecem energia, mas nenhum nutriente (veja o capítulo 8 para mais informações sobre o açúcar, e o capítulo 9 para mais informações sobre o álcool).

Aqueles que abusam do álcool não são sempre magros, mas o fato de substituírem o álcool pela comida pode levar a deficiências nutricionais, na maior parte dos casos a uma deficiência de tiamina (vitamina B1), resultando na perda de apetite, em um estômago sensível, depressão e inabilidade para se concentrar (para mais informações sobre problemas na deficiência de vitaminas, leia o capítulo 10).

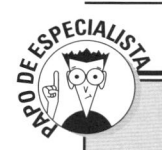

Medindo a quantidade de calorias

Os cientistas em nutrição medem o número de calorias nas comidas ao queimá-las em um calorímetro, uma caixa com duas câmaras, uma dentro da outra. Os pesquisadores pesam uma amostra da comida, colocam-na em um prato e colocam o prato dentro da câmara interna do calorímetro. Eles enchem a câmara interna com oxigênio e então selam para que o oxigênio não possa escapar. A câmara externa está cheia com uma quantidade medida de água fria e o oxigênio da primeira câmara (dentro da câmara com água) é inflamado com uma chama elétrica. Enquanto a comida queima, um observador registra a elevação de temperatura da água na câmara externa. Se a temperatura da água subir um grau por quilo, então a comida possui uma caloria, dois graus por quilo é igual a duas calorias e 235 graus significa 235 calorias: ou um milk-shake de chocolate de 250 gramas!

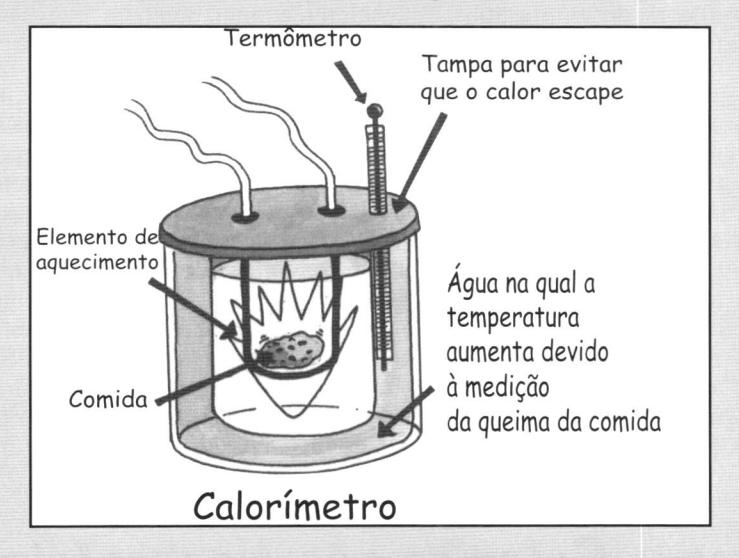

Termômetro

Tampa para evitar que o calor escape

Elemento de aquecimento

Água na qual a temperatura aumenta devido à medição da queima da comida

Comida

Calorímetro

É claro, é justo assinalar que o açúcar e o álcool são ingredientes encontrados em alimentos que fornecem outros nutrientes. Por exemplo, o açúcar é encontrado no pão e o álcool é encontrado na cerveja: dois alimentos muito diferentes, mas ambos possuem cálcio, fósforo, ferro, potássio, sódio e vitaminas do complexo B.

Nos Estados Unidos, algumas pessoas são desnutridas porque não possuem dinheiro para comprar uma quantidade de comida suficiente para obter os nutrientes necessários. O programa de almoço escolar foi criado pelo presidente Franklin Delano Roosevelt, em 1935, e expandido por quase todos os presidentes, republicanos ou democratas. Desde então, houve uma tentativa bem-sucedida para prevenir a desnutrição entre as crianças pobres em idade escolar.

No entanto, muitos americanos que possuem o poder aquisitivo para comprar comida ainda estão desnutridos, pois não sabem escolher uma dieta que lhes dê tantos nutrientes quanto calorias. No caso dessas pessoas, a ingestão de muitas comidas com calorias vazias pode causar problemas de saúde, tais como ossos fracos, peso abaixo do nível normal (sim, a magreza em excesso pode ser prejudicial), sangramento nas gengivas, urticárias, desenvolvimento de transtornos mentais, incluindo depressão e atraso mental evitável.

Cada caloria conta

Aqueles que dizem que "as calorias não contam" ou que "algumas calorias valem menos que outras" estão, em geral, tentando convencê-lo a seguir uma dieta que se concentra em um tipo de alimento e exclui a maioria dos outros tipos. Um exemplo comum que parece reviver como uma fênix a cada geração de regimes é a dieta com alto teor de proteínas.

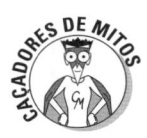

A dieta com alto teor de proteína afirma que deveríamos diminuir e até mesmo eliminar os carboidratos, assumindo que como os músculos são feitos na maior parte de proteína, os alimentos com proteínas ingeridos passarão do estômago para os músculos, enquanto todo o resto se transforma em gordura. Em outras palavras, esta dieta diz que é possível se entupir com alimentos proteicos até que os seus olhos pulem para fora porque não importa quantas calorias sejam ingeridas, todas elas serão calorias proteicas e irão para os músculos, nunca para os quadris. Nossa! Não seria bom se isso fosse verdade? O problema é que é mentira. Aqui está a verdade absoluta: toda caloria, não importa a sua origem, fornece energia. Se você ingerir mais energia (calorias) do que gasta em um dia, seu peso aumentará. Se ingerir menos calorias do que gasta, então diminuirá de peso. Esta regra nutricional é uma oportunidade igual, é um tamanho que cabe em todos.

Quantas Calorias são Necessárias?

Pense nas suas necessidades de energia como se fosse uma conta bancária. Você realiza depósitos quando consome calorias. Você realiza retiradas quando seu corpo gasta energia trabalhando. Os nutricionistas dividem a quantidade de energia que retiramos todos os dias em duas partes:

- ✔ A energia necessária quando o corpo está descansando.

- ✔ A energia necessária quando realizamos o "trabalho" diário.

Para manter a conta de energia em equilíbrio, será necessário ingerir o suficiente todos os dias para cobrir as suas retiradas. Como regra geral, crianças e adolescentes queimam mais energia por quilo do que os adultos, pois eles estão sempre construindo grandes quantidades de tecidos novos. De maneira similar, um homem comum queima mais energia do que uma mulher comum porque seu corpo é maior e possui mais músculos. O que leva ao estado totalmente injusto, porém verdadeiro, no qual um homem que pese 75 quilos pode consumir cerca de 10% de calorias a mais do que uma mulher que pesa 75 quilos e ainda assim não ganhar peso. Para mais números, veja a próxima seção e a Tabela 3-1.

Gasto Energético Basal (GEB)

Mesmo quando está parado, o corpo está ocupado. O coração bate. Os pulmões se expandem e contraem. O intestino digere a comida. O fígado processa os nutrientes. As glândulas secretam hormônios. Os músculos flexionam, de maneira suave. As células mandam impulsos elétricos para cima e para baixo entre elas mesmas e o cérebro continua enviando sinais para cada parte do corpo.

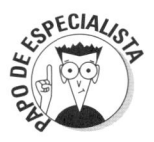

A energia que o corpo em repouso utiliza para tudo isto é chamada de Gasto Energético Basal (GEB). O GEB, também conhecido como metabolismo basal, representa algo em torno de 60% a 70% de toda a energia necessária diariamente.

Para descobrir o seu gasto energético basal (GEB) utilize a equação adequada na Tabela 3-1 e bingo! Terá o seu GEB.

Tabela 3-1:	Quantas Calorias Você Precisa Quando Está Descansando?
Sexo e Idade	**Equação para Encontrar o GEB**
Homens	
18 − 30 anos	(15,3 x peso em kg) + 679
31 − 60 anos	(11,6 x peso em kg) + 879
Maiores de 60 anos	(13,5 x peso em kg) + 487
Mulheres	
18 − 30 anos	(14,7 x peso em kg) + 496
31 − 60 anos	(8,7 x peso em kg) + 829
Maiores de 60 anos	(10,5 x peso em kg) + 596

The National Research Council, Recommended Dietary Allowances (Washington, D.C.: National Academy Press, 1989).

Sexo, glândulas e bolo de chocolate

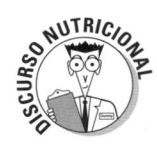

A glândula é um órgão que secreta hormônios, substâncias químicas que podem mudar a função e, algumas vezes, até mesmo a estrutura de outras partes do corpo. Por exemplo, o pâncreas secreta insulina, um hormônio que permite a digestão e metabolismo de carboidratos. Na puberdade, as glândulas sexuais secretam hormônios femininos, como estrogênio e progesterona, ou o hormônio masculino testosterona. Esses hormônios estimulam o desenvolvimento de características sexuais secundárias, como pêlos no rosto e no corpo que nos caracterizam como homens e mulheres.

Os hormônios também afetam o GEB, a quantidade de energia gasta em repouso. A hipófise, uma pequena estrutura no meio do cérebro, estimula a glândula tireoide (que está localizada na frente da garganta) a secretar hormônios que influenciam a taxa com que os tecidos queimam nutrientes para produzir energia.

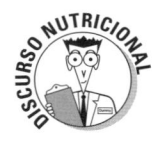

Quando a glândula tireoide não secreta hormônios suficientes (uma condição conhecida como hipotiroidismo), a comida é metabolizada mais devagar e o GEB diminui. Quando a tireoide secreta hormônios em excesso (uma condição conhecida como hipertiroidismo), a comida é metabolizada mais rápido e o GEB aumenta.

Quando estamos assustados ou animados, as glândulas suprarrenais (duas glândula pequenas, presentes em cima de cada rim) liberam adrenalina, hormônio que serve como convite do corpo para o local de batalha. A batida do coração aumenta. A respiração se torna mais rápida. Os músculos ficam rígidos. E você queima a comida mais rápido, convertendo-a o mais rapidamente possível em energia necessária para a reação conhecida como briga ou fuga. Mas, estes efeitos são temporários. Os efeitos das glândulas sexuais, por outro lado, duram enquanto você viver. Continue a ler.

Como os hormônios afetam a necessidade de energia

Se você for uma mulher, saberá que o apetite aumenta e diminui de acordo com o ciclo menstrual. De fato, esta flutuação paralela está acontecendo com o GEB, que sobe antes ou no momento da ovulação. O apetite é maior quando o sangramento menstrual começa e depois diminui de maneira drástica. Sim, você realmente sente mais fome (e precisa de mais energia) justo antes da menstruação.

Sendo um homem (e tendo muita testosterona) torna a satisfação das suas necessidades nutricionais em uma dieta normal mais fácil. Seus ossos masculinos são naturalmente mais densos, portanto, menos dependente de uma dieta ou suplemento de cálcio para prevenir a osteoporose (perda severa de tecido ósseo) em idades avançadas. Você não perde sangue na menstruação, portanto, sua necessidade de ferro será até 2/3 menor. E o melhor de tudo, poderá consumir cerca de 10% a mais de calorias que uma mulher do mesmo peso, sem aumentar de peso.

O fato dos adolescentes homens desenvolverem costas largas e bíceps enquanto que as adolescentes desenvolvem quadris não é uma mera coincidência. A testosterona, hormônio masculino, promove o crescimento de músculos e ossos. O estrogênio desenvolve os tecidos adiposos. Como resultado, o corpo de um homem comum tem proporcionalmente mais músculos. O corpo de uma mulher comum tem proporcionalmente mais gordura.

O músculo é um tecido ativo. Ele se expande e contrai. Ele trabalha. E quando um músculo trabalha, ele usa mais energia do que o tecido adiposo (o que isola o corpo e fornece uma fonte de energia armazenada, mas não mexe um centímetro por conta própria). O que essa batalha de músculo x gordura significa é que o GEB de um homem comum é cerca de 10% mais alto do que o GEB de uma mulher comum. Em termos práticos, isso significa que um homem de 70 quilos pode manter o seu peso estável enquanto come cerca de 10% a mais do que uma mulher de 70 quilos que tenha a mesma idade e realize a mesma quantidade de trabalho físico.

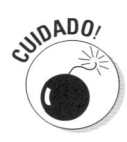

Nenhuma dieta muda esta situação injusta. Uma mulher que se exercite bastante pode reduzir a sua gordura corporal de maneira tão drástica que a menstruação pode chegar a ser interrompida: ossos do ofício para algumas atletas profissionais. Mas ainda terá, em proporção, mais gordura corporal do que um homem adulto do mesmo peso. E se ela comer o que ele come e ambos realizarem a mesma quantidade de trabalho físico, ela ainda precisará de menos calorias para manter seu peso estável.

E aqui está uma possibilidade realmente ruim. O músculo pesa mais do que a gordura. Este fato interessante é um daqueles que as pessoas que começam a se exercitar para perder peso descobrem por acidente. Um mês entre halteres e esteiras, as roupas ficam melhores, mas a balança aponta um pouco mais porque eles trocaram gordura por músculo, e você sabe o que isto significa: algumas vezes não se ganha perdendo (desculpem, mas não pude resistir).

Energia para trabalhar

A segunda maior parte da energia é a energia que você gasta para fazer exercícios físicos. Isto abrange tudo, desde escovar os dentes de manhã até regar as petúnias do jardim ou se exercitar na academia.

A exigência energética total (o número de calorias necessárias a cada dia) é o seu GEB mais algumas calorias suficientes para cobrir a quantidade de trabalho realizado.

Pensar sobre isto gasta energia? Sim, mas não tanta energia como você gostaria de imaginar. Para resolver um quebra-cabeça ou escrever um capítulo deste livro, o cérebro médio usa cerca de uma caloria a cada quatro minutos. Este valor é somente um terço da quantidade necessária para manter uma lâmpada de 60 watts acesa, durante o mesmo período de tempo.

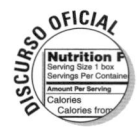

A Tabela 3-2 define o nível de energia de várias atividades, variando desde as menos energéticas (dormir) até as mais (jogar futebol, trabalhar na roça). A Tabela 3-3 mostra quantas calorias são usadas em uma hora praticando diferentes trabalhos.

Tabela 3-2:	Qual é o Nível de Atividades Quando Está Ativo?
Nível de atividade	**Atividade**
Descanso	Dormir, reclinar-se
Muito Leve	Atividades sentadas ou em pé, pintar, dirigir, trabalho laboratorial, digitar, costurar, passar roupas, cozinhar, jogar cartas e tocar um instrumento musical.
Leve	Caminhadas em superfícies niveladas a cinco ou seis km/h, ofícios de eletricista e de restaurantes, carpintaria, limpeza da casa, cuidar de crianças, jogar golfe, velejar e jogar tênis de mesa.
Moderada	Caminhadas a cinco ou seis quilômetros por hora, plantar e adubar, carregar peso, andar de bicicleta, esquiar, jogar tênis e dançar.
Pesada	Escalada, cortar árvores, cavar buracos à mão, basquete, escaladas, futebol e futebol americano.
Excessivamente pesada	Treinamento atlético profissional

The National Research Council, Recommended Dietary Allowances (Washington, D.C., National Academy Press, 1989).

Tabela 3-3:	Quantas Calorias São Necessárias Para Realizar o Trabalho Que Faz?
Nível de atividade	**Calorias Necessárias para Este Trabalho Durante Uma Hora**
Muito leve	80 – 100
Leve	110 – 160
Moderado	170 – 240
Pesado	250 – 350
Muito pesado	350 ou mais

"Food and Your Weight", House and Garden Bulletin, n. 174 (Washington, D.C., US Department of Agriculture).

Apreciando os Extras

Você é um comedor sensível? Em teoria, não deveríamos comer mais que 2000 calorias por dia. Então, junte todas as vitaminas, minerais, proteínas, gorduras saudáveis para o coração e carboidratos necessários em 1800 calorias. Faça isso e as pessoas que escreveram o *Dietary Guidelines for Americans* 2005 (mais sobre isto no capítulo 16) dirão se há uma recompensa. Use as 200 calorias restantes, chamadas de calorias de reserva, para saborear algo que faça sua boca salivar. Naturalmente, alguns especialistas desmancha-prazeres não concordam com isto. Eles dizem que ao lhe dar um centímetro (as calorias restantes) significa que você tomará um quilômetro (três pedaços de bolo de chocolate). Prove que estão errados e celebre a sua esperteza. Hum!

Quanto Você Deveria Pesar?

Ao longo dos anos, um número de gráficos tentaram impor um padrão ou um peso saudável para adultos americanos, mas alguns desses números eram tão baixos que era muito difícil chegar lá sem prejudicar a dieta, ou ter que nascer outra vez com um corpo diferente, de preferência com ossos leves e sem curvas.

Estudando os gráficos de peso

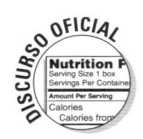

A Tabela 3-4 é um conjunto, eminentemente útil, de recomendações de peso que apareceu originalmente na edição de 1990 da *Dietary Guidelines for Americans*, publicada nos Estados Unidos pelo Departamento de Agricultura e pelo Departamento de Saúde e serviços humanos dos Estados Unidos. O peso neste gráfico está listado em categorias para indivíduos (homens e mulheres) de alturas específicas. É claro que a altura é medida sem sapatos e o peso é medido sem roupas (para mais, muito mais informações sobre o *Dietary Guidelines*, veja o capítulo 16).

Como a maioria de pessoas ganha um pouco de peso quando envelhece, a Tabela 3-4 fez algo sensível ao dividir os intervalos em duas categorias, uma para homens e outra para mulheres com idade entre 19 e 34 anos e outra para homens e mulheres com idade a partir de 35 anos em diante.

Há pessoas menores e com uma maior proporção entre gordura e músculo (os músculos pesam mais que a gordura) que estão predispostas a estar na extremidade final do gráfico. Pessoas grandes e com uma proporção de músculos maior do que gorduras estão predispostas a encontrar o seu peso na extremidade inicial. Como regra geral, mas nunca invariável, isso significa que as mulheres, que são menores e possuem menos músculos, pesam menos que os homens de mesma altura e idade.

As cidades americanas em forma e obesas

O verão está chegando com força total. E você? Durante muitos anos, os jornalistas da revista Men's Fitness têm avaliado as 25 cidades mais em forma e as mais obesas dos Estados Unidos. É claro, a Men's Fitness é publicada no sul da Califórnia, onde pernas compridas, quadris finos, abdomens firmes e um gosto por couve são genéticos. Como resultado, os especialistas da revista podem não saber que em outros lugares como Nova York, Chicago, Milwaukee, os americanos vêm em todos os formatos e tamanhos. E eles podem ter se esquecido do fato de que correr atrás de um ônibus ou escalar as escadas do metrô constitui uma forma de exercícios diários nas áreas de metrô.

Não obstante, a lista da revista é um aviso para os pesados. Contarei, sem delongas que, em 2005, as 25 cidades (começando com as melhores posicionadas) mais em forma eram: Seattle, Honolulu, Colorado Springs, San Francisco, Denver, Portland (Oregon), Tucson, San Diego, Albuquerque, Boston, Virginia Beach (Virginia), Minneapolis, Fresno, Milwaukee, Omaha, San Jose (Califórnia), Jacksonville, Austin, Oakland, Los Angeles, Arlington (Texas), Washington D.C., Cleveland e Nashville-Davidson. Uau!

As 25 cidades mais obesas (começando com as piores posicionadas) foram Houston, Philadelphia, Detroit, Memphis, Chicago, Dallas, New Orleans, New York, Las Vegas, San Antonio, El Paso, Phoenix, Indianápolis, Fort Worth, Mesa (Arizona), Columbus (Ohio), Wichita (Kansas), Miami (Florida), Long Beach (Califórnia), Oklahoma City, Tulsa, Atlanta, Charlotte (North Carolina) e Baltimore. Portanto, entrem em forma! A Men's Fitness está de olho em vocês!

Eu tenho a honra de mencionar que as edições de 2000 e de 2005, da Dietary Guidelines, deixaram de fora as recomendações de ingestão para pessoas idosas, o que significa que o peso saudável para todos, jovens ou velhos, são aqueles listados na coluna para as idades de 19 e 34 anos. Prefiro perder uma perna aqui a dizer que prefiro as recomendações de 1990 porque elas:

- Podem ser alcançadas sem uma dieta constante.

- São realistas sobre as mudanças corporais conforme ficamos mais velhos.

- Possuem menos chances de nos tornar paranoicos sobre nosso peso.

... O que é uma boa descrição de como estas orientações nutricionais deveria funcionar, não acha?

Outra maneira para avaliar o peso: calculando o IMC

Enquanto passa os dedos pelo gráfico abaixo pela Tabela 3-4, lembre-se de que os números são indicadores, nada mais, nada menos.

Tabela 3-4:	Quanto Você Deveria Pesar?	
Altura	Peso (quilos) para pessoas entre 19 e 34 anos	Peso (quilos) para pessoas maiores de 35 anos
1,52 m	44 e 58 kg	49 a 62 kg
1,55 m	46 e 60 kg	50 a 65 kg
1,57 m	47 e 62 kg	52 a 67 kg
1,60 m	48 e 64 kg	54 a 69 kg
1,62 m	50 e 66 kg	55 a 71 kg
1,65 m	52 e 68 kg	57 a 73 kg
1,67 m	53 e 70 kg	59 a 75 kg
1,70 m	55 e 72 kg	61 a 78 kg
1,72 m	56 e 74 kg	62 a 80 kg
1,75 m	58 e 76 kg	64 a 83 kg
1,77 m	60 e 79 kg	66 a 85 kg
1,80 m	62 e 81 kg	68 a 88 kg
1,82 m	63 e 83 kg	70 a 90 kg
1,85 m	65 e 85 kg	72 a 93 kg
1,87 m	67 e 88 kg	74 a 95 kg
1,90 m	69 e 90 kg	76 a 98 kg
1,93 m	70 e 93 kg	78 a 100 kg
1,95 m	72 e 95 kg	80 a 103 kg
1,98 m	74 e 98 kg	82 a 106 kg

Nutrition and Your Health: Dietary Guidelines for Americans, 3rd ed. (Washington D.C.: U.S. Department of Agriculture, U.S. Department of Health and Human Services, 1990).

Colocar todos no mesmo pacote é um exercício tranquilizador, mas, na vida real os seres humanos, muitas vezes, confundem as regras. Nós sabemos de pessoas gordinhas que vivem vidas longas e felizes e também sabemos daquelas pessoas magras e musculosas que nos deixam mais cedo do que deveriam. No entanto, as pessoas com sobrepeso possuem um risco maior para desenvolver condições como artrites, diabetes e doenças cardíacas, portanto, é necessário descobrir se o seu peso atual o coloca em risco.

O que significa quando eles dizem que você está gordo?

A obesidade é uma condição de saúde específica em que o corpo acumula um excesso de tecido gorduroso. Um dos métodos que os nutricionistas norte-americanos usam para determinar se alguém está obeso é usar uma comparação entre o peso da pessoa com os números das tabelas de peso/altura. (Veja a Tabela 3-4)

✔ Se o seu peso é 20% a 40% maior do que a tabela recomenda, você é ligeiramente obeso.

✔ Se o seu peso é 40% a 99% maior, você é moderadamente obeso.

✔ Se o seu peso é mais que o dobro do peso da tabela, você é severamente obeso.

Um bom guia é o Índice de Massa Corporal (IMC), um número que mede a relação entre o peso e a altura e oferece uma estimativa do risco de doenças relacionadas com o peso.

O índice de massa corporal (IMC) fornece uma segunda maneira para determinar quem está derrubando a balança nos Estados Unidos. Um IMC abaixo de 18,5 é considerado como abaixo do peso, entre 18,5 e 24.9 é considerado um peso normal, 25,0 até 29.9 é considerado como sobrepeso e 30,0 em diante se caracteriza como obesidade. Outros países possuem padrões um pouco diferentes. Por exemplo, na Austrália, um IMC abaixo de 19 é considerado abaixo do peso, entre 20 e 25 é considerado normal, entre 26 e 30 se considera como sobrepeso e 31 em diante caracteriza-se em obesidade. No Canadá, um IMC abaixo de 18,5 significa abaixo do peso, 18,5 e 24,9 é considerado normal, entre 30 e 34,9 significa obesidade tipo I, entre 35 e 39,9 significa obesidade tipo II e 40 em diante seria obesidade tipo III. Na Grã-Bretanha, um IMC abaixo de 20 é considerado abaixo do peso, entre 20 e 25 é considerado normal, entre 25 e 30 se considera como sobrepeso e 30 em diante se caracteriza em obesidade.

Para calcular o IMC, siga os seguintes passos:

1. Divida o peso (em quilos) pela altura (em metros) ao quadrado.

2. Ou seja, a altura é multiplicada por ela mesma.

Por exemplo, se você tiver 1,60 m de altura e pesar 62 quilos, a equação para o seu IMC ficaria assim:

$$IMC = \frac{62}{1,6 \times 1,6} = 24,2$$

Nos dias de hoje, o IMC mais saudável parece ser 21,0. Um IMC mais alto que 28 (76 quilos para uma mulher com 1,65 m de altura ou 88 quilos para um homem medindo 1,78 m) parece dobrar os riscos para doenças como diabetes, doenças cardíacas e morte.

Os números são confiáveis? Considerações sobre variáveis confusas

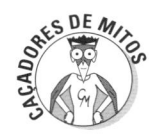

Os gráficos de peso, tabelas, números e estatísticas são tão abundantes que podem convencê-lo que são da mais alta confiança em prever quem é saudável e quem não é. Mas, aqui está uma surpresa: eles não são confiáveis.

O problema é que as pessoas do mundo real e suas diferenças insistem em escapar da equação. Por exemplo, o valor do índice de massa corporal para prever o risco de uma doença ou morte aparece ligado à sua idade. Se tiver 30 anos, um IMC mais baixo está ligado de maneira clara a uma saúde melhor. Se tiver 70 anos ou mais, nenhuma evidência convincente aponta qual peso seria ideal para ter um papel significativo ao determinar o quão saudável uma pessoa é e quanto tempo a mais ela viverá. No meio, desde 30 anos até os 74 anos, as relações entre o IMC e a saúde são intermediárias: mais importantes no começo da vida e menos importantes no final dela.

Em outras palavras, a simples evidência dos olhos é verdade. Ainda que, algumas vezes, os americanos pareçam obcecados com a necessidade de perder peso, o fato é que muitas pessoas pesadas e até mesmo aquelas que estão obesas, vivem vidas mais longas, felizes e saudáveis. Para entender o porquê, muitos cientistas em nutrição estão se concentrando não apenas no peso ou na relação peso/altura (o IMC), mas na importância das variáveis confusas, palavra científica para "algo mais está acontecendo aqui".

Aqui estão três potenciais de variáveis confusas na equação obesidade/saúde:

- ✏ Talvez as pessoas que tenham um sobrepeso tenham mais inclinações às doenças porque se exercitam menos, e o aumento de exercícios pode reduzir o risco de sobrepeso.

- ✏ Pessoas com sobrepeso estão predispostas a ficarem doentes porque comem muitas comidas com ingredientes calóricos, como gorduras saturadas, que podem iniciar efeitos adversos na saúde. Neste caso, o remédio é uma simples mudança na dieta.

- ✏ Talvez as pessoas com sobrepeso tenham uma predisposição genética para uma doença séria. Se for verdade, é possível se perguntar se a perda de 10 quilos reduz o risco de doenças como em uma pessoa 10 quilos mais magra. Talvez não: Em alguns estudos, as pessoas que perderam peso com sucesso tinham uma taxa maior de morte.

Adicionando mais à confusão, o fato de uma tentativa obsessiva para perder peso pode ser prejudicial à saúde (veja o capítulo 14). A cada ano, os americanos gastam 30 bilhões de dólares (sim, você está lendo direito) em clubes de dietas, comidas especiais e remédios sem prescrição médica para alcançar a perda de peso. Muitas vezes, as dietas, as pílulas e as comidas não funcionam, deixando seus praticantes piores do que estavam antes.

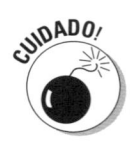

A probabilidade de que a dieta falhe é apenas metade das más notícias. Aqui está o resto: algumas comidas que possuem uma ingestão de calorias baixa e alguns remédios que reduzem o apetite possuem sérios efeitos colaterais em potencial. Por exemplo: alguns substitutos da gordura evitam que o corpo absorva nutrientes importantes (veja o capítulo 19) e alguns remédios para dieta com prescrição médica, como a combinação antes conhecida como Phenfen (remédio manipulado), estão ligados a muitas doenças sérias e até mesmo fatais.

Encare os números quando eles não cabem no seu corpo

Neste momento, é provável que sinta um forte desejo por uma barra de chocolate bem grande (uma ideia até boa agora que os nutricionistas descobriram que o chocolate escuro é rico em antioxidantes que combatem doenças). Mas também faz sentido considerar a alternativa: regras realistas que permitem que controle o peso com segurança e eficiência. Leia o seguinte:

- ✔ **Regra n.1: Nem todos nascem com os mesmos pares de genes, ou com o mesmo tamanho de calças jeans.** Algumas pessoas são, de forma natural, maiores e mais pesadas que outras. Se este é o seu caso e todos os sinais vitais agradam ao seu médico, então não perca tempo tentando se adequar à ideia de perfeição dos outros. Relaxe e aproveite o próprio corpo.

- ✔ **Regra n.2: Se está com sobrepeso e o seu médico concorda com a decisão de uma dieta, não é necessário impor recordes mundiais para melhorar a saúde.** Até mesmo uma perda de peso moderada pode ser muito benéfica. De acordo com o *The New England Journal of Medicine* (www.nejm.org), a perda de 10% a 15% do peso corporal pode diminuir os níveis sanguíneos de açúcar, colesterol e a pressão alta, reduzindo os riscos de diabetes, doenças cardíacas e acidentes cardiovasculares (derrames).

- ✔ **Regra n.3: O único número que se deve lembrar é 3500, o número de calorias necessárias para perder ou ganhar 500 gramas de gordura corporal.** Em outras palavras, meio quilo de gordura é igual a 3500 calorias.

  - Então, se apenas diminuir o consumo de calorias de 2000 calorias por dia para 1700 calorias por dia e continuar com a mesma quantidade de trabalho físico, então perderá 500 gramas de gordura em apenas 12 dias.

- E indo pelo caminho inverso, aumentando a ingestão diária de calorias de 1700 para 2000 sem aumentar a quantidade de trabalho físico, então 12 dias depois terá meio quilo a mais.

✔ **Regra n.4: A moderação é o melhor caminho no controle de peso.** A privação moderada de calorias em uma dieta suave produz uma perda de peso moderada e saudável. Esta dieta inclui uma grande variedade de comidas diferentes contendo quantidades suficientes de nutrientes essenciais. Abusar desta regra e cortar calorias em excesso pode transformá-lo em pele e osso, privando-o de nutrientes necessários para viver uma vida saudável. Para mais efeitos devastadores potenciais causados pela inanição, voluntária ou por outras causas, leia o capítulo 14.

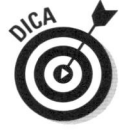

✔ **Regra n.5: Seja mais ativo.** A prática de exercícios permite uma maior ingestão de calorias e ainda assim ter uma perda de peso. Além disso, os exercícios reduzem os riscos de muitos problemas de saúde, como as doenças do coração. Parece uma receita para o sucesso.

Quantas calorias você realmente precisa?

Tentar descobrir o número de calorias exatas que se deve consumir por dia pode ser um trabalho e tanto. Por sorte, a Dietary Guidelines for Americans, de 2005, fornece uma lista das ingestões diárias de calorias para adultos saudáveis com um IMC saudável. Ou seja, 21,5 para mulheres e 22.5 para homens, baseado na quantidade de atividades que a pessoa pratica todos os dias. A Tabela 3-5 mostra os números. Note que neste contexto, sedentário significa um estilo de vida em que uma atividade física leve está associada ao dia a dia; moderado significa um estilo de vida que adiciona uma atividade física igual a uma caminhada de 2,5 a 5 quilômetros em uma velocidade de cinco a seis quilômetros por hora; ativo significa adicionar uma atividade física igual a uma caminhada de cinco quilômetros por dia em uma velocidade de cinco ou seis quilômetros por hora.

Tabela 3-5:	Combinando as Calorias Diárias com o Estilo de Vida		
Gênero/Idade	**Calorias se sedentário**	**Calorias se moderadamente ativo**	**Calorias se ativo**
Mulher			
19 a 30 anos	2000	2000 a 2200	2400
31 a 50 anos	1800	2000	2200
51 anos em diante	1600	1800	2000 a 2200

(continua)

Tabela 3-5:	(Continuação)		
Gênero/Idade	Calorias se sedentário	Calorias se moderadamente ativo	Calorias se ativo
Homem			
19 a 30 anos	2400	2600 a 2800	3000
31 a 50 anos	2200	2400 a 2600	2800 a 3000
50 anos em diante	2000	2200 a 2400	2400 a 2600

* Como regra, os homens possuem uma proporção maior de tecidos ativos (músculos) do que as mulheres, portanto, as necessidades calóricas de um homem comum são aproximadamente 10% maiores do que a de uma mulher comum.

* Dietary Guidelines for Americans, 6th ed. (Washington D.C.: US. Department of Agriculture, Us. Departamento de Saúde e serviços humanos dos Estados Unidos).

A última palavra em calorias

As calorias não são suas inimigas, pelo contrário, elas fornecem energia para que você possa viver uma vida saudável.

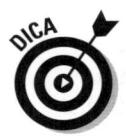

O truque é saber administrar as calorias e não deixar que administrem você. Após saber que as gorduras engordam mais que proteínas e carboidratos e que o corpo queima os alimentos para ter energia, é possível montar estratégias para que a ingestão de energia combine com o gasto energético e vice-versa. Aqui está como fazer isso: vá direto para o capítulo 16 para descobrir mais sobre uma dieta saudável, e ao capítulo 17 para ler mais sobre como planejar refeições nutritivas.

Capítulo 4
Qual a Nutrição Ideal para Você?

*U*ma dieta saudável fornece quantidades suficientes de todos os nutrientes que o corpo precisa. A questão é: o quanto é o suficiente?

Hoje, três conjuntos de recomendações proporcionam as respostas e cada um deles possui suas próprias virtudes e defeitos. O primeiro e mais conhecido é a Ingestão Diária Recomendada. O segundo, conhecido em sua origem como Cálculo Seguro e Adequado da Ingestão Dietética Diária (ESADDIs), e agora conhecido por Ingestão Adequada (AI), descreve as quantidades recomendadas de nutrientes para os quais não existe nenhum RDA. O terceiro é a Ingestão Dietética de Referência (DRI – *Dietary Reference Intake*), um "guarda-chuva" que inclui o RDA e várias categorias inovadoras de recomendações nutricionais.

Confuso? Não se preocupe. Este capítulo explicará tudo.

Ingestão Dietética Recomendada (RDA): Orientações para uma Boa Nutrição

A Ingestão Dietética Recomendada (RDA) foi criada em 1941 pela *Food and Nutrition Board*, uma subsidiária da *National Research Council*, que por sua vez é parte da *National Academy of Sciences* em Washington, Estados Unidos.

Em sua origem, as RDAs foram projetadas para facilitar o planejamento com antecedência das refeições de vários dias. O D em RDA, na sigla em inglês, significa dietético, pois estas recomendações são uma média. É possível absorver maiores quantidades do nutriente em um determinado dia e em outro, absorver quantidades menores, mas a ideia é alcançar uma média durante vários dias.

Por exemplo, a recomendação de ingestão atual para a vitamina C é de 75 mg para mulheres e 90 mg para homens (maiores de 18 anos). Um copo de 220 ml de suco de laranja possui 120 mg de vitamina C, portanto, uma mulher que consuma o suco na segunda e terça e pule na quarta-feira ainda alcançará a recomendação de ingestão para os três dias. Um homem pode ter que adicionar algo, talvez um pouco de brócolis, para conseguir alcançar a recomendação. Sem problemas.

As quantidades recomendadas pelas RDAs fornecem uma margem de segurança para pessoas saudáveis, mas elas não são terapêuticas. Em outras palavras, as porções RDA não curam deficiências nutricionais, mas podem preveni-las.

Os essenciais

As RDAs oferecem recomendações para proteínas, 18 vitaminas e minerais essenciais, que incluem:

✔ Vitamina C	✔ Ácido Fólico
✔ Vitamina D	✔ Vitamina B12
✔ Vitamina E	✔ Fósforo
✔ Vitamina K	✔ Magnésio
✔ Vitamina C	✔ Ferro
✔ Tiamina (Vitamina B1)	✔ Zinco
✔ Riboflavina (Vitamina B2)	✔ Cobre
✔ Niacina	✔ Iodo
✔ Vitamina B6	✔ Selênio

O mais novo nutriente essencial, a colina, ganhou méritos em 2002, mas nenhuma RDA ainda foi estabelecida. O cálcio também possui uma Ingestão Adequada em vez de uma RDA.

Recomendações para carboidratos, gorduras, fibras alimentares e álcool

Quais nutrientes estão faltando na lista de essenciais do RDA? Carboidratos, fibras, gorduras e álcool. A razão é simples: se sua dieta fornece proteínas, vitaminas e minerais suficientes, então, é quase certo que forneça carboidratos suficientes e uma quantidade de gordura mais que suficiente. Ainda que não exista nenhuma RDA específica para carboidratos e gorduras, é fato que existam regras para o seu consumo, assim como para as fibras alimentares e para o álcool.

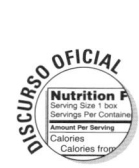

Em 1980, o *Public Health Service* e o *Department of Agriculture* dos Estados Unidos juntaram forças para produzir a primeira edição do *Dietary Guidelines for Americans* (veja o capítulo 16). Este relatório foi modificado muitas vezes. O último conjunto de recomendações, publicado na primavera de 2005, prepara parâmetros para que se possam considerar quantidades razoáveis de calorias, carboidratos, fibras alimentares, gorduras, proteínas e álcool. De acordo com esta diretriz, como regra geral, é necessário:

- ✔ Balancear a ingestão calórica com o gasto energético através de exercícios regulares. Leia o capítulo 3 para procurar algo mais específico, como qual seria a quantidade de calorias que uma pessoa do seu peso, altura e nível de atividade precisa consumir todos os dias.

- ✔ Coma uma quantidade suficiente de carboidratos (de preferência, aqueles complexos provenientes de frutas, vegetais e grãos integrais) para que alcance de 45% a 65% das calorias diárias totais. Isso significa 900 a 1300 calorias em uma dieta de 2000 calorias.

- ✔ Consuma uma quantidade adequada de fibra alimentar, o nível adequado é de 14 gramas de fibra alimentar para cada 1000 calorias.

- ✔ Não consuma mais que 20% a 35% das calorias diárias em gorduras. Portanto, se sua dieta inclui cerca de 2000 calorias, apenas 400 a 700 calorias podem vir da gordura.

  Menos de 10% das suas calorias diárias deveriam vir de gorduras saturadas e sua dieta cotidiana deveria ter menos de 300 mg de colesterol. Coma a menor quantidade possível de gordura trans, mas não há limite máximo, pois toda quantidade é considerada como nociva (para mais detalhes sobre gorduras saturadas, insaturadas, trans e colesterol, leia o capítulo 7).

- ✔ Se escolher bebidas alcoólicas, beba com moderação, o que significa um drinque por dia para mulheres e dois drinques para homens.

Pessoas diferentes, necessidades diferentes

Como corpos diferentes precisam de quantidades de nutrientes diferentes, hoje as RDAs visam até 22 categorias específicas de seres humanos: meninos e meninas, homens e mulheres, desde a infância até a meia-idade. As RDAs foram expandidas há pouco tempo para incluir recomendações para grupos de pessoas com idade entre 50 e 70 anos e 70 anos em diante. No futuro, as recomendações serão projetadas para pessoas com mais de 85 anos. Esses grupos expandidos são uma boa ideia. Em 1990, o censo norte-americano contou 31.1 milhões de americanos com idade maior que 65 anos. Até 2050, o governo americano espera mais de 60 milhões de idosos vivos e ativos. Você não iria querer que essas pessoas não tivessem uma RDA.

Mas, o que nós somos afeta as recomendações. Se a idade é importante, o gênero também é. Por exemplo, como as mulheres em idade fértil perdem ferro quando menstruam, a RDA delas para o ferro é mais elevada do que o RDA para um homem. Por outro lado, como os homens sexualmente ativos perdem zinco através da ejaculação, a RDA para zinco é mais elevada para homens do que para as mulheres.

E, finalmente, o gênero afeta a composição do corpo, o que influencia as RDAs. Considere as proteínas: a RDA para proteínas é definida em termos de gramas de proteínas por quilo de peso corporal. Como o homem médio pesa mais do que uma mulher média, a RDA para proteínas deles é mais alta daquela das mulheres. A RDA para um homem adulto, de 19 anos em diante, é de 56 gramas, para a mulher é de 46 gramas.

Ingestão Adequada: Números Nutricionais

Em adição às RDAs, a *Food and Nutrition Board* criou o Cálculo Seguro e Adequado da Ingestão Dietética Diária (ESADDIs), agora renomeada como Ingestão Adequada (IA), para oito nutrientes considerados necessários para uma boa saúde, ainda que ninguém saiba a quantidade certa que o corpo necessita. Mas isso não é motivo para preocupações: mais cedo ou mais tarde algum especialista esperto encontrará um número e colocará o nutriente na lista RDA. Ou não. Nesse meio tempo, novos relatórios estabeleceram ingestões adequadas para grupos de várias idades, para os seguintes nutrientes:

- Ácido pantotênico (vitamina B5)
- Biotina (vitamina B7 ou B8)
- Colina
- Cálcio
- Molibdênio
- Manganês
- Fluoreto
- Cromo

Ingestão Dietética de Referência: um Novo Guia de Nutrição

Em 1993, o comitê de ingestão dietética de referência da *Food and Nutrition* estabeleceu vários painéis de especialistas para revisar as RDAs e outras recomendações para os principais nutrientes (vitaminas, minerais e outros componentes presentes nos alimentos) em vista das novas pesquisas e informações sobre a nutrição.

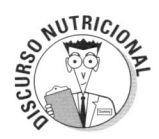

A primeira ordem de negócio foi estabelecer um novo padrão para as recomendações nutricionais chamado de Ingestão Dietética de Referência (DRI): a DRI é um termo guarda-chuva, inclui várias categorias de medidas nutricionais para vitaminas, minerais e outros nutrientes. Isto inclui:

- **Necessidade Média Estimada (EAR):** a quantidade que alcança as necessidades nutricionais da média das pessoas de qualquer grupo (como meninas adolescentes ou pessoas acima de 70 anos). Os nutricionistas usam a EAR para descobrir se a dieta comum de toda uma população fornece quantidades adequadas de nutrientes.

- **Ingestão Dietética Recomendada (RDA):** a RDA, agora baseada nas informações fornecidas pelo EAR, ainda é uma média diária (+2 desvio padrão) para indivíduos, é a quantidade de qualquer nutriente necessária para proteger contra qualquer deficiência (97,5% da população).

- **Ingestão Adequada (AI):** o AI é uma nova medida que fornece recomendações para nutrientes cujas RDAs não existam (Nota: o AI substitui o ESADDI).

- **Limite Superior Tolerável de Ingestão (UL):** o UL é a maior quantidade de um nutriente que possa ser consumida no dia a dia sem causar riscos ou efeitos adversos.

O primeiro relatório do painel da DRI listando novas recomendações para cálcio, fósforo, magnésio e fluoreto apareceram em 1997. A mudança mais notável foi aumentar a quantidade recomendada de cálcio, de 800 mg para 1000 mg para adultos com idades entre 31 e 50 anos, assim como para mulheres na pós-menopausa que estejam tomando suplementos de estrogênio, cuja quantidade recomendada seria de 1500 mg.

O segundo relatório do painel do DRI apareceu em 1998. O relatório incluía novas recomendações para tiamina, riboflavina, niacina, vitamina B6, ácido fólico, vitamina B12, ácido pantotênico, biotina e colina. A revisão mais importante foi aumentar a recomendação de folato para 400 mcg por dia, baseada em evidências que mostravam que o folato reduzia o risco das mulheres de darem à luz a um bebê com defeitos na medula espinhal e diminuía o risco de doenças do coração para homens e mulheres. (veja o box lateral "Revisão dos termos para descrever as recomendações nutricionais", neste capítulo, na folha de cola na frente do livro).

Como resultado do relatório do painel da DRI de 1989, a FDA (*Food and Drug Administration*) ordenou que os produtores de alimentos adicionassem ácido fólico à farinha, ao arroz e em outros produtos feitos a base de grãos (produtos multivitamínicos já contém 400 mcg de ácido fólico). Em maio de 1999, os dados lançados pelo estudo do coração Framingham, uma pesquisa que acompanhou a saúde do coração entre residentes dos subúrbios de Boston por quase meio século, mostrou um grande aumento nos níveis de ácido fólico no sangue. Antes da fortificação dos alimentos, 22% dos participantes do estudo possuíam deficiências em ácido fólico. Após a fortificação, o número caiu para 2% apenas.

O relatório da DRI com recomendações revisadas para vitamina C, vitamina E, selênio, beta caroteno e outras vitaminas antioxidantes foi publicado em 2000. Em 2001, as novas DRIs foram lançadas para a vitamina A, vitamina K, arsênico, boro, cromo, cobre, iodo, ferro, manganês, molibdênio, níquel, silício, vanádio e zinco. E em 2004, o *Institute of Medicine* (IOM) lançou novas recomendações para dois grupos de adultos com mais idade (idades entre 50 e 70 anos e 71 anos em diante). Junte todas essas descobertas e encontrará as recomendações no final deste capítulo.

A Tabela 4-1 mostra as RDAs de vitaminas para adultos saudáveis enquanto que a Tabela 4-2 mostra as RDAs de minerais para adultos saudáveis. Onde não aparecem as RDAs há uma Ingestão Adequada (AI) indicada por um asterisco (*) na coluna. Prefere algo mais consistente? O *Institute of Medicine* consolidou os relatórios em um livro publicado no final de 2006 (Se quiser ideias sobre os tipos de comida que fornecem essas vitaminas, vá ao capítulo 10).

Ansioso para mais detalhes? Notou que algo está faltando? Ok, não há recomendações de ingestão para proteínas, gorduras, carboidratos e, claro, água. Você encontrará todas elas, respectivamente, nos capítulos 6, 7, 8 e 13.

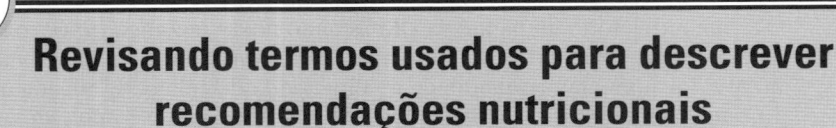

Revisando termos usados para descrever recomendações nutricionais

As listagens de nutrientes utilizam o sistema métrico. As RDAs para proteínas estão listadas em gramas. A RDA e AIs para vitaminas e minerais são mostradas em miligramas (mg) e microgramas (mcg). Um miligrama é 1/1000 de uma grama e um micrograma é 1/1000 de um miligrama.

As vitaminas A, D, e E são casos especiais. Por exemplo, uma das formas da vitamina A é a vitamina A pré-formada, uma forma do nutriente que o corpo é capaz de utilizar de imediato. A vitamina A pré-formada, conhecida como retinol, é encontrada em alimentos provenientes dos animais: fígado, leite e ovos. Os carotenoides, pigmentos vermelhos ou amarelos das plantas, também proveem vitamina A, mas para poder absorvê-la a partir desses pigmentos, o corpo precisa converter os pigmentos em químicos similares ao retinol. Como o retinol é um nutriente pronto, a RDA para vitamina A está listada em unidades de equivalente de retinol (ER). Um micrograma ER é, aproximadamente, igual a 3,33 unidades internacionais (UI, a antiga unidade de medida para a vitamina A).

A vitamina D consiste em três compostos, vitamina D1, vitamina D2 e vitamina D3. O colecalciferol, nome químico para a vitamina D3, é o mais ativo dos três, portanto, a RDA para a vitamina D é medida em equivalentes de colecalciferol.

O nosso corpo absorve a vitamina E de dois tipos de químicos presentes nos alimentos: tocoferol e tocotrienol. O composto com a maior atividade de vitamina E é o tocoferol: alfa-tocoferol. A RDA para a vitamina E é medido em miligramas de equivalentes de alfa-tocoferol (a-TE).

Tabela 4-1:   RDAs de Vitaminas Para Adultos Saudáveis

g = grama	RE = equivalente de retinol
mg = miligrama	a-TE = equivalente de alfa-tocoferol
mcg = micrograma	NE = equivalente de niacina

Idade (anos)	Vitamina A (RE/UI)+	Vitamina D (mcg/UI)*++	Vitamina E (a-TE)	Vitamina K (mcg)*	Vitamina C (mg)
Homens					
19-30	900/2970	5/200	15	120	90
31-50	900/2970	5/200	15	120	90
51-70	900/2970	10/400	15	120	90
70 em diante	900/2970	15/600	15	120	90
Mulheres					
19-30	700/2310	5/200	15	90	75
31-50	700/2310	5/200	15	90	75
51-70	700/2310	10/400	15	90	75
70 em diante	700/2310	15/600	15	90	75
Grávida (com base na idade)	750-770/2475-2541	5/200	15	75-90	70
Amamen-tando (com base na idade)	1200-1300/3960-4290	5/200	15	75-90	95

* Ingestão Adequada (AI)

+ O RDA "oficial" ainda é 1000 RE/ 5000 IU para homens e 800 RE/ 4000 IU para mulheres que não estejam grávidas ou amamentando. Os números baixos listados neste gráfico são os atuais níveis recomendados para adultos.

++ As atuais recomendações são as quantidades necessárias para prevenir a doença pela deficiência de vitamina D. Estudos recentes sugerem que os níveis ideais para uma saúde geral podem ser mais altos, entre 800 — 1000 IU por dia.

Tabela 4-1: (Continuação)

Idade (anos)	Tiamina (Vitamina B1) (mg)	Riboflavina (Vitamina B2) (mg)	Niacina (NE)	Ácido Pantotênico (mg)*	Vitamina B6 (mg)	Ácido Fólico (mcg)	Vitamina B12 (mcg)	Biotina (mcg)*
Homens								
19-30	1,2	1,3	16	5	1,3	400	2,4	30
31-50	1,2	1,3	16	5	1,3	400	2,4	30
50-70	1,2	1,3	16	5	1,7	400	2,4	30
70 em diante	1,2	1,1	16	5	1,7	400	2,4	30
Mulheres								
19-30	1,1	1,1	14	5	1,3	400	2,4	30
31-50	1,1	1,1	14	5	1,3	400	2,4	30
51-70	1,1	1,1	14	5	1,5	400	2,4	30
70 em diante	1,1	1,1	14	5	1,5	400	2,4	30
Grávida	1,4	1,1	18	6	1,9	600	2,6	30
Amamentando	1,4	1,1	17	7	2,0	500	2,8	35

* Ingestão Adequada (AI)

Tabela 4-2:	RDAs de Minerais Para Adultos Saudáveis					
Idade (anos)	Cálcio (mg)*	Fósforo (mg)	Magnésio (mg)	Ferro (mg)	Zinco (mg)	Cobre (mcg)
Homens						
19-30	1000	700	400	8	11	900
31-50	1000	700	420	8	11	900
51-70	1200	700	420	8	11	900
70 em diante	1200	700	420	8	11	900
Mulheres						
19-30	1000	700	310	18	8	900
31-50	1000	700	320	18	8	900
51-70	1000/ 1500**	700	320	8	8	900
70 em diante	1000/ 1500**	700	320	8	8	900
Grávida	1000-1300	700-1250	350-400	11-12	11-12	1000
Amamentando	1000-1300	700-1250	310-350	9-10	12-13	1300

* Ingestão Adequada (AI)

** As recomendações com números mais baixos são indicados para mulheres pós-menopausa tomando suplementos de estrogênio. Os números mais altos são indicados para mulheres na pós-menopausa que não estiverem tomando suplementos.

Idade (anos)	Iodo (mcg)	Selênio (mcg)	Molibdênio (mcg)	Manganês (mg)*	Fluoreto (mg)*	Cromo (mcg)*	Colina (mg)*
Homens							
19-30	150	55	45	2,3	4	36	550
31-50	150	55	45	2,3	4	36	550
51-70	150	55	45	2,3	4	30	550
70 em diante	150	55	45	2,3	4	30	550
19-30	150	55	45	1,8	3	25	425
31-50	150	55	45	1,8	3	25	425
51-70	150	55	45	1,8	3	20	425
70 em diante	150	55	45	1,8	3	20	425

Idade (anos)	Iodo (mcg)	Selênio (mcg)	Molibdênio (mcg)	Manganês (mg)*	Fluoreto (mg)*	Cromo (mcg)*	Colina (mg)*
Grávida	220	60	50	2,0	1,5-4,0	29-30	450
Amamen-tando	290	70	50	2,6	1,5-4,0	44-45	550

* Ingestão Adequada (AI)

Adaptado com permissão das Recommended Dietary Allowances (Washington D.C., National Academy Press, 1989) e relatórios do painel DRI, 1997 — 2004.

Nada é Definitivo

A frase "Nada é definitivo", de fato, se aplica aos números nutricionais. As RDA, AI e DRI deveriam sempre ser considerados como um trabalho em progresso sujeito a revisões no primeiro sinal de um novo estudo. Em outras palavras, em um mundo em mudança, aqui está algo sobre o qual podemos ter absoluta certeza: os números neste capítulo mudarão. Sinto muito.

Capítulo 5
Sobre os Suplementos

A *Food and Drug Administration* (FDA) estima que todo ano os americanos comprem milhões de frascos e caixas de suplementos dietéticos, um negócio de 19 bilhões de dólares que inclui tudo, desde a simples vitamina C até (eca!) fígado desidratado (seco). É possível iniciar uma boa discussão sobre alimentação em qualquer grupo de especialistas em nutrição ao perguntar se esses suplementos são necessários, econômicos ou seguros. No entanto, quando a discussão acabar, você ainda não terá uma resposta oficial satisfatória, portanto, este pequeno capítulo fornece as informações necessárias para que você possa fazer suas próprias escolhas.

Introdução aos Suplementos Dietéticos

As pílulas de vitaminas consumidas a cada manhã são suplementos dietéticos. Assim como os antiácidos de cálcio que muitas mulheres americanas consideram como uma nutrição padrão. A equinácea, uma erva cuja reputação é a de ser capaz de terminar o resfriado de inverno, também é um suplemento. A FDA classifica cada um deles como um suplemento dietético, pois eles entram na definição da agência de: qualquer pílula, comprimido, cápsula, pó ou líquido que seja ingerido por via oral e que contenha um ingrediente dietético.

É claro, isto leva a outra questão: O que é um ingrediente dietético? Resposta:

- Vitaminas
- Minerais
- Ervas
- Aminoácidos (os "blocos construtores de proteínas" descritos no capítulo 6)

✔ Enzimas

✔ Tecidos de órgãos, como fígado desidratado (seco)

✔ Alguns hormônios, como melatonina, que é considerada como uma ajuda para dormir

✔ Metabólito (substâncias produzidas quando os nutrientes são digeridos)

✔ Extratos

Os suplementos dietéticos podem ser produtos de um único ingrediente, como as cápsulas de vitamina E, ou podem ser uma combinação de produtos, como as proteínas em pó carregadas de nutrientes.

Examinando Porque as Pessoas Usam Suplementos Dietéticos

Em um país onde a comida é abundante e acessível faz-se necessário perguntar por que tantas pessoas escolhem engolir pílulas no lugar da comida comum.

Muitas pessoas consideram os suplementos de vitaminas e minerais uma maneira fácil e rápida de obter os nutrientes livre de compras e tempo na cozinha e também livre de gorduras e açúcares presentes nos alimentos. Outros encaram os suplementos como um seguro nutricional (para mais ingestões dietéticas recomendadas sobre vitaminas e minerais, veja o capítulo 4). E alguns até mesmo usam suplementos como substitutos para remédios medicinais. Em geral, os especialistas em nutrição, incluindo a *American Dietetic Association*, a *National Academy of Sciences* e a *National Research Council*, preferem que você invista tempo e dinheiro em refeições e lanches que forneçam os nutrientes necessários para uma dieta balanceada e saborosa. Ainda assim, cada especialista admite que, em certas circunstâncias, os suplementos podem ser vantajosos.

Em 2002, a *American Medical Association* (AMA) que durante décadas criticou os suplementos vitamínicos, mudou o pensamento coletivo após uma revisão de estudos científicos relacionando os níveis de vitaminas com doenças crônicas. Robert H. Fletcher e Kathleen M. Fairfield, os autores de Harvard do estudo, que foi publicado no *Journal of the American Medical Association* (JAMA), disseram que as doenças causadas por deficiências vitamínicas, como escorbuto e beri béri, são raras em países ocidentais. Mas níveis não-adequados de vitaminas, palavras científicas que significam uma quantidade menor que a necessária, são o verdadeiro problema. Se "um pouco menos que o necessário" soa um pouco menos importante, considere isto:

✔ Ingestão subótima de ácido fólico e duas outras vitaminas do complexo B (B6 e B12) aumentam o risco de desenvolver doença cardíaca, câncer de cólon, câncer de mama e defeitos de nascimento.

✔ Ingestão subótima de vitamina D significa um risco maior de desenvolver raquitismo e osteoporose.

✔ Níveis subótimos de vitaminas antioxidantes, como vitaminas A, E
e C estão ligados a uma forma particular de doença do coração e a
algumas formas de câncer.

Aqui está a nova regra da AMA: "É prudente que todos os adultos tomem
suplementos vitamínicos".

Mas justo enquanto aquele pedacinho de informação estava se estabelecendo, um novo estudo (é possível ler mais sobre o tema no capítulo 10), disse:
"Espere aí! Há muita vitamina A naquela pílula!". Essa afirmação foi seguida por mais pesquisas novas sobre o excesso de vitamina E. Enquanto você
está lendo este livro, os fabricantes de vitaminas estão caindo uns sobre os
outros na corrida para obter novas formulações para vender.

Quando os alimentos não são suficientes

Doenças, idade, preferências dietéticas e algumas condições relacionadas
aos gêneros podem colocá-lo em um lugar onde não poderá obter todos
os nutrientes necessários a partir dos alimentos.

Doenças digestivas, remédios não-amigáveis, ferimentos e doenças crônicas.

Alguns distúrbios metabólicos e doenças dos órgãos digestivos (fígado, vesícula biliar, pâncreas e intestinos) interferem na digestão normal dos alimentos e
na absorção de nutrientes. Alguns remédios interferem na digestão normal, significando que será necessário tomar suplementos para compensar a diferença.
Aqueles que sofrem de certas doenças crônicas, que tenham sofrido uma lesão
grave (como uma queimadura séria), ou aqueles que acabaram de passar por
uma cirurgia podem precisar de mais nutrientes do que aqueles encontrados
nos alimentos. Nesses casos, um médico ou nutricionista poderá prescrever suplementos para fornecer as vitaminas, minerais e outros nutrientes necessários.

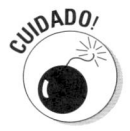

Consultar o médico ou farmacêutico antes de optar por um suplemento
que você espera que tenha efeitos médicos (torná-lo mais forte, amaciar a
pele, aliviar a ansiedade) é uma ideia inteligente. Os dias de antigamente,
quando os médicos eram ignorantes sobre a nutrição ainda podem estar
vigentes, mas se esvaem cada vez mais rápido. Além disso, seu médico é a
pessoa que mais conhece a sua saúde, sabe quais remédios está tomando e
pode preveni-lo sobre os efeitos colaterais em potencial.

Vegetarianismo

A vitamina B12 é encontrada somente em alimentos provenientes de
animais, como carnes, leite e ovos (algumas algas possuem vitamina
B12, mas a suspeita é de que as vitaminas vêm de micro-organismos
que vivem na planta). Sem esses alimentos, os veganistas, vegetarianos

estritos que não consomem nenhum alimento de origem animal, com certeza devem obter a vitamina B12 a partir de suplementos ou alimentos fortificados.

O uso dos suplementos como um seguro

Pessoas saudáveis que consumam uma dieta nutritiva podem, ainda assim, precisar dos suplementos para ter certeza de que estão obtendo a nutrição adequada. Muitas pesquisas recentes apoiam a escolha deles.

Proteção contra doenças

Tomar suplementos pode reduzir a probabilidade de desenvolver alguns tipos de câncer e outras doenças. Após analisar dados de uma pesquisa onde 871 homens e mulheres, epidemiologistas da *Fred Hutchinson Cancer Center* descobriram que as pessoas que tomavam multivitamínicos diariamente por mais de dez anos diminuíram pela metade a probabilidade de desenvolver um câncer de cólon. Em adição, os suplementos de selênio aparentemente são capazes de reduzir o risco de câncer de próstata e a vitamina C parece ser capaz de reduzir o risco de catarata.

Suplemento para o apetite dos idosos

Conforme envelhecemos, o apetite pode decair e o paladar e olfato podem vacilar. Se a comida já não tem o sabor bom que tinha, se tiver que comer sozinho o tempo todo, se não gostar de cozinhar para uma pessoa ou se a dentadura dificulta a mastigação, é possível que não esteja consumindo todos os alimentos necessários para obter os nutrientes que o corpo precisa. Então, suplementos dietéticos ao resgate!

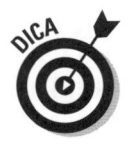

Se sempre tem tanta pressa que nunca chega a conseguir uma refeição completa e balanceada, é possível que se beneficie dos suplementos, não importa qual seja a sua idade.

Alcançando as necessidades especiais das mulheres

E as mulheres? Nos vários estágios de suas vidas reprodutivas elas também se beneficiam de suplementos como seguros:

> ✔ **Antes da menopausa:** as mulheres, que perdem ferro a cada mês durante o sangramento menstrual, quase nunca absorvem a quantidade suficiente de ferro a partir de uma dieta típica, que provê menos de 2000 calorias diárias. Para elas e para mulheres que sempre estejam em dietas para perder peso, os suplementos de ferro podem ser a única resposta prática.

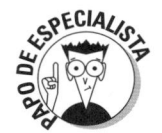

> O ferro é um elemento mineral, portanto, pode ser chamado de "ferro" ou "ferro elementar" no rótulo. As pílulas contêm um composto de ferro elementar ("ferroso" ou "férrico", palavras derivadas de ferrum, a palavra

latina para ferro) e um ingrediente a mais, como um derivado sulfuroso ou ácido lático, que possibilitarão que o corpo absorva o ferro. No rótulo, a combinação será "sulfato ferroso" ou "lactato ferroso". Os compostos de ferro se dissolvem em taxas diferentes no estômago, rendendo quantidades diferentes de ferro elementar, portanto, os rótulos dos suplementos geralmente listam o ferro desta maneira: Sulfato ferroso 325mg / ferro elementar 65mg. A tradução? Esta pílula possui 325 miligramas de sulfato ferroso, rendendo 65 miligramas de ferro comum. Algumas vezes o rótulo omite a primeira parte e apenas diz: Ferro 65 mg.

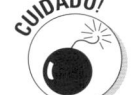

Se o médico diz, "Tome uma pílula de 325 miligramas por dia", ele quer dizer 325 miligramas de composto de ferro, não ferro elementar.

✔ **Durante a gravidez e lactação:** as mulheres grávidas e lactantes, muitas vezes, precisam de suplementos para fornecer os nutrientes necessários para construir novos tecidos maternais e fetais ou para produzir leite nutritivo. Em adição, suplemento da vitamina B, folato, são conhecidos por diminuir o risco da mulher de dar à luz a uma criança com defeitos no tubo neural (um defeito na medula espinhal e na coluna).

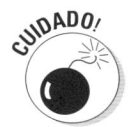

Nunca tome suplementos sem prescrição médica se estiver grávida. O excesso de nutrientes pode, na verdade, ser prejudicial para o bebê. Por exemplo, o excesso de vitamina A durante a gravidez pode aumentar o risco de defeitos de nascença.

✔ **Durante a idade adulta:** é verdade, mulheres acima dos 19 anos consomem a quantidade de cálcio necessária (1000 miligramas / dia) a partir de quatro copos de 220 ml por dia, três recipientes de 220 ml de iogurte desnatado, 620 gramas de salmão enlatado (com ossos macios comestíveis) ou qualquer combinação entre os listados acima. No entanto, esperar que mulheres consigam realizar este balanceamento nutricional todos os dias pode ser algo um pouco fora da realidade. A alternativa simples é o suplemento de cálcio.

Segurança dos Suplementos: Uma Proposição Duvidosa

A *Food and Drug Administration* (FDA) é uma agência que regula alimentos e remédios. Antes de a agência permitir novos alimentos ou novos remédios no mercado, o fabricante precisa submetê-lo a provas de que o produto é seguro. Fabricantes de remédios também passam por um segundo teste, mostrando que seus remédios novos são eficazes, uma maneira elegante de dizer que o composto químico e a dosagem irão curar ou aliviar a condição para o qual foram prescritos.

Ninguém disse que o sistema de regulamentação de remédios é perfeito. A realidade é que os fabricantes testam a droga somente em um número limitado de pessoas durante um período limitado de tempo. Então, pode apostar que algumas drogas novas irão iniciar efeitos colaterais sérios e até mesmo fatais, quando usadas por milhares de pessoas ou consumidas por um tempo superior ao período de testes. Se quiser provas, não é necessário ir mais longe do que o exemplo do Phenfen, uma combinação de droga dietética que parecia controlar o peso com segurança durante o período de testes pré-vendas, mas se tornou letal após chegar às bancadas das farmácias.

Trabalho doce

Ninguém quer engolir um suplemento com gosto horrível, mas as pílulas que pareçam ou tenham o sabor de balas podem ser prejudiciais à saúde das crianças. Alguns nutrientes causam problemas ou são até mesmo fatais quando em doses altas (veja o capítulo 10 e 11), especialmente nas crianças. Por exemplo, a Food and Drug Administration adverte que a dose letal para crianças pequenas pode ser de até três gramas (3000 miligramas) de ferro elementar, a quantidade presente em 49 comprimidos com 65 miligramas de ferro cada um. Se tiver pequenos em casa, proteja-os ao comprar suplementos de sabor neutro e mantenha-os, nutrientes ou outros, em um armário seguro, de preferência, em um lugar alto e trancado a ponto de resistir a qualquer dedinho curioso.

Ao menos o FDA pode exigir segurança pré-vendas e/ou informações eficazes sendo mostradas nos alimentos e remédios. Infelizmente, a agência não tem poder quando se trata de suplementos dietéticos.

Em 1994, o congresso aprovou e o presidente Bill Clinton assinou a lei *Dietary Supplement Health and Education Act*, que limita o controle do FDA sobre suplementos dietéticos. Sob esta lei, o FDA não pode:

- ✔ Exigir testes pré-vendas para provar que os suplementos são seguros e eficazes.

- ✔ Limitar a dosagem de nenhum suplemento dietético.

- ✔ Impedir ou restringir as vendas de suplementos dietéticos a menos que evidências mostrem que o produto tenha causado doenças ou lesões quando usado de acordo com as instruções na embalagem. Em outras palavras, se houver algum problema após a ingestão de uma quantidade um pouco maior ou menos do que a indicada na embalagem, o FDA não poderá ajudá-lo.

Como resultado, o FDA se encontra praticamente impossibilitado de retirar os produtos das bancadas das farmácias, mesmo após relatórios mostrarem doenças ou lesões. Por exemplo, suplementos contendo a erva ephedra possuem a reputação de aumentar a perda de peso e o desempenho esportivo. Mais de 600 relatórios de doenças e ao menos 100 mortes foram ligadas ao uso de suplementos de ephedra. A erva foi banida pelo futebol americano profissional, pelos esportistas universitários nos Estados Unidos e também pelos Jogos Olímpicos. No entanto, o FDA não atuou até fevereiro de 2003, depois da morte do arremessador do time de baseball Baltimore Orioles, Steve Bechler, que declaradamente estava usando produtos com ephedra para controlar o seu peso.

A morte prematura de Bechler soou o alarme pelo país, até mesmo na capital, Washington D.C., onde o FDA decidiu que a partir daquela data, cada recipiente de ephedra deveria conter advertências fortes de que a erva popular poderia causar ataques cardíacos fatais ou derrames. No mundo esportivo, a ephedra foi proibida imediatamente na segunda divisão do baseball, mas não na primeira divisão. O FDA baniu todos os produtos com ephedra, mas a proibição foi revertida de maneira parcial em Abril de 2005, quando um juiz federal decidiu que os produtos contendo baixas dosagens de ephedra eram seguros e poderiam continuar sendo vendidos no mercado. Alguns políticos no congresso estão pressionando uma lei que possa permitir ao FDA banir qualquer suplemento considerado prejudicial em potencial para a nossa saúde. Fique ligado.

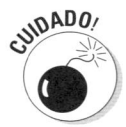 A propósito, a ephedra não é o único suplemento herbáceo que pode deixá-lo desconfortável. A Tabela 5-1 lista alguns produtos herbáceos problemáticos que você precisa usar com cautela ou até mesmo evitar. Em muitos casos, até mesmo pequenas quantidades são prejudiciais.

Tabela 5-1:	Algumas Ervas Potencialmente Perigosas
Erva	**Efeitos Colaterais e Reações**
Cohosh-azul	Náuseas, vômito, tontura, pequenas contrações musculares (como no útero)
Chaparral	Danos no fígado, insuficiência hepática
Confrei	Possível dano ao fígado
Kombucha	Potencial dano fatal ao fígado, irritação intestinal
Lobélia (tabaco indiano)	Potenciais convulsões fatais, coma
Poejo	Potenciais danos fatais ao fígado, convulsões, coma
Sene	Irritação gástrica severa, diarreia
Stephania tetrandra	Danos aos rins (algumas vezes tão severa a ponto de necessitar de uma hemodiálise ou transplante)
Valeriana	Lesões graves

* "Vitamin and nutritional supplements", Mayo Clinic Health Letter (suplementos), Junho de 1997, Nancy Beth Jackson, "Doctor's warning on herbs as medicine", The New York Times, 9 de Fevereiro de 1999, Carol Ann Rinzler, The Complete Book of Herbs, Spices, and Condiments (New York: Facts on File, 1990).

Escolhendo os Suplementos mais Eficientes

Ok, você já leu as virtudes e defeitos dos suplementos. Já decidiu quais suplementos acha que podem fazer bem. Agora é a hora e tudo o que precisa saber é como escolher os produtos mais seguros e eficazes. As instruções desta seção podem ajudar.

Escolhendo uma marca conhecida

Ainda que o FDA não possa exigir que os fabricantes submetam dados sobre segurança e eficácia, um nome respeitado na etiqueta oferece alguma segurança sobre a qualidade do produto. Também promete um produto fresco: marcas conhecidas vendem mais rápido. As iniciais USP (*United States Pharmacopoeia*, uma organização de testes com grande reputação) são outra marca de qualidade, assim como as palavras "liberação assegurada" ou "release comprovado", significam que o suplemento é facilmente absorvido pelo corpo.

Lendo a lista de ingredientes

Leia o rótulo do suplemento. No começo da década de 1990, o FDA introduziu um rótulo nutricional amigável aos consumidores, com o guia pequeno do conteúdo nutricional, listagem de ingredientes completa e informação confiável sobre como certos alimentos podem afetar o risco de doenças crônicas, como doenças do coração e câncer. (Para mais informações sobre rótulos nutricionais, veja o capítulo 17).

Os novos rótulos de suplementos da FDA devem listar todos os ingredientes. As etiquetas para produtos com vitaminas e minerais devem informar a quantidade de nutriente por cada porção, além da porcentagem de valor diário e a porcentagem do RDA (Ingestão Dietética Recomendada). As listagens para outros suplementos dietéticos, como botânicos (ervas) e fitoquímicos (veja o capítulo 12), devem mostrar a quantidade por porção além da parte da planta da qual o ingrediente é retirado (raízes, folhas e assim por diante). A mistura do fabricante de duas ou mais ervas deve listar o peso total da mistura.

A Figura 5-1 mostra um exemplo dos novos rótulos dos suplementos.

Procurando a data de validade

Com o tempo, todos os suplementos dietéticos se tornam menos potentes. Sempre escolha produtos com a maior data de validade. Descarte aqueles que expiram antes que possa consumir todas as pílulas, como os frascos de 100 pílulas com data de validade marcada para daqui a 30 dias.[*]

---

[*] Se deseja conhecer qual regulamento técnico no Brasil, para fixação de identidade e qualidade de suplementos vitamínicos e minerais, visite `http://www.anvisa.gov.br/legis/porta-rias/32_98.htm`

Verifique os requisitos de armazenamento

Mesmo quando compramos um produto com a data de validade correta, ele pode ser menos eficaz se não o armazenarmos no lugar correto. Alguns suplementos precisam ser refrigerados, outros podem ser armazenados como qualquer produto alimentício: em um lugar seco e ameno. Evite colocar os suplementos dietéticos em armários sob o fogão ou a geladeira. A geladeira é fria por dentro, mas o motor pulsando emite calor.

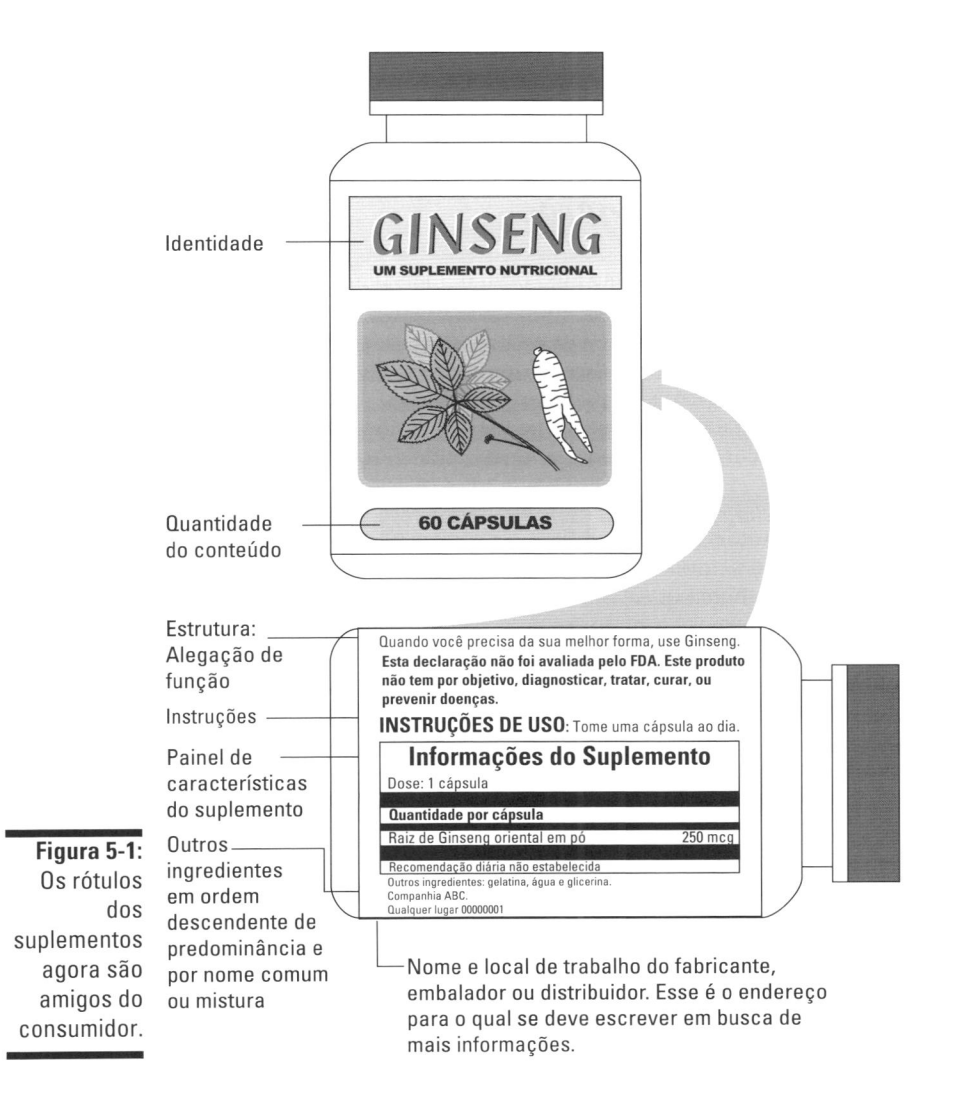

Rotulação nutricional de suplementos dietéticos

(Com base em regras vigentes nos EUA em Março de 1999.)

Identidade — GINSENG
UM SUPLEMENTO NUTRICIONAL

Quantidade do conteúdo — **60 CÁPSULAS**

Estrutura: Alegação de função — Quando você precisa da sua melhor forma, use Ginseng. **Esta declaração não foi avaliada pelo FDA. Este produto não tem por objetivo, diagnosticar, tratar, curar, ou prevenir doenças.**

Instruções — **INSTRUÇÕES DE USO:** Tome uma cápsula ao dia.

Painel de características do suplemento —

Informações do Suplemento
Dose: 1 cápsula

Quantidade por cápsula	
Raiz de Ginseng oriental em pó	250 mcg

Recomendação diária não estabelecida
Outros ingredientes: gelatina, água e glicerina.
Companhia ABC.
Qualquer lugar 00000001

Outros ingredientes em ordem descendente de predominância e por nome comum ou mistura —

Nome e local de trabalho do fabricante, embalador ou distribuidor. Esse é o endereço para o qual se deve escrever em busca de mais informações.

Figura 5-1: Os rótulos dos suplementos agora são amigos do consumidor.

Nutrientes para o corpo do século XXI

Detesta tomar pílulas? Cansado de tentar ingerir todos os alimentos necessários para atender às suas necessidades nutricionais? Uma companhia de vitaminas em New South Wales (Nova Zelândia) se solidarizou com você. Ou podemos dizer, com a sua causa? A roupa íntima AussieBum "Essence" é fei- ta com materiais impregnados com "substâncias orgânicas microencapsuladas que se mantém funcionais por até 15 lavagens, lançando "óleos dermoprotetores" antioxidantes na pele. E acabo de encontrá-los no eBay! Não é possível inventar algo assim.

Escolhendo uma dose sensível

A menos que o seu médico prescreva um suplemento dietético como remédio, você não precisa de produtos marcados como terapêuticos, extrafortes ou qualquer variação dessas. Escolha aquela que forneça a RDA de qualquer ingrediente.

Evitando exageros

Quando o rótulo promete algo bom demais para ser verdade, como "Compre-me! Você viverá para sempre", então você saberá que é bom demais para ser verdade. O FDA não permite que os fabricantes de suplementos aleguem que seus produtos curam ou previnem doenças (isso os tornaria remédios que precisam de testes pré-vendas). Mas a agência permite o uso das reivindicações que afetam a função, como "mantém o colesterol" (a reinvidicação médica seria "abaixa o colesterol").

Outra zona em potencial de exageros está rotulada como natural ou vitaminas naturais são as melhores. Se você estudou química no colégio então sabe que o ácido ascórbico (vitamina C) das laranjas possui a mesma composição química que o ácido ascórbico que alguns químicos nutricionais utilizam em seus laboratórios. Mas o ácido ascórbico em uma pílula vitamínica "natural" pode vir sem aditivos como agentes colorantes ou enchimentos usados nas pílulas vitamínicas comuns. Em outras palavras, se não for sensível a corantes ou enchimentos em pílulas comuns, não gaste dinheiro a mais em algo "natural". Se for sensível, então compre a versão natural. O que poderia ser mais simples? (Para mais informações sobre ingredientes alimentares "naturais" e "sintéticos", veja o capítulo 22).

Boas Razões para Obter os Nutrientes dos Alimentos em Vez de Suplementos

Apesar deste capítulo se concentrar nas maravilhas dos suplementos, me sinto obrigada a atuar como advogado do diabo e contar os argumentos a favor das pessoas saudáveis obterem a maioria dos nutrientes a partir dos alimentos em vez de suplementos.

Custo

Se você deseja planejar e preparar refeições nutritivas, é quase sempre possível obter os nutrientes de forma mais barata a partir de frutas frescas, vegetais, grãos integrais, laticínios, carnes, peixes e aves. Além do mais, a comida possui um sabor melhor do que o dos suplementos.

Bônus inesperados

A comida é um pacote que contém vitaminas, minerais, proteínas, gorduras, carboidratos e fibras além de uma grande quantidade de substâncias ainda não-identificadas chamadas de fitoquímicos (fito = planta, químicos = químicos) que podem ser vitais para uma boa saúde. Pense no licopeno, o pigmento vermelho encontrado nos tomates, e que recentemente foi descoberto que seria capaz de reduzir o risco de câncer de próstata. Pense no genistein e no daidzen, substâncias parecidas ao estrogênio encontradas na soja e que, aparentemente, parecem reduzir o risco de doenças cardíacas. Quem sabe o que mais está escondido nas maçãs, pêssegos, pêras e ameixas? Você quer ser o único a perder todos esses bens? É claro que não. Para mais informações sobre os benefícios dos fitoquímicos, veja o capítulo 12.

Segurança

Muitos nutrientes comuns podem ser tóxicos quando os ingerimos em grandes doses (quantidades muitas vezes maiores que as RDAs). O excesso de vitamina A não só está ligado a defeitos de nascença. Mas também pode causar sintomas similares a um tumor cerebral. O excesso de niacina pode causar danos ao fígado. O excesso de vitamina B6 pode causar (temporariamente) danos aos nervos dos braços, pernas e dedos. Todos esses efeitos têm maior probabilidade de acontecer com suplementos. As pílulas descem com facilidade, mas não importa quão faminto esteja, é provável que não consiga ingerir comida suficiente para alcançar níveis nutritivos tóxicos (para ler mais sobre os perigos das megadoses, veja os capítulos 10 e 11).

A melhor declaração sobre o papel dos suplementos em uma boa nutrição pode ser a paráfrase do famoso comentário de Abraham Lincoln sobre políticos e seus eleitores: "Você pode enganar as pessoas durante algum tempo, você pode até mesmo enganar as pessoas o tempo todo, mas não se pode enganar todas as pessoas ao mesmo tempo". Se o honesto Abraham estivesse entre nós e fosse um nutricionista sensível em vez de presidente, ele diria nestas palavras: "Os suplementos são valiosos para as pessoas durante algum tempo. Para algumas pode ser valioso o tempo todo, mas é provável que não seja necessário o tempo todo".

Parte II
O Que Retiramos
da Comida

A 5ª Onda

Por Richard Tennant

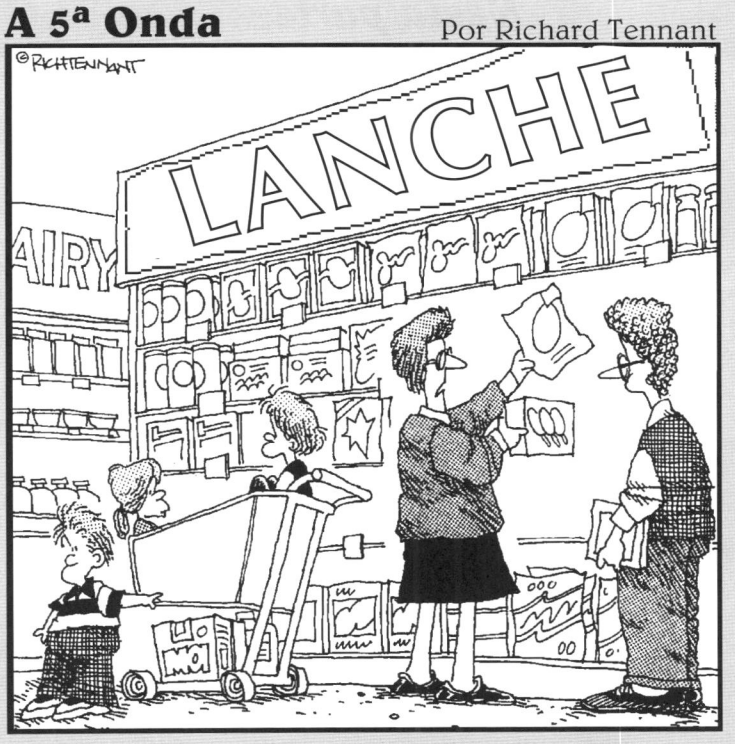

" Eu não estou comprando, de verdade,
este produto, estou apenas usando-o para
esconder as frutas, os legumes e as verduras,
até chegarmos no caixa."

Nesta parte...

Aqui está um resumo de tudo o que já deve ter escutado desde sempre: proteínas, gorduras, carboidratos, álcool, vitaminas, minerais e água, com os mais novos números disponíveis sobre a quantidade de nutrientes necessários para manter o corpo a mil por hora.

Este é um livro Para Leigos, portanto, não precisa ler tudo desde a proteína até a água para entender como as coisas funcionam. Você pode pular de capítulo em capítulo, para frente e para trás, lado a lado. Seja qual for a forma de ler este livro, esta parte se limita a mostrar os valores dos nutrientes nos alimentos.

Capítulo 6
Proteínas Poderosas

A proteína é um nutriente essencial cujo nome é derivado de palavras gregas. A palavra *protos*, que significa "primeiro". Para visualizar uma molécula de proteína, feche os olhos e veja uma longa cadeia, parecida a uma longa corrente de salsichas. Os elos das cadeias são os aminoácidos, conhecidos por serem os blocos construtores de proteínas. Em adição aos átomos de carbono, hidrogênio e oxigênio, os aminoácidos contêm um grupo de nitrogênios (amino). O grupo amino é essencial para a sintetização (montagem) de proteínas especializadas no corpo.

Neste capítulo é possível descobrir mais, talvez mais do que nunca pensou saber, sobre essa molécula e como o corpo usa as proteínas que ingerimos na comida e como constrói proteínas especiais, necessárias para uma vida saudável.

Por Dentro e por Fora: Onde o Corpo Armazena as Proteínas

O corpo humano está cheio de proteínas. As proteínas estão presentes nas membranas interiores e exteriores de cada célula viva. Aqui estão outros lugares onde as proteínas aparecem:

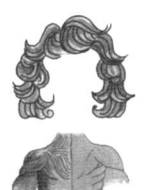

✔ No cabelo, nas unhas e as camadas exteriores da pele são feitas de queratina proteica. A queratina é uma escleroproteína ou uma proteína resistente a enzimas digestivas. Se você comer as unhas, não conseguirá digeri-las.

✔ O tecido muscular contém miosina, actina, mioglobina e muitos outros tipos de proteínas.

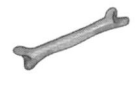
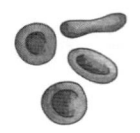

- ✔ Os ossos possuem bastante proteínas. A parte externa do osso é endurecida com minerais, como cálcio, mas a estrutura interna básica e borrachuda é feita de proteínas. A medula óssea, o material macio que fica dentro do osso, também contém proteínas.

- ✔ Os glóbulos vermelhos contêm hemoglobina, um composto proteico que carrega oxigênio por todo o corpo. O plasma, líquido claro do sangue, contém gordura e partículas de proteína conhecidas como lipoproteínas, responsáveis por carregar o colesterol por todo o corpo.

Colocando as Proteínas para Trabalhar: Onde o Corpo Armazena as Proteínas

O corpo humano usa as proteínas para construir novas células, manter os tecidos e sintetizar novas proteínas que possibilitam a execução de funções corporais básicas.

Cerca de metade da proteína dietética consumida todos os dias é destinada à criação de enzimas, as proteínas especializadas que realizam trabalhos específicos, como a digestão dos alimentos e a junção ou divisão de moléculas para criar novas células e novas substâncias químicas. Para realizar essas funções, as enzimas, muitas vezes, precisam de vitaminas e minerais específicos.

A sua habilidade para ver, pensar, escutar e se mexer – de fato, para realizar quase tudo que consideramos como parte de uma vida saudável – requer que as células nervosas mandem mensagens para elas mesmas e para outros tipos de células especializadas, como as células musculares. O envio dessas mensagens requer compostos químicos chamados de neurotransmissores. A composição dos neurotransmissores precisa de, adivinhe, proteínas.

Finalmente, as proteínas possuem um papel importante na criação de cada célula nova e cada indivíduo novo. Seus cromossomos são nucleoproteínas, substâncias feitas de aminoácidos e ácidos nucleicos. Veja o box lateral "DNA, RNA" neste capítulo para mais informações sobre nucleoproteínas.

Embalando de Volta: O que Acontece com as Proteínas Digeridas

As células no trato digestivo podem absorver apenas aminoácidos ou cadeias muito pequenas de dois ou três aminoácidos, chamadas de peptídeos. Portanto, as proteínas provenientes dos alimentos são quebradas e transformadas em seus componentes, aminoácidos, através da ação das enzimas digestivas – que são, é claro, proteínas especializadas. Então, as outras enzimas das células constroem novas proteínas ao voltar a juntar os aminoácidos em compostos específicos que o corpo precisa para funcionar. O processo é chamado de síntese proteica. Durante a síntese proteica:

- Os aminoácidos se juntam com as gorduras para formar as lipoproteínas, moléculas que carregam o colesterol pelo corpo e para fora dele. Ou os aminoácidos podem se juntar com os carboidratos para formar as glicoproteínas, encontradas no muco secretado pelo trato digestivo.

- As proteínas combinam-se ao ácido fosfórico para produzir as fosfoproteínas, como a caseína, uma proteína encontrada no leite.

- Os ácidos nucleicos se combinam com as proteínas para criar as nucleoproteínas, que são componentes essenciais do núcleo celular e do citoplasma, o material vivo que existe dentro de cada célula.

O carbono, o hidrogênio e o oxigênio que restam após a síntese proteica são convertidos em glicose e usados como energia (veja o capítulo 7). O resíduo de nitrogênio (amônia) não é usado como energia. Ele é processado pelo fígado, que o transformará a amônia em ureia. A maior parte da ureia produzida no fígado é excretada através dos rins, na urina. Apenas quantidades muito pequenas são lançadas na pele, no cabelo e nas unhas.

Todos os dias, você reutiliza mais proteínas do que aquelas ingeridas nos alimentos consumidos, portanto, precisamos de um suprimento contínuo para manter o estado proteico. Se a sua dieta não contém uma quantidade suficiente de proteínas, então começamos a digerir as proteínas do corpo, incluindo as proteínas dos músculos e, em casos extremos, as proteínas presentes no coração.

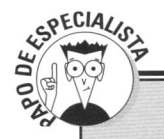

DNA/RNA

As nucleoproteínas são substâncias químicas presentes no núcleo de toda célula viva. Elas são feitas de proteínas ligadas a ácidos nucleicos, compostos complexos que contém ácido fosfórico, uma molécula de açúcar e nitrogênio contendo moléculas feitas de aminoácidos.

Os ácidos nucleicos (moléculas encontradas nos cromossomos e outras estruturas no centro das células) carregam os códigos genéticos: genes que ajudam a determinar a sua aparência, inteligência geral e quem você é. Eles contêm um de dois açúcares, seja ribose ou desoxirribose. O ácido nucleico contendo ribose é chamado de ácido ribonucleico (RNA). O ácido nucleico contendo a desoxirribose é chamado de ácido desoxirribonucleico (DNA).

O DNA, uma molécula longa com duas hélices girando sobre si mesmas (dupla hélice), carrega e transmite a herança genética nos cromossomos. Em outras palavras, o DNA fornece as instruções que determinam como as células do seu corpo são formadas e como elas devem se comportar. O RNA, uma molécula de um único hélice, é criada no núcleo da célula de acordo com o padrão determinado pelo DNA. O RNA carrega as instruções do DNA para o resto da célula.

Conhecer o DNA é importante porque é a coisa mais próxima a você que existe no seu corpo. As chances de que outra pessoa na Terra tenha o mesmo DNA que você são muito pequenas. É por isso que a análise do DNA é usada cada vez mais na identificação de criminais ou na exoneração de inocentes. Algumas pessoas estão até mesmo propondo que os pais guardem uma amostra do DNA de seus filhos para que tenham uma maneira segura para identificar uma criança desaparecida, anos depois.

Examinando os Tipos de Proteínas: Nem todas as Proteínas são Criadas da Mesma Forma

Todas as proteínas são feitas de blocos construtores chamados aminoácidos, mas nem todas as proteínas contêm todos os aminoácidos essenciais. Esta seção ajuda no entendimento de como obter as proteínas mais úteis a partir de uma dieta variada.

Proteínas Essenciais e Não Essenciais

Para fazer todas as proteínas necessárias pelo seu corpo, são necessários 22 tipos diferentes de aminoácidos. Há dez tipos considerados essenciais, o que significa que você não consegue sintetizá-los no corpo e precisa obtê-los a partir dos alimentos (dois deles, a arginina e a histidina, são essenciais apenas para as crianças). Há muitas que não são essenciais: se não encontrá-los nos alimentos, conseguirá produzi-los por si mesmo, a partir de gorduras, carboidratos e outros aminoácidos. Dentre eles, trêws; glutamina, ornitina e taurina, estão no meio termo entre essenciais e não essenciais para seres humanos: Eles são essenciais apenas sob certas condições, como em casos de lesões ou doenças.

Aminoácidos essenciais:	Aminoácidos não-essenciais:
Arginina*	Alanina
Histidina*	Asparagina
Isoleucina	Ácido aspártico
Leucina	Citrulina
Lisina	Cisteína
Metionina	Ácido glutâmico
Fenilalanina	Glicina
Treonina	Ácido Hidroxiglutâmico
Triptofano	Norleucina
Valina	Prolina
	Serina
	Tirosina

* Essencial para crianças, não essencial para adultos

Proteínas de alta qualidade e de baixa qualidade

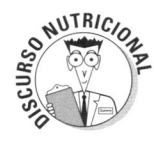

Já que o corpo de um animal é similar ao nosso, suas proteínas contêm combinações similares de aminoácidos. Essa é uma das razões pelas quais os nutricionistas chamam as proteínas vindas de alimentos de origem animal como: carnes, peixes, aves, ovos e laticínios, de proteínas de alta qualidade. Seu corpo absorve essas proteínas de maneira mais eficiente. Elas podem ser usadas sem resíduos para sintetizar outras proteínas. As proteínas provenientes de plantas, grãos, frutas, vegetais, legumes (feijões), nozes e sementes, muitas vezes, possuem quantidades limitadas de alguns aminoácidos, o que significa que o seu conteúdo nutricional não é tão alto quando comparado com as proteínas de origem animal.

Supersoja: O alimento proteico especial

Fato nutricional n° 1: Os alimentos de origem animal possuem proteínas completas. **Fato nutricional n° 2:** Os vegetais, frutas e grãos possuem proteínas incompletas. **Fato nutricional n° 3:** Ninguém contava com a soja.

Ao contrário dos outros vegetais, incluindo os feijões, a soja possui proteínas completas com quantidades suficientes de todos os aminoácidos essenciais para a saúde humana. De fato, os especialistas em alimentos colocam o grão de soja lado a lado com as claras de ovos e a caseína (a proteína encontrada no leite), as duas proteínas mais fáceis de serem absorvidas e usadas pelo corpo (Veja a tabela 6-1).

Alguns nutricionistas acham até mesmo que as proteínas da soja são melhores do que as proteínas encontradas nos ovos e no leite porque as proteínas da soja não possuem colesterol e uma quantidade pequena de gordura saturada, conhecida por entupir as artérias e aumentar o risco de um ataque cardíaco. Melhor ainda, mais de 20 estudos recentes sugerem que a adição de alimentos à base de soja na dieta pode diminuir os níveis de colesterol.

Metade de uma xícara de grãos de soja cozidos possui 14 gramas de proteína enquanto que 115 gramas de tofu possuem 13 gramas. Qualquer uma dessas porções oferece, de forma aproximada, o dobro de proteínas do que qualquer ovo grande ou copo de 250 ml de leite desnatado. Ou, dois terços das proteínas encontradas em 85 gramas de carne vermelha magra moída. Um copo de 225 ml de leite de soja sem gordura possui sete gramas de proteína – apenas um grama a menos do que uma porção de leite desnatado – e sem colesterol. Os grãos de soja também estão cheios de fibras alimentares, que ajudam a mover a comida ao longo do trato digestivo.

De fato, os grãos de soja são uma fonte de fibras tão boa que me sinto obrigada a adicionar uma advertência aqui. Um dia, após ler um monte de estudos sobre os efeitos da soja nos níveis de colesterol, eu decidi diminuir meus níveis de colesterol de imediato. Então comi um hambúrguer de soja no almoço, meia xícara de grãos de soja e queijo magro no lanche da tarde e mais meia xícara de soja com molho de tomate no jantar. A delicadeza não me permite descrever em detalhes como todas aquelas fibras irritaram meu trato digestivo, mas tenho certeza de que você tem uma ideia.

Se escolher usar grãos de soja (ou qualquer outro grão seco) comece devagar: um pouco hoje, um pouco mais amanhã e mais um pouquinho no dia seguinte.

O padrão básico contra o qual você comparou o valor das proteínas nos alimentos é o ovo. Os cientistas em nutrição deram arbitrariamente ao ovo um valor biológico de 100%, significando que, grama por grama, é o alimento com o melhor suprimento de proteínas completas. Outros alimentos que possuem proporcionalmente mais proteínas podem não ser tão valiosos quanto o ovo porque lhes faltam quantidades suficientes de um ou outro aminoácido.

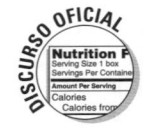

Por exemplo, os ovos possuem 11% de proteínas e o feijão seco possui 22% de proteínas. No entanto, as proteínas encontradas no feijão não fornecem quantidades suficientes de todos os aminoácidos essenciais, portanto, os feijões são menos completos nutricionalmente do que as proteínas de origem animal. A única exceção é o grão de soja, um legume recheado de quantidades abundantes de todos os aminoácidos essenciais para adultos. A soja é uma excelente fonte de proteínas para vegetarianos, em especial os *veganos*, cujo vegetarianismo evita todos os produtos de origem animal, incluindo leite e ovos.

O termo usado para descrever o valor das proteínas em qualquer comida é o escore de aminoácidos. Como o ovo contém todos os aminoácidos essenciais, ele marca 100. A tabela 6-1 mostra a qualidade proteica de alimentos representativos em relação ao ovo.

Tabela 6-1:	Estimativa de Aminoácidos Presentes Nos Alimentos	
Alimento	**Conteúdo Proteico (gramas)**	**Escore de aminoácido (comparado ao ovo)**
Ovo	33	100
Peixe	61	100
Carne vermelha	29	100
Leite (integral, de vaca)	23	100
Soja	29	100
Feijão	22	75
Arroz	7	62 – 66
Milho	7	47
Trigo	13	50
Trigo (farinha branca)	12	36

Nutritive Value of Foods (Washington, D.C.: US Department of Agriculture, 1991), George M. Briggs e Doris Howes Calloway, Nutrition and Physical Fitness, 11 edição (New York: Holt, Rinehart and Winston, 1984).

A homocisteína e o coração

A homocisteína é um intermediário, uma substância química lançada quando metabolizamos (digerimos) as proteínas. Ao contrário de outros aminoácidos, vitais à sua saúde, a homocisteína pode ser prejudicial ao coração, aumentando o risco de doenças cardíacas, pois ela ataca as células no revestimento das artérias, fazendo com que se reproduzam com maior velocidade (as células a mais podem bloquear as artérias coronárias) ou fazendo com que o sangue coagule.

Muitos anos atrás, antes do colesterol ser o centro das atenções, alguns pesquisadores espertos etiquetaram a homocisteína como um dos maiores culpados nutricionais das doenças cardíacas. Hoje, eles possuem as justificativas. A American Heart Association considera que níveis elevados de homocisteína seja uma causa provável, mas não principal, para os fatores de risco para as doenças cardíacas, o que explica porque algumas pessoas com níveis de colesterol baixos sofram ataques cardíacos.

Mas espere! A boa notícia é de que informações vindas de vários estudos, incluindo a Harvard/Brigham and Women's Hospital Nurses' Health Study em Boston, sugerem que uma dieta rica em vitaminas do complexo B diminua os níveis sanguíneos de homocisteína. A maioria das frutas e vegetais possui quantidades elevadas da vitamina. Armazenar várias delas pode salvar o coração.

Proteínas completas e incompletas

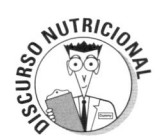

Outra maneira de descrever a qualidade das proteínas é dizer que elas podem ser completas ou incompletas. Uma proteína completa é aquela que contém grandes quantidades de todos os aminoácidos essenciais. Já a proteína incompleta não possui. Uma proteína com um nível baixo em um específico aminoácido é chamada de proteína limitante porque ela pode produzir apenas a quantidade de tecido quanto à menor quantidade do aminoácido necessário. É possível melhorar a qualidade da proteína dos alimentos contendo proteínas limitadas ao comer junto com outras proteínas que contenham quantidades suficientes dos aminoácidos limitados. Combinar alimentos para criar proteínas completas se chama complementaridade.

Por exemplo, o arroz possui um nível baixo do aminoácido essencial lisina e o feijão possui um nível baixo do aminoácido essencial metionina. Ao comer arroz com feijão, estará melhorando, ou completando, as proteínas de ambos. Outro exemplo é o macarrão e o queijo. A massa é baixa nos aminoácidos essenciais lisina e isoleucina enquanto que os laticínios possuem quantidades abundantes destes dois últimos. Salpicar queijo parmesão na massa cria um prato de proteínas de maior qualidade. Em cada caso, os alimentos possuem aminoácidos complementares. Outros exemplos de pratos com proteínas complementares são o pão com manteiga de amendoim e leite com cereais. Muitas combinações são naturais e rotineiras nas dietas em certas partes do mundo onde as proteínas de origem animal são raras e muito caras. Aqui estão algumas categorias de alimentos com proteínas incompletas:

- ✔ **Grãos:** cevada, pão, trigo, fubá e panquecas.

- ✔ **Leguminosas:** feijão preto, feijão fradinho, fava, feijão roxo, lentilha, manteiga de amendoim, amendoim, ervilha, vagem e feijão branco.

- ✔ **Nozes e sementes:** amêndoas, castanha-do-Pará, castanha-de-caju, pecãs, nozes, sementes de abóbora, gergelim e sementes de girassol.

Para que os alimentos se complementem é preciso comê-los juntos. Em outras palavras, arroz e feijão em uma refeição, nunca arroz no almoço e feijão no jantar. A tabela 6-2 mostra como combinar os alimentos para melhorar a qualidade de suas proteínas.

Tabela 6-2:	Como Combinar Alimentos para Complementar Proteínas	
Esta comida	**Complementa esta comida**	**Exemplos**
Grãos integrais	Leguminosas (feijão)	Arroz e feijão
Laticínios	Grãos integrais	Sanduíche de queijo, massa com queijo, panquecas (trigo e leite/ovos)
Leguminosas (feijão)	Nozes e/ou sementes	Sopa chili (feijão) com sementes de alcarávia
Laticínios	Leguminosas (feijão)	Chili com queijo
Laticínios	Nozes e sementes	Iogurte com nozes picadas

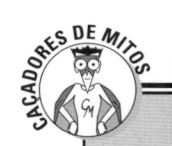

O concreto sobre a gelatina e as unhas

Todos sabem que a gelatina é uma proteína que endurece as unhas. Que pena que todos estejam errados. A gelatina é produzida ao tratar os ossos dos animais com ácido, um processo que destrói o aminoácido essencial triptofano. Surpresa: as bananas possuem níveis altos de triptofano. Fatiar bananas na gelatina aumenta a qualidade da proteína. Adicionar leite é uma opção ainda melhor, mas ainda não curará as unhas frágeis. A maneira mais rápida para curar o problema é marcando uma visita ao dermatologista, que será capaz de dizer se o problema se deve a uma alergia a esmaltes, a tempo excessivo lavando pratos, a um problema médico, como uma infecção por fungos ou apenas unhas sensíveis. Então o dermatologista poderá prescrever um esmalte diferente (ou nenhum), luvas protetoras, fungicida (um remédio que retira o fungo) ou uma loção que fortaleça a cola natural que segura às camadas das unhas juntas.

A Quantidade de Proteína Necessária

A *National Academy of Sciences Food and Nutrition Board* responsável pela definição dos requisitos (por exemplo, das RDAs) para vitaminas e minerais, também define os objetivos para o consumo diário de proteínas. Assim como os outros nutrientes, a academia possui diferentes recomendações para diferentes grupos de pessoas: jovens ou velhas, homens ou mulheres.

Calculando a quantidade correta

Como regra geral, a *National Academy of Sciences* diz que pessoas saudáveis precisam obter entre 10% a 15% das calorias diárias a partir de proteínas. De maneira mais específica, ela define uma ingestão dietética de referência (DRI) de 45 gramas de proteínas ao dia para uma mulher saudável e 52 gramas ao dia para um homem saudável (Leia o capítulo completo para uma explicação completa sobre o DRI).

Essas quantidades podem ser obtidas com facilidade a partir de duas ou três porções de carne magra, peixe ou ave (21 gramas cada um). Os lacto-ovo-vegetarianos podem obter as proteínas necessárias a partir de dois ovos (12 a 16 gramas), duas fatias de queijo desnatado (10 gramas), quatro fatias de pão (três gramas cada fatia) e uma xícara de iogurte (10 gramas).

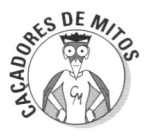

Conforme envelhecemos, sintetizamos novas proteínas com menos eficiência, portanto, a massa muscular (tecido proteico) diminui enquanto o nível de gordura se mantém ou aumenta. Essa mudança é a razão pela qual algumas pessoas acreditam erroneamente que os músculos "se transformam em gordura" em idade madura. É claro, você continua usando as proteínas para construir novos tecidos, incluindo cabelos, pele e unhas, as quais continuam a crescer até que cruzemos o Grande Além. A propósito, a crença de que as unhas continuariam a crescer mesmo após a morte, um clássico dos filmes de terror, surge do fato de que, após a morte, o tecido em volta das unhas encolhe, fazendo com que as unhas do corpo pareçam mais longas. Quem mais lhe contaria esses segredos?

Como se esquivar da deficiência proteica

O primeiro sinal de deficiência proteica é a ocorrência de músculos fracos: ele é o tecido corporal mais dependente das proteínas. Por exemplo, crianças que não obtém proteínas suficientes possuem músculos encolhidos e fracos. Elas podem também ter cabelos finos, a pele pode estar coberta de feridas e exames sanguíneos podem mostrar que o nível de albumina está abaixo do normal. A albumina é a proteína que ajuda a manter o balanço hídrico do corpo, mantendo uma quantidade correta de líquidos dentro e fora das células.

A deficiência proteica também pode ser vista no sangue. Os glóbulos vermelhos vivem durante 120 dias. As proteínas são necessárias para a produção de novos glóbulos vermelhos. Aqueles com uma baixa ingestão de proteínas podem se tornar anêmicos, tendo menos glóbulos vermelhos do que o necessário. A deficiência proteica também pode aparecer como retenção de líquidos (a barriga grande em uma criança faminta), perda de cabelo e de massa muscular causada por uma tentativa do corpo de proteger a si mesmo ao digerir as proteínas presentes nos próprios tecidos musculares. É por isso que vítimas de inanição são, literalmente, pele e osso.

Dado o alto conteúdo proteico de uma dieta americana normal, que geralmente é capaz de prover uma quantidade maior de proteínas do que o exigido, a deficiência proteica é rara nos Estados Unidos, exceto como consequência de transtornos alimentares, como anorexia nervosa (recusa a comer) e bulimia (regurgitação após as refeições).

Aumentando a ingestão de proteínas: considerações especiais

Qualquer um que esteja construindo tecidos novos precisa com rapidez de proteínas a mais. Por exemplo, a ingestão dietética de referência (DRI) de proteínas para mulheres que estejam grávidas, ou amamentando, é de 71 gramas por dia. As lesões também aumentam as exigências de proteínas. Um corpo lesionado lança quantidades acima do normal de hormônios destruidores de proteínas, a partir da hipófise e das glândulas suprarrenais. É necessária uma quantidade maior de proteínas para proteger os tecidos existentes e após perda de sangue intensa, as proteínas a mais é essencial na produção de novas hemoglobinas para os glóbulos vermelhos. Cortes, queimaduras ou procedimentos cirúrgicos requerem maior quantidade de proteínas para ajudar a construir uma nova pele ou novas células musculares. As fraturas significam proteínas a mais porque precisam delas para fazer um novo osso. A necessidade por proteína é tão importante quando se está gravemente enfermo que não é possível ingerir as proteínas pela boca: é dada uma solução intravenosa de aminoácidos com glicose (açúcar) ou com gordura emulsionada.

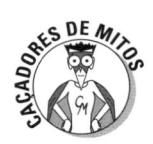

Os atletas precisam de mais proteínas do que todos nós? Pesquisas recentes sugerem que a resposta é positiva. Os atletas conseguem atingir as suas necessidades aumentando a quantidade de comida em sua dieta normal.

Como evitar o excesso de proteínas

Sim, é possível ingerir proteínas em excesso. Muitas condições médicas tornam a digestão e o processamento difícil. Como resultado, os resíduos se acumulam em diferentes partes do corpo.

Aqueles que possuem doenças no fígado ou nos rins não conseguem processar as proteínas de maneira eficiente em ureia ou não conseguem excretá-la eficientemente através da urina. O resultado pode gerar pedras nos rins devido ao ácido úrico ou envenenamento urêmico (quantidade excessiva de ácido úrico no sangue). A dor associada à gota (uma forma de artrite que afeta nove homens para cada mulher) é causada pelos cristais de ácido úrico que se acumulam nos espaços entre as juntas. Os médicos recomendam uma dieta baixa em proteínas como parte do tratamento nestas situações.

Capítulo 7
O Lado Negro da Gordura e do Colesterol

O nome químico para gorduras e compostos relacionados, como colesterol, é lipídios (proveniente de *lipos*, palavra grega para gordura). As gorduras líquidas são chamadas de óleos e as gorduras sólidas são chamadas de, bem, gordura que com exceção do colesterol (uma substância gordurosa que não possui calorias e não fornece energia), são nutrientes energéticos. Grama por grama as gorduras possuem mais do dobro de energia potencial (calorias) do que as proteínas e carboidratos: nove calorias por grama de gordura contra quatro calorias por grama de proteínas ou carboidratos. (Para mais informações sobre calorias, veja o capítulo 3).

Neste capítulo, vou direto ao ponto no quesito de gorduras e explico todos os fatos essenciais necessários para que possa montar uma dieta contendo apenas a gordura essencial (sim, você precisa de gordura) para fornecer a necessidade que toda dieta requer. Então, eu lido com o vilão: o colesterol. Surpresa! Você também precisa dele.

Os Fatos Sobre a Gordura

As gorduras são fontes de energia que adicionam sabor à comida: pode-se dizer que seja o toque especial no filé. No entanto, como todos aqueles que passaram os últimos 30 anos no planeta Terra sabem, as gorduras também podem ser prejudiciais à saúde. O truque está em separar o bom do mau. Confie em mim. Isso pode ser feito. E este capítulo explica como.

Entendendo como o corpo usa a gordura

Aqui está uma frase que provavelmente nunca pensou que fosse ler: um corpo saudável precisa de gordura. O nosso corpo usa as gorduras dietéticas (as gorduras que retiramos dos alimentos) para criar novos tecidos e fabricar bioquímicos, como hormônios. Uma parte da gordura corporal feita da gordura dos alimentos é visível. Mesmo que sua pele a cubra, é possível ver a gordura no tecido adiposo (gorduroso) presente nos seios femininos, nos quadris, no bumbum, na barriga ou no abdômen masculino e nos ombros.

Esta gordura corporal visível:

- ✔ Fornece uma fonte de energia armazenada.

- ✔ Dá forma ao corpo.

- ✔ Cobre a pele (imagine sentar em uma cadeira para ler este livro sem o bumbum para amortecer os ossos).

- ✔ Atua como uma manta de isolamento que reduz a perda de calor.

Outras gorduras corporais são invisíveis. Não é possível ver essa gordura corporal porque ela está embutida dentro e ao redor dos órgãos internos. A gordura escondida é:

- ✔ Parte de cada membrana celular (a pele externa que mantém cada célula unida).

- ✔ Um componente da mielina, o material gorduroso que envolve e possibilita cada célula nervosa enviar mensagens elétricas que permitem pensar, ver, falar, mexer e realizar uma gama de tarefas naturais a um corpo vivo. O tecido cerebral também é rico em gorduras.

- ✔ É um amortecedor que protege os órgãos (tanto quanto possível) se caímos ou nos lesionamos.

- ✔ É um elemento dos hormônios e outros bioquímicos, como vitamina D e bile.

Como tirar energia da gordura

Ainda que as gorduras possuam mais energia (calorias) por grama do que as proteínas e carboidratos, o corpo apresenta mais dificuldade para retirar a energia dos alimentos gordurosos. Imagine uma cadeia de balões longos: do tipo que as pessoas gostam de dobrar para dar forma a cachorrinhos, flores e outras coisas interessantes. Quando derrubamos alguns desses balões na água eles flutuam. É isso que acontece quando ingerimos alimentos gordurosos. A gordura flutua no topo da mistura aquosa de comida e líquido dentro do estômago, o que limita o efeito das lipases, enzimas digestivas das gorduras. Como a gordura é digerida mais devagar do que proteínas e carboidratos, você se sente cheio (uma condição chamada de saciedade) por mais tempo, após comer uma comida rica em gorduras.

Nos intestinos

Quando a gordura desce pelo trato digestivo até o intestino delgado, um hormônio intestinal chamado de colecistoquinina manda uma mensagem para a vesícula biliar, assinalando para que a bile seja lançada. A bile é um emulsificante, uma substância que permite a gordura se misturar à água, assim as lipases podem começar a quebrar a gordura em glicerol e ácidos graxos. Esses fragmentos menores podem ser armazenados em células especiais (células gordurosas) no tecido adiposo ou podem ser absorvidas pelas células na parede intestinal, onde uma das seguintes ações acontece:

- As gorduras se misturam ao oxigênio (ou queimam) para produzir calor/energia, água e os resíduos produzem dióxido de carbono.

- Elas são usadas para produzir lipoproteínas que transportam gorduras, incluindo colesterol, através da corrente sanguínea.

No corpo

A glicose, molécula obtida ao digerir carboidratos, é a fonte de energia do corpo. Queimar glicose é mais fácil e mais eficiente do que queimar gordura, portanto, o corpo sempre começa a queimar os carboidratos primeiro. Mas se você já tiver usado toda a glicose disponível – talvez esteja preso em uma cabine no Ártico, ou não come há uma semana, uma tempestade de neve está acontecendo lá fora e o mercado fica a 200 quilômetros e não entrega em casa – o corpo começa a queimar gordura.

O primeiro passo acontece quando uma enzima das células gordurosas começa a quebrar triglicerídeos armazenados (a forma de gordura do tecido adiposo). A ação da enzima libera glicerol e ácidos graxos, os quais viajam através do sangue até as células do corpo, onde se combinam com oxigênio para produzir calor/energia e água, muita água, e os resíduos produzem dióxido de carbono. Como todos os que tenham usado uma dieta rica em proteínas ou em gorduras, ou com uma baixa quantidade de carboidratos, como a dieta do Dr. Atkins, poderão te dizer que além da água, queimar gordura sem glicose produz um segundo resíduo chamado cetonas. Em casos extremos, altas concentrações de cetonas (uma condição conhecida como cetose) alteram o equilíbrio alcalino (ou pH) do sangue e pode levar até mesmo a um coma. Se não for tratada, a cetose pode levar à morte. Na medicina, essa condição é mais comum entre pessoas com diabetes. Para aqueles com uma dieta baixa em carboidratos, um sinal comum de cetose é a urina com odor desagradável ou hálito com odor a acetona (removedor de esmaltes para unhas).

Foco na gordura dos alimentos

Os alimentos contêm três tipos de gorduras: triglicerídeos, fosfolipídios e esterol. Eis aqui as diferenças:

- **Triglicerídeos:** Usamos estas gorduras para produzir tecido adiposo e as queimamos, produzindo energia.

> ✔ **Fosfolipídios:** Os fosfolipídios são híbridos – parte lipídios, parte fosfatos (uma molécula feita com o mineral fósforo) – que agem como pequenos remos, carregando hormônios e as vitaminas lipossolúveis A, D, E e K através do sangue e do fluído aquoso que flui entre as membranas das células. (Aliás, o nome oficial para o fluido ao redor das células é fluido extracelular. Viu porque o acabo de chamar de fluido aquoso?)

> ✔ **Esteróis:** Esses compostos feitos de gordura e álcool não possuem calorias. A vitamina D é um esterol. Assim como a testosterona, um hormônio sexual. E também o colesterol, a base com a qual seu corpo constrói hormônios e vitaminas.

Obtendo a quantidade certa de gordura

Obter a quantidade certa de gorduras na dieta é um ato de equilíbrio delicado. Ao ingerir muito estará aumentando o risco de obesidade, diabetes, doenças do coração e algumas formas de câncer. (O risco de câncer de cólon parece estar ligado a uma dieta alta em gorduras provenientes da carne em vez de gorduras provenientes de laticínios). Ao ingerir pouco, as crianças não se desenvolvem ou crescem e todos, não importando a idade, se tornam incapazes de absorver e usar vitaminas lipossolúveis que amaciam a pele, protegem a visão, fortalecem o sistema imunológico e mantém os órgãos reprodutores funcionando.

No outono de 2002, a *National Academie's Institue of Medicine* (IOM) recomendou que não mais do que 20% a 45% das calorias diárias deveriam vir das gorduras. Em uma dieta de 2000 calorias diárias, isso significa que 400 a 900 calorias diárias vêm da gordura. A *Dietary Guidelines for Americans* de 2005 (veja o capítulo 16) diminuiu a recomendação para 20% a 30% do total de calorias. Tradução: 400 a 600 calorias de um regime diário de 2000 calorias.

Como o corpo não precisa de gorduras saturadas, colesterol ou gorduras trans, nem a IOM ou a *Dietary Guidelines for Americans*, de 2005, definiram níveis para estes nutrientes, com a exceção da frase: "Mantenha-os o mais baixo possível, por favor!"

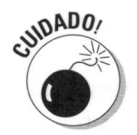

Este conselho sobre a ingestão de gorduras é, em especial, para os adultos. Embora muitas organizações, como a *American Academy of Pediatrics*, a *American Heart Association* e a *National Heart, Lung, and Blood Institute*, recomendem restringir a ingestão de gorduras para crianças maiores, elas enfatizam que crianças menores e bebês precisam de ácidos graxos para um crescimento e um desenvolvimento mental apropriado e é por isso que a mãe natureza fez o leite materno tão rico em ácidos graxos (veja o capítulo 28). Nunca limite a gordura na dieta do bebê sem antes consultar um pediatra ou nutricionista.

Ácidos graxos essenciais

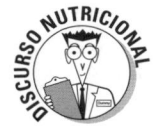

Um ácido graxo essencial é aquele que o corpo precisa, mas não consegue obter a partir de outras gorduras. É preciso obtê-los inteiros, a partir dos alimentos. O ácido linoleico, encontrado em óleos vegetais, é um ácido graxo essencial. Outros dois, o ácido linolênico e o ácido araquidônico, ocupam uma posição um tanto quanto ambígua. Não é possível fabricá-las do zero, mas se pode fazê-las se tiver ácido linoleico em mãos, portanto, cientistas em alimentos conseguem armar uma boa briga enquanto discutem se os ácidos linoleico ou araquidônico são essenciais de verdade. Em termos práticos, quem se importa? O ácido linoleico está tão disponível nos alimentos que é improvável que algum dia, você passe por uma deficiência de algum destes três: ácidos linoleico, linolênico, araquidônico, desde que 2% das calorias diárias venham de gorduras.

Em 2002, o *Institute of Medicine* (IOM) publicou as primeiras recomendações diárias para dois ácidos graxos essenciais, ácido alfa-linolênico e ácido linolênico. O primeiro é um ácido graxo ômega-3 encontrado em óleos de peixes, leite e alguns óleos vegetais. O último é um ácido graxo ômega-6 encontrado nos óleos de girassol e de milho (mais informações sobre estes ácidos, mais adiante, neste capítulo). O IOM recomenda que:

- ✔ Mulheres obtenham 12 gramas de ácido linolênico e 1,1 gramas de ácido alfa-linolênico por dia.

- ✔ Homens obtenham 17 gramas de ácido linolênico e 1,6 gramas de ácido alfa-linolênico por dia.

Encontrando gordura em todos os tipos de alimentos

Como regra geral:

- ✔ Frutas e vegetais apenas possuem traços de gorduras, em especial, ácidos graxos insaturados.

- ✔ Os grãos possuem pequenas quantidades de gordura, até 3% do peso total.

- ✔ Os laticínios podem variar. O creme de leite é um alimento com alto teor de gorduras. Os leites e queijos integrais possuem gorduras em quantidades moderadas. O leite desnatado e os derivados do leite desnatado são alimentos com baixo teor de gordura. A maioria da gordura em qualquer laticínio é um ácido graxo saturado.

- ✔ A carne possui gorduras em quantidades moderadas e a maioria delas é um ácido graxo saturado.

- ✔ As aves (frango e peru), sem a pele, possuem quantidades relativamente pequenas de gorduras.

- ✔ Os peixes podem ter muita ou pouca gordura, de maneira geral, ácidos graxos insaturados que, para sorte do peixe, permanecem líquidos mesmo que o peixe esteja nadando em águas frias. (Gorduras saturadas se solidificam quando frias).

- ✔ Os óleos vegetais, manteigas e banha são alimentos com alto teor de lipídeos. A maior parte dos ácidos graxos nos óleos vegetais é insaturada. A maior parte dos ácidos graxos da banha e da manteiga é saturada.

> ✔ Alimentos processados como: bolos, pães, carnes congeladas ou enlatadas e pratos de vegetais têm, em geral, teores mais altos de gorduras do que grãos comuns, carnes, frutas e vegetais.

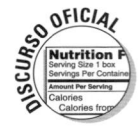

Aqui está um guia simples para descobrir que comidas possuem teores altos ou baixos em gordura. Os óleos são, praticamente, 100% de gordura. A manteiga e a banha estão atrás por pouco. Depois disto, os níveis de gordura caem para 70% em algumas nozes e até 2%, para a maioria de pães. A regra para diminuir estes números? Uma dieta rica em grãos e vegetais tem sempre menos gorduras do que uma dieta rica em carnes e óleos.

A definição de ácidos graxos e sua relação com a gordura na dieta

Os ácidos graxos são os blocos construtores de gorduras. Se fizermos uma abordagem química, um ácido graxo é uma cadeia de átomos de carbono com átomos de hidrogênio ligados e um grupo de carbono-oxigênio-oxigênio-hidrogênio, a unidade que o torna um ácido, no final.

Todas as gorduras nos alimentos são combinações de ácidos graxos. Os nutricionistas caracterizam os ácidos graxos como saturados, monoinsaturados ou poli-insaturados, dependendo da quantidade de átomos de hidrogênio que estejam ligados aos átomos de carbono na cadeia. Quanto maior a quantidade de átomos de hidrogênio, mais saturado será o ácido graxo. Dependendo do tipo de ácido graxo predominante, um alimento gorduroso é também caracterizado como saturado, monoinsaturado ou poli-insaturado.

> ✔ A *gordura saturada*, como a manteiga, possui, em sua maioria, ácidos graxos saturados. As gorduras saturadas são sólidas em temperatura ambiente e endurecem mais quando resfriadas.

> ✔ A gordura *monoinsaturada*, como o azeite de oliva, possui, em sua maioria, ácidos graxos monoinsaturados. As gorduras monoinsaturadas são líquidas em temperatura ambiente, elas engrossam quando resfriadas.

> ✔ A *gordura poliinsaturada*, como o óleo de milho, possui, em sua maioria, ácidos graxos poli-insaturados. As gorduras poli-insaturadas são líquidas em temperatura ambiente e se mantêm líquidas quando resfriadas.

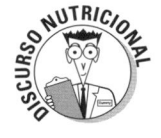

Então, por que a margarina, feita de gorduras insaturadas como óleos de soja e de milho, é sólida? Porque ela foi saturada artificialmente por químicos de alimentos que adicionaram átomos de hidrogênio em alguns dos ácidos graxos insaturados. Esse processo, conhecido como hidrogenação, transforma um óleo, como o óleo de milho, em uma gordura sólida que pode ser usada em produtos como margarinas, sem que ela vaze por toda a mesa. Um ácido graxo com átomos extras de hidrogênio é chamado de ácido graxo hidrogenado. Outro nome para os ácidos graxos hidrogenados é ácido graxo trans. Os ácidos graxos trans não são saudáveis para o coração. Por causa daqueles átomos extras de hidrogênio, eles são mais saturados e atuam como: Gorduras saturadas, entupindo artérias e aumento os níveis de colesterol no sangue. Para facilitar o controle da ingestão de gordura trans, a *Food and Drug Administration* (FDA) agora exige uma nova linha no rótulo de informações nutricionais, dizendo exatamente quantos gramas de gordura trans existem no produto que você está comprando.

No meio tempo, como explicava em *Controlling Cholesterol For Dummies* (um livro inteiro publicado pela Wiley sobre como deixar o seu nível de colesterol em forma, ainda não publicado em português), os mesmos químicos espertos que inventaram a hidrogenação agora criaram pastas e margarinas livres de gorduras trans, incluindo algumas feitas com esterol e estanol de plantas.

O esterol vegetal é um composto natural encontrado em óleos, grãos, frutas e vegetais, incluindo a soja, enquanto que o estanol é um composto criado ao adicionar átomos de hidrogênio aos esteróis provenientes da polpa da madeira e outras fontes vegetais. O esterol e o estanol trabalham como pequenas esponjas, enxugando todo o colesterol presente nos intestinos antes que eles possam se encaminhar para a corrente sanguínea. Como resultado, os níveis totais de colesterol e os níveis de lipoproteínas de baixa densidade (também conhecidas como LDLs ou "colesterol ruim") diminuem. Em alguns estudos, uma ou duas colheres de sopa por dia de esteróis e estanóis conseguem diminuir níveis de colesterol ruim em 10% a 17%, com resultados aparentes logo nas primeiras duas semanas. Uau!

Uma história de pescador nutricional

Quando Sir William Gilbert, letrista do compositor Sir Arthur Sullivan, escreveu "Aqui está uma bela caldeira de peixe!" ele poderia estar falando da nova sensação dietética dos frutos do mar.

As boas notícias de uma pesquisa de Harvard de 2002 com mais de 43.000 profissionais da saúde do sexo masculino mostram que aqueles que consomem um a dois quilos de peixe por mês tinham até 40% menos riscos de sofrer um AVC isquêmico causado por um coágulo de sangue na artéria craniana. O estudo de Harvard não incluía mulheres, mas um relatório sobre mulheres e derrames foi publicado no Journal of the American Medical Association, em 2000, e dizia que mulheres que consumiam dois quilos de peixe, imagine uma pequena lata de atum, duas a quatro vezes por semana, pareciam diminuir o risco de um AVC em até 40%.

Estes benefícios são, em grande parte, devido à presença do ácido graxo ômega-3, que são ácidos graxos insaturados encontrados nos peixes gordurosos mais comuns, como o salmão e as sardinhas. O ômega-3 primário é o ácido alfa-linolénico, que o corpo converte em substâncias parecidas a hormônios chamadas de ácidos eicosanoides ou eicosapentaenoico (EPA) e ácido docosahexaenoico (DHA) – reduzindo inflamações talvez ao inibir uma enzima chamada COX-2, que está ligada a doenças inflamatórias, como artrite reumatoide. A Arthritis Foundation afirma que o ômega-3 alivia as inflamações nas juntas, inchaços e dores.

O ômega-3 também é amigo do coração. As gorduras tornam as pequenas partículas sanguíneas, chamadas de plaquetas, menos pegajosas, reduzindo a possibilidade de que se amontoem e formem coágulos de sangue que possam obstruir um vaso sanguíneo e iniciar um ataque do coração. O ômega-3 também diminui os níveis de colesterol ruim de maneira tão efetiva que a American Heart Association recomenda o consumo de peixe a, no mínimo, duas vezes na semana. Além do mais, os peixes também são uma boa fonte

(Continua)

(Continuação)

de taurina, um aminoácido que a revista Circulation nota que ajuda a manter a elasticidade dos vasos, o que significa que os vasos podem se dilatar para permitir que sangue ou – que horror! – um coágulo possa passar.

Mencionei que o ômega-3 é um construtor de ossos? Os óleos de peixe permitem que o corpo crie calciferol, uma forma natural de vitamina D, o nutriente que permite que o corpo absorva cálcio, que pode ser a razão pela qual o ômega-3 pareça ajudar a manter os minerais nos ossos e a aumentar a formação de novos ossos.

Uma bela caldeira de peixe, realmente.

Você pode encontrar quantidades respeitáveis de ômega-3 em:

- ✔ Anchovas
- ✔ Hadoque
- ✔ Arenque
- ✔ Cavalinha
- ✔ Salmão
- ✔ Sardinhas
- ✔ Vieiras
- ✔ Atum
- ✔ Brócolis
- ✔ Couve-de-folhas
- ✔ Espinafre
- ✔ Óleo de canola
- ✔ Óleo de nozes
- ✔ Óleo de linhaça

Alerta ao consumidor n. 1:

Antes que comece a gritar: "Garçom! Traga salmão, cavalinha, arenque ou o que for", aqui está o outro lado da moeda. Pesquisas recentes sugerem que porções frequentes de peixe possam aumentar o risco de derrames causados por hemorragias no cérebro. Essa situação é comum entre nativos do Alaska, que comem grandes quantidades de peixes e possuem uma incidência acima do normal de AVCs hemorrágicos. É verdade, o estudo de Harvard não encontrou nenhuma ligação significativa entre o consumo de peixe e o AVC hemorrágico, mas os pesquisadores dizem que são necessárias mais pesquisas antes de encontrar a ligação, ou a falta dela.

Alerta ao consumidor n. 2:

Nem toda gordura ômega traz benefícios. O ácido graxo ômega-6 – gordura poli-insaturada encontrada na carne de vaca, porco e em muitos óleos vegetais, incluindo os óleos de milho, girassol, semente de algodão e gergelim – são primos químicos do ômega-3, mas o ômega-6 não possui os benefícios que o ômega-3.

Alerta ao consumidor n. 3:

Espere! Não vá ainda. Apesar de todos os benefícios que o peixe possa trazer a uma dieta saudável, meu editor técnico, o professor da University of Maine Food Science, Alfred Bushway, quer que os lembre de que alguns peixes, em particular aqueles capturados na natureza (em vez daqueles criados em criadouros), podem estar contaminados com metais como mercúrio, encontrado na água devido à poluição industrial e podem ser prejudiciais para mulheres que estejam, ou possam estar, grávidas. Leia os boletins de alimentos no seu jornal local ou cheque a central telefônica da FDA (listada no website, que pode ser encontrado no capítulo 27), para dados mais atuais.

Agora, de verdade, é uma bela caldeira de peixes!

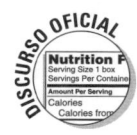

A Tabela 7-1 mostra os tipos de ácidos graxos encontrados em algumas gorduras dietéticas e óleos mais comuns. As gorduras são caracterizadas de acordo com o seu ácido graxo predominante. Por exemplo, enquanto vê a tabela simplificada, aproximadamente 25% dos ácidos graxos no óleo de milho são ácidos graxos monoinsaturados, portanto, como o óleo de milho tem mais gordura poliinsaturada, o óleo de milho é considerado um ácido graxo poliinsaturado. Nota para os especialistas em matemática: alguns dos totais na Tabela 7-1 não chegam a 100% porque essas gorduras e óleos também contêm outros tipos de ácidos graxos em quantidades tão pequenas que não afetam a característica básica da gordura.

Explorando a estrutura química dos ácidos graxos

Se não tiver a menor ideia de como seria a estrutura química dos ácidos graxos, esta explicação pode valer o seu tempo. Os conceitos são simples e a informação encontrada aqui se aplica a todos os tipos de moléculas, não se limitando aos ácidos graxos saturados.

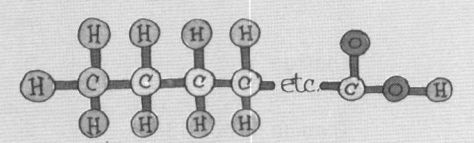

Ácido Graxo Saturado

As moléculas são grupos de átomos ligados por ligações químicas. Átomos diferentes formam números de ligações diferentes com outros átomos. Por exemplo, um átomo de hidrogênio pode formar uma ligação com outro átomo, um átomo de oxigênio pode formar duas ligações com outros átomos e um átomo de carbono pode formar quatro ligações com outros átomos.

Para ver como isso funciona, visualize um átomo de carbono como um desses pedaços redondos dos brinquedos infantis. O átomo de carbono (C) tem – de maneira figurada, é claro – quatro buracos: um na parte superior, um na parte inferior e um em cada lado. Se encaixar um bloco em cada um dos buracos e grudar um pedaço de madeira representando um átomo de hidrogênio (H) aos blocos de cima, de baixo e ao da esquerda, então terá uma estrutura parecida a esta:

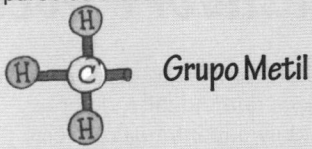

Grupo Metil

Esta unidade, chamada de grupo metil, é o primeiro pedaço no ácido graxo. Os átomos de carbono e hidrogênio são adicionados para formar uma cadeia. No final, se alinhava um grupo com um átomo de carbono, dois átomos de oxigênio e um átomo de hidrogênio. Este grupo é chamado de grupo ácido, ele é a parte que transforma a cadeia de átomos de carbono e hidrogênio em um ácido graxo.

A molécula anterior está saturada de ácidos graxos porque possui um átomo de hidrogênio em cada ligação carbônica disponível na cadeia. Um ácido graxo monoinsaturado possui dois átomos de hidrogênio a menos e forma uma ligação dupla (duas linhas, em vez de uma) entre os átomos de carbono. Um ácido graxo poli-insaturado descarrega mais átomos de hidrogênio e forma muitas (poli) ligações duplas entre vários átomos de carbono. Cada átomo de hidrogênio ainda forma uma ligação e cada átomo de carbono ainda forma quatro ligações, mas eles o fazem de maneira um pouco diferente. Estes esboços não são fotos de ácidos graxos reais, que possuem mais carbonos na cadeia e possuem suas ligações duplas em lugares diferentes, mas eles dão uma ideia da aparência dos ácidos graxos de perto.

Ao invés disso   Você terá isso

Ácido Graxo Saturado   Ácido Graxo Monoinsaturado

ou

Ácido Graxo Poliinsaturado

E isso é tudo!

Tabela 7-1:	Que Tipos de Ácidos Graxos Existem Naquela Gordura ou Óleo?			
Gordura ou óleo	Ácido Graxo Saturado (%)	Ácido graxo monoinsatu-rado (%)	Ácido graxo Poliinsaturado(%)	Tipo de gordura ou óleo
Óleo de canola	7	53	22	Monoinsatu-rado
Óleo de milho	13	24	59	Poliinsaturado
Azeite de Oliva	14	74	9	Monoinsatu-rado
Óleo de palma	52	38	10	Saturado
Óleo de amendoim	17	46	32	Monoinsatu-rado
Óleo de girassol	9	12	74	Poliinsaturado
Óleo de Soja	15	23	51	Poliinsaturado
Óleo de algodão	18	29	48	Poliinsaturado
Manteiga	62	30	5	Saturado
Banha	39	45	11	Saturado*

*Já que mais de um terço de suas gorduras são saturadas, os nutricionistas rotulam a banha como uma gordura saturada.

Nutritive Value of Foods (Washington D.C.: US Department of Agriculture), Food and Life (New York: American Council on Science and Health).

Considerações Sobre o Colesterol e Você

Neste capítulo, mencionei que o corpo na verdade, precisa de gordura e aqui está outra frase que irá fazê-lo perder a sua cabeça nutricional: todo corpo saudável precisa de colesterol. Olhe com cuidado e encontrará colesterol dentro e fora das células, no tecido adiposo, nos órgãos e nas glândulas. O que ele está fazendo lá? Muitas ações. Por exemplo, o colesterol:

✔ Protege a integridade das membranas celulares.

✔ Ajuda a permitir que as células mandem mensagens para todos os lados.

✔ Ele é um bloco construtor para a vitamina D (um esterol) feito quando a luz do sol atinge a gordura abaixo da pele (para mais informações sobre vitamina D, veja o capítulo 10).

- Permite que a vesícula biliar produza ácidos da bile, substâncias químicas digestivas que permitam a absorção de gorduras e nutrientes lipossolúveis, como a vitamina A, vitamina D, vitamina E e vitamina K.

- É uma base na qual construímos hormônios esteroides, como estrogênio e testosterona.

O colesterol e as doenças cardíacas

Os médicos medem os níveis de colesterol ao tirar uma amostra de sangue e contar os miligramas de colesterol presentes em um decilitro (1/10) de sangue. Quando recebemos o relatório anual do médico, o nível total de colesterol se parece a algo assim: 225 mg/dl. Tradução: você tem 225 miligramas de colesterol em cada décimo de litro de sangue. Por que isto é importante? Porque o colesterol se desloca até os vasos sanguíneos, gruda nas paredes e forma depósitos que, mais tarde, irão bloquear o fluxo de sangue. Quanto mais colesterol estiver flutuando no sangue, maiores serão as probabilidades de que ele vá para as artérias, onde poderá aumentar os riscos de um infarto cardíaco ou de um AVC.

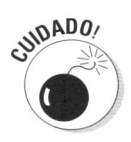

Como regra geral, o *National Cholesterol Education Program* (NCEP) afirma que, no caso de adultos, os níveis de colesterol acima de 250 mg/dl são considerados como um fator de risco elevado para doenças cardíacas. Entre 200 mg/dl e 250 mg/dl é considerado um fator de risco moderado e abaixo de 200 mg/dl é considerado como um fator de risco baixo.

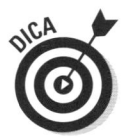

Mas os níveis de colesterol não fazem uma história completa. Muitas pessoas com níveis elevados de colesterol vivem até uma idade avançada, mas outros com níveis de colesterol baixos desenvolvem doenças cardíacas. Ou ainda pior, pesquisas recentes indicam que níveis de colesterol baixo podem aumentar o risco de um AVC. Em outras palavras, o colesterol é apenas mais um dos muitos fatores de risco para doenças do coração. Aqui estão mais alguns:

- Uma relação desfavorável de lipoproteínas (veja a seção seguinte)

- Fumo

- Obesidade

- Idade (quanto mais idosos, maior é o risco)

- Sexo (homens são mais propensos aos riscos)

- História familiar de doenças do coração

Para ter uma estimativa do próprio risco de doenças cardíacas/infarto cardíaco, veja (em inglês) a calculadora de riscos de um infarte da NCEP em `hin.nhlbi.nih.gov/atpiii/calculator.asp` ou `http://portaldocoracao.uol.com.br/calculos.php` em português.

Temporada de colesterol

Mesmo que se permita mimar com alguns sorvetes cheios de colesterol e hambúrgueres todos os dias do ano, o seu nível de colesterol pode ainda estar naturalmente menor no verão.

A base para esta conclusão intrigante é o University of Massachussetts SEASONS Study de 2004 (Seasonal variation in Blood Lipids – Variação sazonal em lipídios sanguíneos), no qual participaram 517 homens e mulheres saudáveis com idades entre 20 e 70 anos. Os voluntários começaram com um nível de colesterol médio de 213 mg/dl (mulheres) a 222 mg/dl (homens). Uma série de cinco testes sanguíneos aconteceu durante o estudo de um ano, mostrando uma queda média de quatro pontos no verão para os homens e 5,4 pontos para as mulheres. Pessoas com níveis de colesterol elevados (acima de 240 mg/dl) tiveram melhores resultados, com uma queda de até 18 pontos durante o verão. Mas os cardiologistas dizem que a explicação para a queda durante o verão pode ser o aumento normal no volume de sangue durante o tempo quente. Os níveis de colesterol refletem a quantidade total de colesterol na corrente sanguínea.

Tendo mais sangue na corrente, a quantidade de colesterol por decilitro diminui, produzindo uma leitura total de colesterol mais baixa. Uma segunda possibilidade é a de que as pessoas tendem, durante o verão, a comerem menos e a serem mais ativas. Elas emagrecem e a perda de peso diminui o colesterol.

O primeiro conselho de sabedoria do estudo é óbvio: ser fisicamente ativo reduz o nível de colesterol. O segundo conselho é que o meio ambiente é importante. Em outras palavras, se está planejando começar uma dieta anticolesterol, pode ser que consiga ter um melhor desempenho se começá-la durante o inverno, quando seus esforços poderão baixar até 12 pontos do nível total do colesterol em um período razoável de tempo, digamos, seis meses. Quando o seu médico pedir o exame, no verão seguinte, você terá o benefício adicional da queda sazonal para fazê-lo se sentir muito bem sobre a sua evolução. E há mais a seguir: para mais informações sobre como controlar o colesterol, dê uma volta e compre uma cópia de (o que mais poderia ser?) Controlling Cholesterol For Dummies escrito por mim mesma.

Vivendo com lipoproteínas

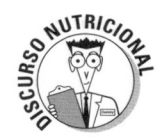

Uma lipoproteína é uma partícula de gordura (lipo = gordura, lembra?) a proteína carrega o colesterol através do sangue. O seu corpo produz quatro tipos diferentes de lipoproteínas: Quilomícrom, lipoproteínas de muita baixa densidade (VLDL), lipoproteínas de baixa densidade (LDL) e lipoproteínas de alta densidade (HDL). Como regra geral, os LDLs levam o colesterol aos vasos sanguíneos enquanto que os HDLs o retiram do organismo.

As lipoproteínas nascem como quilomícrons, nas células do intestino, a partir de proteínas e triglicerídeos (gorduras). Após 12 horas de viagem através do sangue e ao redor do corpo, um quilomícrom praticamente perdeu todas as suas gorduras. Quando o quilomícrom chegar ao fígado, o único resíduo será a proteína.

O fígado, uma verdadeira fábrica de gordura e colesterol, recolhe fragmentos de ácidos graxos do sangue e os usa para produzir colesterol e novos ácidos graxos. Pausa! A quantidade de colesterol absorvido dos alimentos pode afetar a produção diária do fígado: se comer mais colesterol o seu fígado produzirá menos. Se comer menos colesterol o seu fígado produzirá mais. E assim por diante.

Aviso de despejo às lipoproteínas perigosas

Muito bem, depois que o fígado produziu colesterol e ácidos graxos, ele junta às proteínas, formando lipoproteínas de muita baixa densidade (VLDL) que possuem mais proteínas e são mais densas do que suas precursoras, as quilomícrom. Enquanto as VLDLs viajam pela corrente sanguínea, elas perdem triglicerídeos, carregam colesterol e as transformam em lipoproteínas de baixa densidade (LDL). As LDLs fornecem colesterol para as células do corpo, que é usado para criar novas membranas celulares e para criar compostos esteróis, como hormônios. Esta é a boa notícia.

A má notícia é que tanto os VLDLs e quanto os LDLs são tão macios e lisos que são capazes de passar pelas paredes dos vasos sanguíneos. Quanto maiores e mais lisas elas forem, maiores são as probabilidades de que possam se infiltrar pelas artérias, o que significa que as VLDLs são mais prejudiciais à saúde do que as LDLs. Estas lipoproteínas fofas e gordurosas carregam o colesterol para os vasos sanguíneos, onde poderão grudar na parede interna, formando depósitos ou placas. Estas placas podem, mais tarde, bloquear uma artéria, evitar que o sangue passe e iniciar um ataque cardíaco ou um AVC. Entendeu tudo?

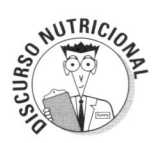

As VLDLs e LDLs algumas vezes são chamadas de "colesterol ruim", mas este termo não é correto. Elas não são colesterol, são apenas as balsas nas quais o colesterol navega nas artérias. Ao navegar através do corpo, as LDLs continuam perdendo colesterol. No fim, elas perdem tanta gordura que se tornam quase que apenas proteínas, tornando-se lipoproteínas de alta densidade, partículas algumas vezes chamadas de "bom colesterol". Mais uma vez, este rótulo é impreciso. As HDLs não são colesterol: elas apenas são partículas de proteínas e gorduras muito densas e compactas para passar através das paredes dos vasos sanguíneos, portanto, elas carregam o colesterol para fora do corpo e não para as artérias.

É por isto que um nível elevado de HDL pode reduzir o risco de infartes seja qual for o seu nível de colesterol. Do mesmo modo, um nível elevado de LDLs pode aumentar o risco de infartes, mesmo que seu nível total de colesterol seja baixo. Ei, pensando bem, talvez isto os qualifique como colesteróis "bons" ou "maus".

Colocando limites nos vilões

Em um determinado momento, no raiar da Era do Colesterol, há cerca de cinco anos, o limite superior considerado "seguro" para os LDLs era estar em cerca de 160 mg/dl. Hoje, o *National Heart, Lung, and*

Blood Institute, o American College of Cardiology e a *American Heart Association* aprovaram as recomendações do Programa Nacional de Educação sobre o Colesterol (NCEP), para novos níveis mais baixos de LDL, baseados na presença de fatores de risco listados sob o nome de "Colesterol e doenças cardíacas". Você sabe: diabetes, pressão alta, obesidade... Esses fatores de riscos.

A nova meta para pessoas saudáveis com dois ou mais fatores de riscos, a nova meta é diminuir os LDLs para abaixo de 130 mg/dl, para pacientes com altos riscos de doenças cardíacas ou problemas nos vasos sanguíneos e mais de dois fatores de risco, seus LDls devem estar abaixo de 100 mg/dl. Para pacientes com um risco muito elevado, hospitalizados com doenças cardíacas ou donos de uma doença cardíaca e muitos fatores de risco, os LDLs devem estar abaixo de 70 mg/dl. Se necessário, a NCEP sugere o uso de drogas inibidores de colesterol, as estatinas, como a Atorvastatin (Lipitor).

Dieta e Colesterol

A maior parte do colesterol necessário é produzida no seu próprio fígado, que produz cerca de um grama (1000 miligramas) por dia, a partir de materiais brutos encontrados nas proteínas, gorduras e carboidratos consumidos. No entanto, também é possível obter colesterol a partir de alimentos de origem animal: carnes, aves, peixes, ovos e laticíneos. Mesmo que alguns elementos de origem vegetal, como cocos e grãos de cacau, sejam riscos em gorduras saturadas, nenhuma planta possui colesterol. A tabela 7-2 lista a quantidade de colesterol em porções normais de alguns alimentos representados.

Já que as plantas não contêm colesterol, nenhum alimento de origem vegetal está presente nesta lista. Nenhum cereal. Nenhuma fruta. Nenhuma verdura ou legume. Nenhuma noz ou sementes. É claro, é possível entupir alimentos vegetais com colesterol, se quiser tentar: basta adicionar manteiga ao pão, queijo ao macarrão, molho cremoso nas ervilhas e cebolas, creme chantilly nas pêras, e assim por diante.

Tabela 7-2:	Quanto Colesterol Está Presente no Prato?	
Alimento	**Porção**	**Colesterol (mg)**
Carnes		
Carne vermelha (ensopada) magra e gorda	85 gramas	87
Carne (ensopada) magra	62 gramas	66
Carne (moída) magra	85 gramas	74
Bife de contrafilé	85 gramas	77
Bacon	3 fatias	16

Alimento	Porção	Colesterol (mg)
Chuleta de porco, magra	70 gramas	71
Aves		
Frango (assado), peito	85 gramas	73
Frango (assado), coxa	85 gramas	78
Peru (assado) peito	85 gramas	59
Peixes		
Amêijoa	85 gramas	43
Linguado	85 gramas	59
Ostras (cruas)	1 xícara	120
Salmão (enlatado)	85 gramas	34
Salmão (assado)	85 gramas	60
Atum (enlatado em água)	85 gramas	48
Atum (enlatado em óleo)	85 gramas	55
Queijos		
Fundido	28 gramas	27
Cheddar	28 gramas	30
Cream cheese	28 gramas	31
Mozarela (integral)	28 gramas	22
Mozarela (light)	28 gramas	15
Suíço	28 gramas	26
Leite		
Integral	220 ml	33
Semidesnatado	220 ml	18
Desnatado	220 ml	10
Outros laticínios		
Manteiga	colherada	11
Outros		
Ovos, grandes	1	213
Banha	1 colher de sopa	12

Nutritive Value of Foods (Washington, D.C.: U.S. Department of Agriculture).

Capítulo 8

Carboidratos: Uma História Complexa

. . . .

Neste Capítulo:

▶ A descoberta dos diferentes tipos de carboidratos

▶ Entendendo como o corpo usa os carboidratos

▶ Caprichando nos carboidratos antes de uma competição atlética

▶ Valorizando a fibra alimentar

. . . .

*O*s carboidratos – o nome significa carbono mais água – são compostos de açúcar que as plantas produzem quando são expostas à luz. Esse processo de produção de compostos de açúcar se chama fotossíntese, que vem das palavras latinas "luz" e "unir".

Neste capítulo, forneço uma visão sobre os diferentes tipos de carboidratos, iluminando todos os recantos e esquinas nutricionais para explicar como cada um contribui para o seu vigor e para a sua energia: sem mencionar para um cardápio diário delicioso.

Os Fatos Sobre os Carboidratos

Os carboidratos podem ser classificados em três variedades: simples, complexos e fibra alimentar. Todos são compostos de unidades de açúcar. O que diferencia um carboidrato do outro é a quantidade de unidades de açúcar que ele contém e como essas unidades estão unidas.

✔ **Carboidratos simples:** Estes carboidratos possuem apenas uma ou duas unidades de açúcar.

- O carboidrato com apenas uma unidade de açúcar é chamado de açúcar simples ou monossacarídeo (mono = um, sacarídeo = açúcar). A Frutose (açúcar da fruta) é um monossacarídeo, assim como a glicose (açúcar do sangue), o açúcar produzido ao digerir carboidratos, e a galactose, o açúcar derivado da digestão da lactose (açúcar do leite).

- Um carboidrato com duas unidades de açúcar é chamado de dissacarídeo (di = dois). A sacarose (açúcar de mesa), feita de uma unidade de frutose e uma unidade de glicose, é um dissacarídeo.

✔ **Carboidratos complexos:** Também conhecidos como polissacarídeos (poli = muitos), estes carboidratos possuem mais de duas unidades de açúcar ligados um ao outro. Os carboidratos com três a dez unidades de açúcar, algumas vezes, são chamados de oligossacarídeos (oligo = pouco).

- A Rafinose é um trissacarídeo (tri = três) encontrado em batatas, feijões e beterrabas. Ela possui uma unidade de galactose, uma de glicose e mais uma de frutose.

- A Estaquiose é um tetrassacarídeo (tetra = quatro) encontrado nos mesmos vegetais mencionados no item anterior. Ela possui uma unidade de frutose, uma unidade de glicose e duas unidades de galactose.

- O amido, um carboidrato complexo encontrado em batatas, massas e arroz é, com certeza, um polissacarídeo, feito com muitas unidades de glicose.

Já que os carboidratos complexos são bem complexos, contendo desde três até 'zilhões' de unidades de açúcares, seu corpo demora mais para digeri-los do que para digerir carboidratos simples. Como resultado, a digestão de carboidratos complexos libera glicose na sua corrente sanguínea de maneira mais lenta e uniforme do que ao digerir carboidratos simples. (Para mais informações sobre a digestão de carboidratos, veja a seção "Carboidratos e energia: uma história de amor bioquímica", mais adiante, neste capítulo).

✔ **Fibra alimentar:** Este termo é usado para distinguir a fibra presente nos alimentos dentre as fibras naturais e sintéticas (seda, algodão, lã, nylon) usadas nas fábricas. A fibra alimentar é um terceiro tipo de carboidrato.

- Assim como os carboidratos complexos, a fibra alimentar (celulose, hemicelulose, pectina, beta-glucanas, goma) é um polissacarídeo. A Lignina, um tipo diferente de substância química, também é chamada de fibra alimentar.

- Alguns tipos de fibra alimentar também contêm unidades de ácidos urônicos solúveis ou insolúveis, compostos derivados dos açúcares frutose, glicose e galactose. Por exemplo, a pectina, uma fibra solúvel presente nas maçãs, contém ácido galacturônico solúvel.

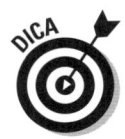

A fibra alimentar não é igual aos outros carboidratos. As ligações que unem suas unidades de açúcar não podem ser quebradas pelas enzimas digestivas humanas. Ainda que as bactérias que vivem naturalmente no nosso intestino possam transformar pequenas quantidades de fibra alimentar em ácidos graxos, a fibra alimentar não é considerada como fonte de energia. (Para mais informações sobre ácidos graxos, veja o capítulo 7).

Na próxima seção, explico como o seu corpo obtém energia a partir dos carboidratos. Como a fibra alimentar não fornece energia, deixarei o tema de lado por agora e voltarei a ele na seção "Fibra Alimentar: o não nutriente nos alimentos com carboidratos", mais adiante neste capítulo.

A doçura dos carboidratos em gráficos

A informação na tabela seguinte não possui nenhum valor prático. São apenas trivialidades para o seu próprio banco de dados nutricional. É claro, é possível usá-la em ocasiões sociais. Por exemplo, digamos que esteja na fila da carrocinha de cachorro quente no Yankee Stadium, procurando uma maneira para iniciar uma conversa com a pessoa atrativa da sua frente, que cuida bastante de sua dieta e da sua saúde.

Você poderia dizer: "Uau, você reparou que o refrigerante é adoçado tanto com frutose quanto com sacarose: um monossacarídeo e um dissacarídeo, ambos na mesma bebida? Como isto está tão esclarecido nutricionalmente, aposto que estes cachorros quentes estão cheios de polissacarídeos". Quem poderia resistir a uma aproximação tão intelectual e elevada?

Nomeando as Unidades de Açúcar nos Carboidratos

Carboidrato	Composição
Monossacarídeos (1 unidade de açúcar)	
Frutose (açúcar de frutas)	1 unidade de frutose
Glicose (unidade de açúcar usada como combustível)	1 unidade de glicose
Galactose (feita a partir da lactose [açúcar do leite])	1 unidade de galactose
Dissacarídeos (2 unidades de açúcar unidas)	
Sacarose (açúcar de mesa)	Glicose + frutose
Lactose (açúcar do leite)	Glicose + galactose
Maltose (açúcar do malte)	Glicose + glicose
Polissacarídeos (muitas unidades de açúcar unidas)	
Rafinose	Galactose + glicose + frutose
Estaquiose	Glicose + frutose + galactose + galactose
Amido	Muitas unidades de glicose
Celulose	Muitas unidades de glicose
Hemicelulose	Arabinose* + galactose + Manose* + xilose** + ácidos urônicos

(continua)

(continua)

(Continuação)	
Carboidrato	**Composição**
Pectina	Galactose + arabinose + ácido galacturônico
Goma	Maiormente ácido galacturônico.

* Este açúcar é encontrado em muitas plantas.
** Este açúcar é encontrado em plantas e madeira.

Carboidratos e energia: Uma história de amor bioquímica

Seu corpo funciona a partir de glicose, as moléculas que suas células queimam para obter energia. (Para mais informações sobre como retirar energia a partir dos alimentos, veja o capítulo 3).

As proteínas, gorduras e álcool (presente na cerveja, vinho e licores) também fornecem energia sob a forma de calorias. E a proteína fornece glicose, mas demora mais tempo para que seu corpo a obtenha.

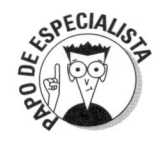

Quando você come carboidratos, seu pâncreas secreta insulina, o hormônio que lhe permite utilizar amidos e açúcares. A liberação de insulina é algumas vezes chamada de exocitose de insulina – o que significa o mesmo que "secreção de insulina" – mas soa muito mais ameaçador.

A ingestão de carboidratos simples como sacarose (açúcar de mesa) provoca uma secreção de insulina mais alta do que ao ingerir carboidratos complexos, como amido. Se possuir um distúrbio metabólico, como a diabetes, que o impeça de produzir insulina suficiente, é preciso tomar cuidado para não ingerir mais carboidratos do que possa digerir. Os açúcares não metabolizados que circulam no seu sangue podem deixá-lo tonto e até mesmo levá-lo a um coma diabético.

O que torna isso interessante é que alguns alimentos completamente saudáveis, como cenouras, batatas e pão branco possuem mais carboidratos simples do que outros alimentos como maçãs, lentilhas, amendoins e pão integral. O índice glicêmico, desenvolvido na Universidade de Toronto em 1981, dá uma mão no ranking destas comidas de acordo com a velocidade com que elas afetam os níveis de açúcar no sangue quando comparados à glicose (a forma de açúcar que seu corpo usa como energia), o índice glicêmico, por excelência.

A maioria das pessoas não possui um distúrbio metabólico, como a diabetes – que interfira na habilidade de digerir carboidratos – podem metabolizar grandes quantidades de alimentos com carboidratos com facilidade. A secreção de insulina se eleva para atender à demanda e rapidamente volta ao normal. Em outras palavras, ainda que alguns programas populares de perda de peso, como a Dieta de South Beach, confiem no índice glicêmico como uma ferramenta para a perda de peso, o problema permanece para a maioria de pessoas: um carboidrato é um carboidrato, sem importar a velocidade com que o açúcar entre na corrente sanguínea. Leia mais sobre o tema em *Diabetes Para Leigos*, já publicado pela Editora Alta Books.

Para informações sobre o por quê da diferença entre carboidratos complexos e simples pode ser importante para atletas, leia a seção chamada de "Quem precisa de mais carboidratos?".

Como a glicose se transforma em energia?

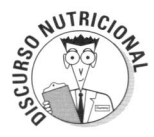

No interior das suas células, a glicose é queimada para produzir calor e trifosfato de adenosina, uma molécula que armazena e libera energia conforme a necessidade da célula. Aliás, os cientistas de nutrição, que possuem o mesmo problema de pronunciação de palavras grandes como você, geralmente se referem ao trifosfato de adenosina pelas suas iniciais: ATP. Isso é que é inteligência!

A transformação da glicose em energia ocorre de duas maneiras: com oxigênio ou sem ele. A glicose é transformada em energia com oxigênio na mitocôndria, que são pequenos corpos que flutuam na substância gelatinosa presente dentro de cada célula. Essa conversão libera energia (ATP, calor) mais água e dióxido de carbono, um resíduo.

Os glóbulos vermelhos não possuem mitocôndrias, por isso eles transformam a glicose em energia sem oxigênio. Isto gera energia (ATP, calor) e ácido láctico.

A glicose também é transformada em energia nas células musculares. Quando se trata da produção de energia a partir da glicose, as células musculares são duplamente poderosas. Elas possuem mitocôndria, portanto, podem processar a glicose com oxigênio. Mas se o nível de oxigênio nas células musculares diminuir muito, as células podem se adiantar e transformar a glicose em energia sem ele. É mais provável que isso aconteça quando se está exercitando de maneira tão árdua que você (e seus músculos) está, literalmente, sem fôlego.

Ser capaz de transformar a glicose em energia sem oxigênio é uma mão na roda, mas aqui está o lado negativo: um dos subprodutos é o ácido láctico. Por que ele é tão importante? O excesso de ácido láctico faz seus músculos doerem.

Como as massas vão para os quadris quando muitos carboidratos passam pela boca

As suas células armazenam energia com muito cuidado. Elas não armazenam mais do que precisam neste exato momento. Qualquer glicose que a célula não precise para seu trabalho diário é transformada em glicogênio (amido animal) e guardada como energia armazenada no seu fígado e músculos.

Seu corpo consegue empacotar cerca de 400 gramas de glicogênio no fígado e nas células musculares. Um grama de carboidratos, incluindo a glicose, possui quatro calorias. Se adicionar toda a glicose armazenada como glicogênio à pequena quantidade de glicose nas suas células e sangue, isto equivale a 1.800 calorias de energia.

Se a sua dieta fornece mais carboidratos do que os necessários para produzir esta quantidade de calorias armazenadas em forma de glicose e glicogênio nas suas células, músculos e fígado, o excesso se transformará em gordura. E é assim que as massas acabam parando nos quadris.

Outra maneira como o corpo usa os carboidratos

Fornecer energia é um trabalho importante, mas não é o único que o carboidrato faz por você. Os carboidratos também protegem seus músculos. Quando precisamos de energia, nosso corpo procura por glicose vinda primeiramente dos carboidratos. Se não houver nenhuma disponível devido a uma dieta restritiva de carboidratos ou por uma condição médica que impeça o uso dos alimentos com carboidratos, seu corpo começa a puxar energia do tecido gorduroso e então começa a queimar seu próprio tecido proteico (músculos). Se este uso de energia proveniente de proteínas continua durante muito tempo, o combustível acaba e a pessoa morre.

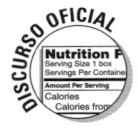

Uma dieta que forneça quantidades suficientes de carboidratos evita que o corpo consuma seus próprios músculos. É por isso que, uma dieta rica em carboidratos é algumas vezes descrita como poupadora de proteínas.

O que mais fazem os carboidratos? Eles:

- ✔ Regulam a quantidade de açúcar circulando no sangue para que todas as células consigam obter a energia necessária.

- ✔ Fornecem nutrientes para as bactérias amigas no seu trato intestinal que ajudam a digerir a comida.

- ✔ Ajudam seu corpo a absorver o cálcio.

- ✔ Podem ajudar a diminuir os níveis de colesterol e regulam a pressão sanguínea. Estes efeitos são benefícios especiais da fibra alimentar, que eu discuto em "Fibra Alimentar: O não nutriente nos alimentos com carboidratos", mais adiante neste capítulo.

Encontrando os carboidratos necessários

As fontes mais importantes de carboidratos são os alimentos de origem vegetal: frutas, vegetais e grãos. O leite e os laticínios contêm o carboidrato lactose (açúcar do leite), mas a carne, os peixes e as aves não possuem nenhum carboidrato.

No outono de 2002, a *National Academy of Sciences Institute of Medicine* (IOM) lançou um relatório recomendando que 45% a 65% das calorias diárias viessem de alimentos ricos em carboidratos. A *Food Guide Pyramid* (veja mais sobre isto no capítulo 7) facilita a construção de uma dieta nutritiva e rica em carboidratos com porções baseadas na quantidade de calorias consumidas a cada dia em:

- ✔ 6 a 11 porções de grãos (pão, cereais, massas, arroz).

- ✔ 2 a 4 porções de frutas.

- ✔ 3 a 5 porções de vegetais.

Estes alimentos fornecem carboidratos simples, carboidratos complexos e um bônus natural de fibra alimentar. O açúcar de mesa, o mel e os doces, fornecedores de carboidratos simples, são recomendados somente de vez em quando.

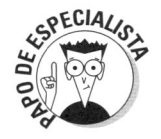

Um grama de carboidratos possui quatro calorias. Para descobrir o número de calorias dos carboidratos em uma porção, multiplique o número de gramas dos carboidratos por quatro. Por exemplo, uma rosquinha inteira possui aproximadamente 38 gramas de carboidratos, o que é igual a 152 calorias (38 x 4). (Deve-se dizer "aproximadamente" porque a fibra alimentar na rosquinha não fornece calorias já que o corpo não consegue metabolizá-la). Espere: o número não conta todas as calorias da porção. Lembre-se: os alimentos listados aqui podem conter, no mínimo, algo de proteínas e gorduras e estes dois nutrientes adicionam calorias.

Alguns problemas com os carboidratos

Algumas pessoas têm dificuldades em lidar com os carboidratos. Por exemplo, aqueles que possuem a diabetes do tipo 1 ("dependentes de insulina") não produzem quantidades suficientes de insulina, o hormônio necessário para carregar toda a glicose produzida pelos carboidratos para as células do corpo. Como consequência, a glicose continua circulando no sangue até ser excretada através dos rins. Esta é uma maneira de saber se alguém possui diabetes: testar o nível de açúcar presente na urina da pessoa.

Outras pessoas não digerem carboidratos porque seus corpos não possuem enzimas específicas necessárias para quebrar as ligações que unem as unidades de açúcar dos carboidratos. Por exemplo, muitas (há quem diga algumas) pessoas da Ásia, África, Oriente Médio, América do Sul e Europeus são deficientes em lactase, a enzima que quebra a lactose (açúcar do leite) em glicose e galactose. Se eles consomem leite ou laticínios eles terminam com um monte de lactose não digerida no trato intestinal. Essa lactose não digerida deixa as bactérias que vivem ali muito felizes, mas não a pessoa dona do intestino: enquanto as bactérias se banqueteiam no açúcar não digerido, elas excretam resíduos que dão ao hospedeiro gases e cólicas.

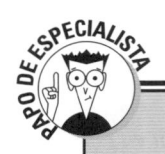

Uma pausa para o nome do jogo!

Aqui está algo interessante sobre informações nutricionais. Os nomes de todas as enzimas terminam com as letras –ase. Uma enzima que digere uma substância específica na comida, muitas vezes possui um nome similar à substância, mas com as letras – ase no final. Por exemplo, as proteases são enzimas que digerem proteínas, as lipases são enzimas que digerem gorduras (lipídios), a galactase é uma enzima que digere a galactose.

Para evitar essa anomalia, muitos restaurantes não usam o leite como um ingrediente. (Rápido! Nomeie um prato nativo da Ásia que não seja feito com leite. Não, leite de coco não conta). Isso significa que as pessoas que vivem nesses países não possuem cálcio suficiente? Não. Eles simplesmente substituem os alimentos ricos em cálcio, como verduras ou produtos de soja por leite.

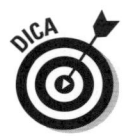

Uma segunda solução para aqueles incapazes de produzir lactase suficiente é usar laticínios pré-digeridos como iogurte, soro de leite coalhado ou nata, todos feitos ao adicionar bactérias amigas que digerem o leite (ou seja, quebram a lactose) sem estragá-lo. Outras soluções incluem queijos sem lactose e leite tratado com enzimas.

Quem precisa de mais carboidratos?

A pequena quantidade de glicose no sangue e nas células fornece a energia necessária para as atividades diárias do seu corpo. Os 400 gramas de glicogênio armazenado no seu fígado e músculos fornecem a energia suficiente para os picos de atividades extras.

Mas o que acontece quando se precisa trabalhar mais ou durante mais tempo do que o necessário? E se você for um atleta de longa distância, significa que você gasta o seu suprimento de glicose antes de ter terminado sua competição? (É por isso que os maratonistas, muitas vezes, ficam sem energia: um fenômeno chamado de "bater na parede", aos 32 quilômetros, a menos de 10 quilômetros da linha de chegada).

Se você estivesse preso em um bloco de gelo ou perdido na floresta durante um mês ou mais, depois que seu corpo sugasse todo o suprimento de glicose, incluindo a glicose armazenada no glicogênio, ele começaria a puxar a energia da gordura e depois do músculo. Mas a extração da energia a partir da gordura corporal requer grandes quantidades de oxigênio, o que é provável que seja escasso depois que o corpo tenha corrido, nadado ou pedalado por 40 quilômetros. Portanto, os atletas precisam encontrar outras soluções para aumentar seu limite. Aqui está ela. Eles se enchem de carboidratos antecipadamente.

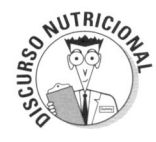

A sobrecarga de carboidratos é um regime dietético criado para aumentar a quantidade de glicogênio armazenado nos músculos em antecipação a um evento. Você começa uma semana antes do evento, de acordo com o doutor Alfred A. Bushway da *University of Maine*, exercitando-se até a exaustão para que seu corpo puxe o máximo de glicogênio possível para fora dos músculos. Então, durante três dias, você ingere alimentos ricos em gorduras e proteínas, e pobres em carboidratos para evitar que o nível de glicogênio se eleve de novo.

Três dias antes do grande dia, o padrão se inverte. Agora você quer construir e conservar o armazenamento de glicogênio. O que você precisa é de uma dieta que tenha 70% de carboidratos, fornecendo seis a dez gramas de carboidratos para cada quilo de peso corporal, tanto para homens como para mulheres. E não se trata de qualquer carboidrato. O que se quer são carboidratos complexos presentes em alimentos com amido, como massas e batatas, em vez daqueles do tipo simples e mais encontrados em alimentos açucarados, como frutas. E, claro, doces.

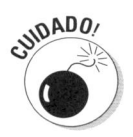

Esta dieta de sobrecarga de carboidratos não é para todos e tampouco ajudará as pessoas nas competições de curta duração. É estritamente para eventos cuja duração seja maior do que 90 minutos.

E o que acontece enquanto se está correndo, nadando ou pedalando? O consumo de açúcares simples durante a corrida dará mais pequenas cargas de energia? Sim. O açúcar é rapidamente transformado em glicogênio e carregado para os músculos. Mas, você não irá querer um açúcar simples (doces, mel) já que eles são hidrofílicos (hidro = água, fílico = afeição), o que significa que ele irá retirar água dos tecidos corporais para levá-la ao trato intestinal. Usar esse tipo de açúcar pode aumentar a desidratação e deixá-lo com náuseas. Desse modo, é melhor obter o açúcar necessário a partir de bebidas adoçadas para atletas, pois elas fornecem fluidos junto com energia. A etiqueta da bebida atlética também diz que o líquido contém sal (cloreto de sódio). Por quê? Para repôr o sal perdido enquanto estava suando 'em bicas'. Vá até o capítulo 13 para descobrir o porquê isto é importante.

Fibra alimentar: O Não Nutriente nos Alimentos com Carboidratos

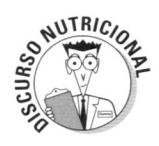

A fibra alimentar é um grupo de carboidratos complexos que não são fonte de energia para seres humanos. Como as enzimas digestivas humanas não conseguem quebrar as ligações que unem as unidades de açúcar da fibra, as fibras não adicionam calorias à sua dieta e não podem ser transformadas em glicose.

Os ruminantes (animais como as vacas, que ruminam) possuem uma combinação de enzimas digestivas e micróbios digestivos que permite a eles extrair os nutrientes das fibras alimentares insolúveis (celulose e algumas hemiceluloses). Mas nem mesmo essas criaturas conseguem retirar nutrientes da lignina, uma fibra insolúvel presente nos caules e folhas de plantas e predominantes na madeira. Como resultado, o Departamento de Agricultura dos Estados Unidos especificamente proibiu o uso de madeira ou serragem nas rações animais.

Só porque você não consegue digerir fibras alimentares não significa que ela não possa ser uma parte valiosa da sua dieta. O oposto também é verdade. A fibra alimentar é valiosa porque não conseguimos digeri-la!

Os dois tipos de fibra alimentar

Os nutricionistas classificam as fibras alimentares como fibras insolúveis ou fibras solúveis, dependendo da capacidade de se dissolver na água. (Os dois tipos de fibras resistem às enzimas digestivas humanas).

- ✔ **Fibra insolúvel:** Este tipo de fibra inclui a celulose, algumas hemiceluloses e a lignina encontrada em grãos integrais e outras plantas. Este tipo de fibra alimentar é um laxante natural. Ele absorve água, ajuda você a se sentir mais cheio depois das refeições e estimula as paredes intestinais a se contraírem e relaxarem. Essas contrações naturais, chamadas de peristaltismo, movimentam os materiais sólidos através do trato digestivo.

  Ao movimentar os alimentos rapidamente através dos intestinos, a fibra insolúvel pode ajudar a aliviar ou prevenir distúrbios digestivos, como constipação ou diverticulite (infecção que ocorre quando a comida fica presa em pequenas bolsas da parede do cólon). A fibra insolúvel também dá volume e torna as fezes mais macias, reduzindo o risco de desenvolvimento de hemorroidas e diminuindo o desconforto de quem as tiver.

- ✔ **Fibra solúvel:** Esta fibra, como as pectinas nas maçãs e os beta-glucanas na aveia e na cevada, parece diminuir a quantidade de colesterol circulando no sangue (seu nível de colesterol). Essa tendência pode ser a razão pela qual uma dieta rica em fibras parece oferecer alguma proteção contra doenças do coração.

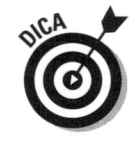

Eis os benefícios para aqueles que seguem esta dieta: as fibras solúveis formam um gel na presença de água, o que acontece quando as maçãs e a aveia chegam ao trato digestivo. Assim como a fibra insolúvel, a fibra solúvel pode fazê-lo se sentir mais cheio sem a adição de calorias.

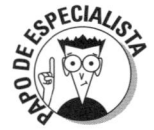

A fibra alimentar solúvel normal não pode ser digerida e seu corpo não a absorve. No entanto, em 2002, os pesquisadores do *Bárbara Ann Karamonos Câncer Institute*, em Detroit, alimentaram camundongos de laboratório com um tipo de fibra alimentar solúvel chamada de pectina cítrica modificada (MCP). A fibra, feita da casca de frutas cítricas, pode ser digerida.

Quando fornecida como alimento aos ratos de laboratório, pareceu reduzir o tamanho de tumores causados pelo implante de células cancerígenas de mama e de cólon. Os pesquisadores acreditam que a fibra evita que as células de câncer se unam para formar tumores. Agora, duas companhias farmacêuticas estão investigando os efeitos da pectina cítrica modificada em seres humanos. Mas o produto ainda não está pronto para a estreia. Apesar de ser vendido como suplemento dietético (não como remédio), os especialistas avisam que seus efeitos em seres humanos (e cânceres humanos) ainda não foram comprovados.

Obtendo fibras dos alimentos

É possível encontrar fibras em todos os alimentos de origem vegetal: frutas, vegetais e grãos. No entanto, não se encontra nenhum tipo de fibra em alimentos de origem animal: carne, peixe, aves, leite, laticínios e ovos.

Uma dieta balanceada com muitos alimentos de origem vegetal fornece tanto as fibras solúveis como as insolúveis. A maioria dos alimentos contém ambas as fibras, mesmo que a balança tenda a favorecer um ou outro tipo. Por exemplo, a fibra predominante na maçã é a pectina (uma fibra solúvel), mas a casca da maçã também possui um pouco de celulose, hemicelulose e lignina.

A Tabela 8-1 mostra quais alimentos são boas fontes de tipos específicos de fibra. Uma dieta rica em alimentos de origem vegetal (frutas, vegetais e grãos) lhe dá as quantidades adequadas de fibra alimentar.

Tabela 8-1:	Fontes de Diferentes Tipos de Fibra
Fibra	**Onde encontrar**
Fibras Solúveis	
Pectina	Frutas (maçãs, morangos e frutas cítricas)
Beta-glucanas	Aveia, cevada
Goma	Feijão, cereais (aveia, arroz, cevada), sementes, algas
Fibras Insolúveis	
Celulose	Folhas (repolho), raízes (cenouras, beterrabas), farelos, trigo integral, feijão
Hemicelulose	Cascas de sementes (farelo, grãos integrais)
Lignina	Caules, folhas a casca de plantas

Qual é a quantidade de fibras necessária?

De acordo com o Departamento de Agricultura dos Estados Unidos, a mulher americana média consome aproximadamente 12 gramas de fibra por dia e o homem americano médio consome 17 gramas. Estes números estão muito abaixo das novas recomendações da IOM (*Institute of Medicine*), que por conveniência estão listados aqui:

- 25 gramas por dia se for uma mulher com menos de 50 anos

- 38 gramas por dia se for um homem com menos de 50 anos

- 21 gramas por dia se for uma mulher com mais de 50 anos

- 30 gramas por dia se for um homem com mais de 50 anos

Acredita-se que as quantidades de fibra alimentar recomendadas pelo IOM fornecem os benefícios sem causar os desconfortos relacionados à fibra. Desconfortos? Como quais? E como saber se os tenho?

Confie em mim. Se comer mais fibras do que o suficiente, seu corpo dirá de imediato. Toda aquela frugalidade pode irritar o trato intestinal, que irá mandar um protesto inconfundível na forma de gás intestinal ou diarreia. Em casos extremos, se não beber líquido suficiente para umedecer e amaciar a fibra ingerida para que ela possa deslizar através do trato digestivo, a fibra alimentar pode formar uma massa que pode se transformar em uma obstrução intestinal (para mais informações sobre a água, leia o capítulo 13).

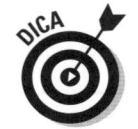

Se decidir aumentar a quantidade de fibras em sua dieta, siga este conselho:

- Faça-o gradualmente, adicionando um pouco mais a cada dia. Dessa maneira é menos provável que sofra de desconforto intestinal. Em outras palavras, se a sua atual dieta é rica em alimentos sem fibras, como carne, peixe, aves, ovos, leite e queijo, e em alimentos com poucas fibras, como pão branco e arroz branco, não se sobrecarregue de cereais integrais (35 gramas de fibra alimentar em uma porção de 100 gramas) ou de figos secos (9,3 gramas por porção) de uma vez só. Comece adicionando uma porção de flocos de milho (2 gramas de fibra alimentar) no café da manhã, talvez uma maçã (2,8 gramas) no almoço, uma pêra (2,6 gramas) no meio da tarde e meia xícara de feijões cozidos (7,7 gramas) no jantar. Quatro adições simples e você já alcançou 15 gramas de fibra alimentar.

- Sempre consulte o rótulo nutricional quando estiver comprando (mais informação sobre os maravilhosos guias informativos, veja o capítulo 17). Quando escolher entre produtos similares, leve aquele que tiver o maior conteúdo de fibras por porção. Por exemplo, o pão sírio branco, em geral, possui aproximadamente 1,6 gramas de fibra alimentar por porção. O pão sírio integral possui 7,4 gramas. Do ponto de vista da fibra, você sabe qual opção é a melhor para o seu corpo. Vá por ela!

> ✔ Beba bastante líquido. A fibra alimentar é como uma esponja, ela se encharca de líquido, o aumento na ingestão de fibras pode privar as células da água necessária para que elas possam realizar seu trabalho diário (para mais informações sobre como o seu corpo usa a água consumida, veja o capítulo 13). É por isso que a *American Academy of Family Physicians* (entre outros) sugere que todos tenham certeza que estejam consumindo água suficiente ao ingerir fibras. Quanto é o suficiente? De volta ao capítulo 13.

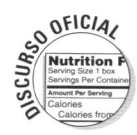

A tabela 8-2 mostra as quantidades de todos os tipos de fibra alimentar, insolúveis e solúveis, presentes em uma porção de 100 gramas de alimentos específicos. A propósito, os nutricionistas gostam de medir tudo em porções de 100 gramas, pois isto torna a comparação de alimentos possível.

Ou, vamos cair na realidade! Você pode olhar o rótulo nutricional do pacote que fornece os nutrientes por porção.

Finalmente, as quantidades nesta tabela são médias. Diferentes marcas de produtos processados (pães, alguns cereais, frutas cozidas e vegetais) podem conter mais ou menos fibras por porção.

Factoide de fibras

A quantidade de fibras em uma porção de comida pode depender se a comida está crua ou cozida. Por exemplo, como se pode ver na tabela 8-2, uma porção de 100 gramas de ameixas secas possui 7,2 gramas de fibra, enquanto que uma porção de 100 gramas de ameixas cozidas possui 6,6 gramas de fibra.

Por quê? Quando cozinhamos as ameixas elas incham, o que significa que absorvem água. A água adiciona peso, mas obviamente não adiciona fibras. Portanto, uma porção de ameixas mais água possui um pouco menos de fibras por grama do que o mesmo peso de ameixas secas.

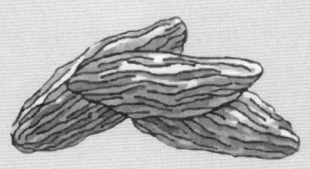

VS.

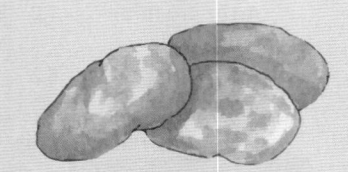

Ameixas secas   Ameixas cozidas

Tabela 8-2:	O Conteúdo de Fibras em Alimentos Comuns
Comida	Gramas de Fibra Alimentar Presentes em Uma Porção de 100 gramas.
Pão	
Bagel	2,1
Pão de farelo	8,5
Pão pita (branco)	1,6
Pão pita (integral)	7,4
Pão branco	1,9
Cereais	
Farelo de trigo	35,3
Flocos de farelo de trigo	18,8
Flocos de milho	2,0
Aveia	10,6
Flocos de Trigo	9,0
Grãos	
Cevada polida (sem a cobertura externa), crua	15,6
Fubá integral	11,0
Fubá de milho branco	5,2
Farelo de aveia, cru	6,6
Arroz cru (integral)	3,5
Arroz cru (branco)	1,0 – 2,8
Arroz cru (selvagem)	5,2
Farelo de Trigo	15,0
Frutas	
Maçã com casca	2,8
Damascos secos	7,8
Figos secos	9,3
Kiwi	3,4
Pêra crua	2,6
Ameixas secas	7,2
Ameixas cozidas	6,6

Comida	Gramas de Fibra Alimentar Presentes em Uma Porção de 100 gramas.
Passas	5,3
Vegetais	
Feijões assados (vegetariano)	7,7
Grão-de-bico (enlatado)	5,4
Vagem cozida	7,2
Brócolis cru	2,8
Couve-de-bruxe-las cozida	2,6
Repolho branco cru	2,4
Couve-flor crua	2,4
Milho verde cozido	3,7
Ervilhas com vagens comestí-veis crua	2,6
Batatas brancas, assadas com pele	5,5
Batata-doce cozida	3,0
Tomate cru	1,3
Nozes	
Amêndoas tor-radas	11,2
Coco cru	9,0
Avelã torrada	6,4
Amendoim torrado	8,0
Pistache	10,8
Outros	
Salgadinhos de milho	4,4
Tahine (pasta de gergelim)	9,3
Tofu	1,2

Tabela provisória da Dietary Fiber Content of Selected Foods (Washington, D.C., Department of Agriculture, 1988).

A fibra e o seu coração: A saga contínua da aveia

A aveia é o segundo capítulo na novidade da fibra que começou com o farelo de trigo, em torno de 1980. O farelo de trigo, ou a fibra presente nele, é rico em fibras insolúveis, como celulose e lignina. O fator mágico da aveia são suas fibras solúveis de beta-glucanas. Durante mais de 30 anos os cientistas souberam que a ingestão de alimentos ricos em fibra solúveis era capaz de diminuir o colesterol, mesmo que ninguém soubesse exatamente o porquê. As frutas e vegetais, em especial os feijões secos, são ricos em fibras solúveis, mas considerado o peso, a aveia possui mais fibras solúveis. Além disso, os beta-glucanas são queimadores de colesterol mais eficientes do que a pectina e a goma, fibras solúveis encontradas na maioria de frutas e vegetais.

Em 1990, os pesquisadores da University of Kentucky relataram que as pessoas que adicionavam ½ xícara de flocos de aveia (e não farelo de aveia) em suas dietas podiam diminuir seus níveis de lipoproteínas de baixa densidade (LDL), as partículas que carregam o colesterol para as suas artérias, em até 25% (veja o capítulo 7 para mais informações sobre o colesterol).

Recentemente, os cientistas da Medical School of Northwestern University fundada pela Aveia Quaker, alistaram 208 voluntários saudáveis cujos exames de colesterol variassem entre 200 mg/dl para um estudo envolvendo flocos de aveia. Os níveis totais de colesterol dos voluntários diminuíram uma média de 9,3 % com uma dieta baixa em gorduras e colesterol suplementada por 60 gramas de flocos de aveia todos os dias. Cerca de um terço da redução do colesterol foi creditado à aveia.

Os produtores de aveia arredondaram a perda total para 10% e a National Research Council afirmou que uma queda de 10% no colesterol poderia produzir uma queda de 20% no risco de um ataque cardíaco.

Preciso contar o que aconteceu depois? Os livros sobre aveia chegaram à lista dos mais vendidos. A venda de Cheerios, cereal feito de aveia, ultrapassou as vendas de Sucrilhos e se tornou o cereal mais vendido nos Estados Unidos. E as pessoas adicionaram aveia a tudo, desde rosquinha até suco de laranja.

Hoje os cientistas sabem que ainda que um pouco de aveia não faça mal, a ligação entre a aveia e os níveis de colesterol não é um cura-tudo.

Como regra geral, um adulto cujos níveis de colesterol estejam mais altos do que 250 mg/dl é considerado como um alto risco. Um colesterol que esteja entre 200 e 250mg/dl é considerado como um risco moderado. Um nível de colesterol abaixo dos 200 mg/dl é considerado bastante bom. Não, isto não é um termo técnico, mas você pegou a ideia.

Se o seu nível de colesterol está acima dos 250 mg/dl, uma redução em 10% através de uma dieta que contenha aveia poderá reduzir o risco de ataques cardíacos sem o uso de remédios. Se o nível de colesterol está mais baixo do que isto, os efeitos da aveia são menos dramáticos. Por exemplo:

- Se o seu nível de colesterol está abaixo dos 250 mg/dl, uma dieta baixa em gorduras e em colesterol pode diminuir 15 pontos, colocando-o em risco moderado. Adicionar aveia reduz mais outros oito pontos, mas não o leva para um território sem riscos, abaixo dos 200 mg/dl.

- Se o seu colesterol já é baixo, digamos 199 mg/dl ou menos, uma dieta baixa em gorduras e em colesterol mais aveia poderá abaixar seus níveis para 180 mg/dl, mas a aveia somente conta seis pontos pela perda.

Como reconhecimento pelos benefícios da aveia, a Food and Drug Administration (FDA) agora permite a veiculação de publicidade sobre saúde nas etiquetas de produtos à base de aveia. Por exemplo, o rótulo de um produto pode dizer: "As fibras solúveis de alimentos como a aveia, se parte de uma dieta pobre em gorduras saturadas e colesterol, podem reduzir o risco de doenças cardíacas".

A propósito, a pectina solúvel encontrada em maçãs e o beta-glucano solúvel (goma) encontrado em feijões e ervilhas também diminuem os níveis de colesterol. A fibra insolúvel encontrada no farelo de trigo não consegue diminuir.

Capítulo 9:
Álcool: Uvas e Grãos em Outros Formatos

Todas as bebidas alcoólicas estão entre os remédios e prazeres simples mais antigos da humanidade, consideradas tão superiores que os antigos gregos e romanos chamavam o vinho de "presente dos deuses" e quando os celtas – primeiros habitantes da Escócia e da Irlanda – produziram o whisky, eles o nomearam uisge beatha (whis-ky ba), uma combinação das palavras "água" e "vida". Hoje, mesmo que consiga ter a mesma apreciação que eles pelo produto, você sabe que as bebidas alcoólicas podem oferecer riscos e benefícios.

A propósito, eu me refiro às bebidas feitas de álcool como "bebidas alcoolêmicas". Sim, eu sei que muitos pensam que o termo correto é "bebidas alcoólicas", mas sempre que escrevo ou digo essas palavras imediatamente vejo a imagem de algumas garrafas bêbadas de cerveja. Além disso, você já escutou "bebida de leite", mas nunca "leitosas" ou "bebidas de cola" e não "colosas". Portanto, me agrade.

Revelando as Muitas Facetas do Álcool

Quando os micro-organismos, as leveduras, digerem, no caso – fermentam, os açúcares dos alimentos com carboidratos – eles produzem dois subprodutos: um líquido e um gás. O gás é o dióxido de carbono. O líquido é o álcool etílico, também conhecido como etanol, o ingrediente inebriante presente nas bebidas alcoolêmicas.

Esse processo bioquímico não é do tipo que acontece ao acaso. De fato, ele acontece na sua própria cozinha toda vez que você prepara um pão com fermento. Lembra-se do leve odor de cerveja impregnado no ar enquanto a massa está subindo? O cheiro vem do álcool que o fermento produz enquanto ele interage com os açúcares da farinha. (Não se preocupe, o álcool evapora enquanto o pão está assando). Enquanto o fermento digere os açúcares, eles também produzem dióxido de carbono, que faz o pão crescer.

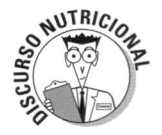

A partir de agora, sempre que ver neste livro a palavra álcool, sozinha, a menos que haja uma nota, ela significa etanol, o único álcool usado nas bebidas alcoolêmicas. (Sim, sim, sim. A definição também se aplica ao contrário. Se encontrar a palavra álcool no capítulo anterior, ela também significa etanol. Nossa! Algumas pessoas são tão implicantes).

Análise de Como as Bebidas Alcoólicas são Feitas

As bebidas alcoolêmicas são produzidas através da fermentação ou através de uma combinação de fermentação e destilação.

Produtos alcoólicos fermentados

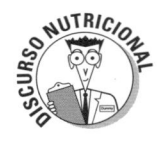

A fermentação é um processo simples no qual o fermento, ou a bactéria, é adicionado ao alimento com carboidratos, como milho, batatas, arroz ou trigo, usado como material inicial. O fermento digere os açúcares no alimento, e o deixa líquido (álcool). Esse líquido é filtrado para remover os sólidos e a água geralmente é adicionada para diluir o álcool, produzindo – '*voilà*' – uma bebida alcoolêmica.

Quais são os outros álcoois presentes em casa?

O etanol é o único tipo de álcool utilizado em alimentos e bebidas alcoolêmicas, mas não é o único tipo de álcool usado em produtos aos consumidores. Aqui estão outros tipos de álcoois que podem estar presentes na estante do banheiro ou na oficina (se bem que definitivamente estes não devem ser ingeridos):

Álcool Metílico (metanol): este álcool venenoso feito da madeira é usado como um solvente químico (líquido usado para dissolver outras substâncias químicas).

Álcool Isopropílico (isopropanol): este álcool venenoso é feito do propileno, um derivado do petróleo.

Álcool desnaturado: este produto é o álcool adicionado de uma substância química (desnaturante), que com que ele tenha sabor e gosto desagradáveis, para que ele não possa ser consumido. Alguns desnaturantes são venenosos.

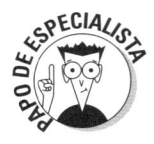

As cervejas são feitas dessa maneira, assim como o vinho. O Kumis, um produto de leite fermentado, é um pouco diferente porque é produzido ao adicionar fermento e bactérias amigas, chamadas lactobacillus (lacto = leite), ao leite da égua. Os micro-organismos produzem álcool, mas este não é separado do leite, o que torna essa bebida espumante e fermentada, sem a adição de água.

Bebidas Alcoólicas destilados

A segunda maneira para se produzir uma bebida alcoolêmica é através da destilação.

Assim como no caso da fermentação, o fermento é adicionado aos alimentos para produzir álcool a partir dos açúcares. Mas o fermento não consegue se desenvolver em um ambiente onde a concentração de álcool seja maior do que 20%. Para concentrar o álcool e separá-lo do resto dos ingredientes no líquido fermentado, os destiladores o colocam em um alambique grande com um extenso tubo por cima. O alambique é aquecido para que o álcool, que ferve a uma temperatura mais baixa do que todos os líquidos no alambique, se transforme em vapor, elevando-se até a coluna no topo do alambique, e é coletado em contêineres, onde ele se condensa e volta a ser líquido.

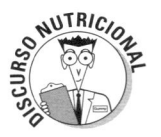

Este álcool, chamado de álcool neutro, é a base para as bebidas alcoolêmicas chamadas de espíritos destilados: gim, rum, tequila, whisky e vodca. O conhaque é um produto especial, um espírito destilado a partir do vinho. Os vinhos fortificados, como o Porto ou o Xerez, são tipos de vinho com espíritos adicionados.

Os alimentos utilizados para produzir bebidas alcoólicas

As bebidas alcoolêmicas podem ser feitas a partir de qualquer alimento com carboidratos. Os alimentos mais comuns são grãos de cereais, frutas, mel, melado ou batatas. Todos produzem álcool, mas os álcoois possuem sabores e cores levemente diferentes. A tabela 9-1 mostra quais alimentos são usados para produzir os diferentes tipos de bebidas alcoolêmicas.

Verifique a ortografia

Aqui está um aviso interessante ao consumidor: o whiskey é escrito com um e se for feito na América do Norte ou na Irlanda e é escrito sem o e, como em whisky, se ele for procedente de outro país (a Escócia é o melhor exemplo).

Por quê? Ninguém sabe com certeza. Mas uma suposição razoável é de que os escoceses simplesmente cortaram a letra para diferenciar seu espírito destilado daqueles destilados na Irlanda. Ao viajar para os Estados Unidos, os imigrantes irlandeses trouxeram seus métodos de destilação e a letra e com eles, portanto, o nome deles se americanizou produzindo o whiskey, feito nos Estados Unidos.

Por si só, o álcool fornece energia (sete calorias por grama), mas nenhum nutriente, portanto, os espíritos destilados, como o whiskey ou a vodca ao natural não fornecem nada mais do que calorias. A cerveja, o vinho, a cidra e outras bebidas fermentadas, como o Kumis (leite fermentado) contém um pouco dos alimentos dos quais foram feitos, fornecendo uma pequena quantidade de proteínas, carboidratos, vitaminas e sais minerais.

Tabela 9-1:	Alimentos Usados Para Fazer Bebidas Alcoolêmicas
Alimento original	**Bebida Alcoolêmica Produzida**
Frutas e Suco de frutas	
Planta de agave	Tequila
Maçãs	Cidra
Uvas e outras frutas	Vinho
Grãos	
Cevada	Cerveja, vários destilados, kvass
Milho	Bourbon, whiskey de milho, cerveja
Arroz	Saquê (bebida destilada), vinho de arroz
Centeio	Whiskey
Trigo	Destilados, cerveja
Outros	
Mel	Hidromel
Leite	Kumis, Kefir
Batatas	Vodca
Cana-de-açúcar	Rum, Cachaça

A Quantidade de Álcool Presente Naquela Garrafa

Nenhuma bebida alcoolêmica possui 100% de álcool. Elas são feitas de álcool mais uma adição de água e, se for um vinho ou uma cerveja, algum resíduo do alimento do qual é feita estará presente.

A etiqueta de toda garrafa de vinho, ou espíritos, mostra o conteúdo alcoólico como teor alcoólico. (Por razões complicadas demais para serem discutidas em menos de 50 páginas, as garrafas de cerveja podem ter essa informação, a lei norte-americana não o exige).

O teor alcoólico mede a quantidade de álcool como uma porcentagem de todo o líquido presente no recipiente. Por exemplo, se um recipiente contém 300 mililitros de líquido e 30 mililitros é composto de álcool, o produto possui um teor alcoólico de 10%: o conteúdo de álcool dividido pela quantidade de líquido total.

Proof, um termo mais antigo que descreve o conteúdo alcoólico nos Estados Unidos, é o dobro do teor alcoólico. Por exemplo, uma bebida alcoolêmica que contenha 10% de álcool por volume possui um proof de 20.

Aliás, neste exato momento, as bebidas alcoolêmicas são os únicos produtos no mercado de bebidas e comidas, vendidas sem um rótulo nutricional. A *National Consumers League* e o *Center for Science in the Public Iinterest*, localizado em Washington, estão entrando com uma petição na *Food and Drug Administration* para criar um rótulo de ingredientes para as bebidas alcoólicas. O rótulo mostraria os ingredientes, a quantidade de porções médias do recipiente, o teor alcoólico e as calorias por porção, para que se possa comparar produtos e controlar a ingestão. Inteligente. Para ver o rótulo proposto, visite o site (em inglês): `nclnet.org/pressroom/alcoholfactspr.htm`. *

O Álcool Através do Seu Organismo

Outros alimentos precisam ser digeridos antes de serem absorvidos pelas células, mas o álcool flui diretamente através das membranas do corpo e vai para a corrente sanguínea, que carrega o álcool para quase todo órgão do corpo. Aqui está um mapa da estrada para mostrar a rota viajada pelo álcool em cada drinque tomado.

O caminho da boca até o estômago

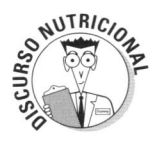

O álcool é um adstringente, ele coagula as proteínas da superfície da sua boca para torná-lo contraído. Um pouco do álcool é absorvido através da superfície da boca e da garganta, mas a maior parte do álcool bebido vai para o estômago, onde uma enzima chamada de álcool desidrogenase gástrica (ADH) começa a metabolizá-lo (digerir).

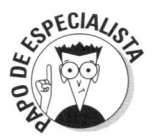

A quantidade de álcool desidrogenase que o corpo expele é influenciada pela etnia e pelo gênero. Por exemplo, asiáticos, americanos nativos e esquimós parecem secretar menos álcool desidrogenase do que a maioria dos caucasianos. Em média a mulher (independente de sua etnia) produz menos ADH do que um homem médio. Como resultado, uma maior quantidade de álcool não metabolizado passa de seus estômagos para a corrente sanguínea e é provável que elas se sintam embriagados com menores quantidades de álcool do que um homem caucasiano médio precisaria para chegar ao mesmo estado.

Enquanto pondera sobre isto, o álcool não metabolizado está correndo pelas paredes estomacais e para dentro da corrente sanguínea, chegando também ao intestino delgado.

---

* No Brasil, as bebidas alcoólicas estão excluídas da obrigatoriedade da rotulagem nutricional.

Uma parada rápida na fábrica de energia

A maior parte do álcool ingerido é absorvida através do duodeno (intestino delgado), de onde flui por uma grande veia (a veia porta hepática) para o seu fígado. Ali, uma enzima similar à ADH gástrica metaboliza o álcool, que é transformado em energia por uma coenzima chamada de nicotinamida adenina dinucleotídeo (NAD). A NAD também é usada para transformar a glicose obtida a partir de carboidratos em energia, enquanto a NAD está sendo usada no álcool, a conversão de glicose se paralisa.

Um fígado normal e saudável consegue processar aproximadamente 15 gramas de álcool puro (ou seja, 200 mililitros a 500 mililitros de cerveja, 180 mililitros de vinho ou 80 mililitros de destilados) em uma hora. O resto flui para o coração.

Tempo livre para tomar um ar

Ao entrar em seu coração, o álcool reduz a força das contrações dos músculos do coração. Você começa a bombear um pouco menos de sangue durante alguns minutos, os vasos sanguíneos de todo o corpo relaxam e a pressão arterial diminui durante algum tempo. As contrações logo voltam ao normal, mas os vasos sanguíneos podem continuar relaxados e a pressão arterial continua baixa por até meia hora.

Ao mesmo tempo, o álcool flui pelo sangue do coração, através da veia pulmonar, até os pulmões. Agora você estará expirando uma pequena quantidade de álcool e seu hálito terá o cheiro de álcool. Então, o sangue recém-oxigenado e ainda alcoolizado flui de volta, através da artéria pulmonar, para o coração e, dessa vez, passa para a aorta (a maior artéria que carrega sangue para o corpo).

Subindo à superfície

Quando no sangue, o álcool aumenta os níveis de lipoproteínas de alta densidade (HDL), embora não o suficiente para carregar para fora do corpo. (Para mais informações sobre lipoproteínas, veja o capítulo 7). O álcool também torna o sangue mais difícil de coagular, diminuindo temporariamente os riscos de infartos ou derrames (AVC).

O álcool faz com que os vasos sanguíneos se expandam, fazendo que mais sangue quente flua do centro do corpo até a superfície da pele. Nos sentimos mais quentes durante algum tempo e, se a pele for muito clara, ela pode ganhar um rubor e ficar rosa. (Os asiáticos, você deve se lembrar de alguns parágrafos interiores, tendem a produzir menos álcool desidrogenase do que os caucasianos, muitas vezes sofrem de um rubor característico quando bebem até mesmo pequenas quantidades de álcool). Ao mesmo tempo, quantidades muito pequenas de álcool saem pelos poros e o hálito cheira a álcool.

Encontrando curvas na estrada

O álcool é um sedativo. Quando ele chega ao cérebro, diminui a velocidade da transmissão de impulsos entre as células nervosas, controladoras da habilidade para pensar e se movimentar. É por isso que os pensamentos podem parecer confusos, o julgamento prejudicado, a língua enrolada, a visão turva e os músculos borrachudos.

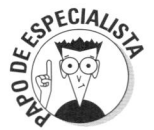

Você sente uma necessidade repentina para urinar? O álcool reduz a produção do cérebro de hormônios antidiuréticos, substâncias químicas que evitam que você urine demais. É possível que você perda bastante líquido, além de vitaminas e minerais. Você também acaba com muita sede e sua urina pode ter um leve cheiro a álcool. Esse ciclo continua durante todo o tempo em que tiver álcool circulando no sangue ou, em outras palavras, até que seu fígado consiga produzir ADH suficiente para metabolizar todo o álcool consumido. Quanto tempo isso significa? A maioria das pessoas precisa de uma hora para metabolizar a quantidade de álcool (40 mililitros) de uma dose. Mas isto é uma média: algumas pessoas mantêm o álcool circulando no sangue por até três horas após a ingestão.

Álcool e Saúde

As bebidas alcoolêmicas possuem benefícios e efeitos colaterais. Os benefícios parecem estar ligados ao que é comumente conhecido como "beber moderadamente", ou seja, não mais do que uma dose por dia para as mulheres e duas doses por dia para os homens, sendo consumidos com comida. Os riscos geralmente aparecem com o abuso de álcool.

Consumo moderado: Alguns benefícios e riscos

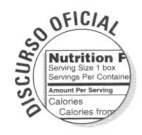

Quantidades moderadas de álcool reduzem o estresse, então não é surpresa que o mais recente estudo científico feito em grandes grupos de homens e mulheres sugira que o consumo moderado é saudável ao coração, protegendo o sistema cardiovascular (discurso científico para os vasos cardíacos e sanguíneos). Aqui estão algumas descobertas sobre os benefícios cardiovasculares e alguns outros fatores que o consumo moderado podem fazer por você:

- O *Cancer Prevention Study* da *American Cancer Society* monitorou mais de um milhão de norte-americanos em 25 estados durante 12 anos, para descobrir que a ingestão moderada de álcool tinha um "aparente efeito protetor em doenças cardíacas coronárias". Tradução: homens que bebem com moderação diminuem os riscos de um infarto. O risco é 21% menor para homens que consomem uma dose por dia comparado aos homens que nunca bebem.

  Uma análise de dados parecida para cerca de 600.000 mulheres no longo estudo de *Harvard Nurses' Health Study* mostrou que as mulheres que consumiam uma dose ocasionalmente ou consumiam uma dose por dia tinham menos probabilidades de um infarto do que aquelas que não consumiam nada.

✔ Um estudo de 2003 da Tulane University School of Public Health and Tropical Medicine mostra que os homens que bebiam com moderação (duas doses por dia) também tinham um menor risco de um derrame relacionado a um coágulo. Mas como o álcool reduz a coagulação do sangue, ele aumenta o risco de um derrame hemorrágico (derrame causado por um sangramento no cérebro). Sinto muito por isso.

✔ De acordo com pesquisadores do laboratório da *USDA's Agricultural Research Service (ARS)*, em Beltsville, Maryland, o consumo moderado de álcool pode diminuir o risco de uma mulher idosa saudável desenvolver diabetes.

✔ Ao contrário da opinião popular, um estudo sobre doenças cardíacas com duração de 15 anos e envolvendo 1.700 pessoas no Institute of Preventive Medicine, em Kommunehospitalet, em Copenhage, Dinamarca, mostrou que homens e mulheres mais velhos que consumiam até vinte e uma doses de vinho por semana eram menos propensos, do que os abstêmios, a desenvolver Mal de Alzheimer e outras formas de demência. Igualmente, uma recente pesquisa com duração de 12 anos e envolvendo 1488 pessoas no *Johns Hopkins University*, em Maryland, sugere que bebedores regulares e moderados possuem uma melhor pontuação com o tempo do que os abstêmios no Mini-Mental State Examination (MMSE), um exame padrão de memória, raciocínio e tomada de decisão.

Esta é a boa notícia. Aqui está a má notícia: os mesmos estudos que valorizam os efeitos do consumo moderado de álcool em doenças cardíacas são menos tranquilizadores entre álcool e câncer. A *American Câncer Society's Câncer Prevention Study* mostra que pessoas que ingerem mais de duas doses por dia possuem uma maior incidência de câncer na boca e na garganta (esôfago). Além disso:

✔ Os pesquisadores da *University of Oklahoma* dizem que homens que bebem cinco ou mais cervejas por dia dobram o risco de câncer retal.

✔ As estatísticas da *American Cancer Society* mostram um risco mais elevado de câncer de mama entre mulheres que consomem mais de três doses por semana, mas novos estudos sugerem que este efeito se aplique somente em mulheres mais velhas que estejam utilizando a terapia de reposição hormonal.

Os riscos físicos do abuso de álcool

O abuso do álcool é um termo que geralmente significa uma pessoa beber tanto, que isso interfere em suas habilidades de ter uma vida normal e produtiva. Os efeitos a curto prazo do consumo excessivo de álcool são bem conhecidos a todos, em especial a homens que podem descobrir que a bebedeira excessiva diminui o desejo sexual e torna impossível o... desempenho. (Não há evidências que sugiram que a bebida interfira no orgasmo feminino).

Muito e pouco relacionados ao meio-termo

Quando os cientistas falam da relação entre o álcool e as doenças cardíacas, a letra curva J muitas vezes aparecem. O que é uma curva J? É um gráfico estatístico em forma da letra J.

Em termos de doenças cardíacas, o menor pico da esquerda do J mostra o risco entre os abstêmios, o pico maior na direita mostra o risco entre aqueles que bebem demais, e a curva do centro mostra o risco da bebida moderada. Em outras palavras, a curva J diz que as pessoas que bebem com moderação possuem um menor risco de doenças cardíacas do que as pessoas que bebem muito ou nada.

Esta informação é legal. Esta é melhor: de acordo com um recente relatório da Comissão de abuso de drogas e álcool de Alberta (Canadá), a curva J pode também descrever a relação entre o álcool e o derrame, o álcool e a diabetes, o álcool e a perda óssea e o álcool e a longevidade. O simples fato é o quê os consumidores moderados parecem viver vidas saudáveis e mais longas do que os abstêmios ou os abusadores. Saúde!

O excesso de bebida também pode fazê-lo se sentir péssimo no dia seguinte. A manhã do dia seguinte não é uma ficção. Uma ressaca é um miserável fato físico:

- ✔ Você está com sede devido à perda excessiva através de uma urina abundante.

- ✔ O estômago dói e você se sente enjoado devido às pequenas quantidades de álcool que irritam a superfície do estômago, fazendo com que ele secrete mais ácido e histamina, a mesma substância química do sistema imunológico que faz a pele ao redor de uma mordida de mosquito ficar vermelha e coçando.

- ✔ Seus músculos doem e sua cabeça pesa porque o processamento de álcool no fígado requer uma enzima, a nicotinamida adenina dinucleotídeo (NAD), normalmente usada para transformar o ácido láctico, um subproduto da atividade muscular, em outras substâncias químicas que possam ser usadas como energia. O excesso de ácido láctico não processado se acumula dolorosamente nos músculos.

Alcoolismo: Uma doença, um vício

Os alcoólicos são pessoas que não conseguem controlar a bebida. O alcoolismo não tratado é uma doença fatal que pode levar à morte tanto por acidente como por suicídio (ambos são mais comuns entre os alcoólicos), por uma reação tóxica (envenenamento agudo alcoólico que paralisa os órgãos do corpo, incluindo o coração e os pulmões), por desnutrição, ou por danos ao fígado (cirrose).

O alcoolismo dificulta muito a absorção dos nutrientes essenciais pelo corpo. Eis o porquê:

- ✔ O álcool diminui o apetite.

- Um alcoólatra pode substituir a comida pelo álcool, ganhando calorias, mas nenhum nutriente.

- Mesmo quando o alcoólatra come, o álcool em seus tecidos pode evitar a absorção correta de vitaminas (em especial as vitaminas do complexo B), minerais e outros nutrientes. O álcool pode também reduzir a habilidade do alcoólico para sintetizar proteínas.

Ninguém sabe exatamente porque algumas pessoas são capazes de somente consumir um drinque uma vez por dia, uma vez por mês, ou uma vez ao ano, sentir prazer e continuar vivendo, enquanto outras se tornam viciadas em álcool. No passado, a hereditariedade, a falta de vontade e uma má educação eram as culpadas pelo alcoolismo (maus genes). Enquanto a ciência continua decifrando os mistérios da química do corpo, é razoável esperar que os pesquisadores algum dia tenham uma explicação racional, científica, para as diferenças entre bebedores sociais e pessoas que não conseguem ingerir álcool dentro de limites seguros. Isso ainda não aconteceu.

Quem não deve beber

Ninguém deveria beber em excesso. Mas, algumas pessoas não deveriam beber nunca, mesmo com moderação. Entre elas estão incluídas:

- **Pessoas que pretendem dirigir ou realizar trabalhos que exijam atenção e habilidade.** O álcool diminui o tempo de reação e faz com que suas habilidades motoras, como girar o volante do carro, ou operar uma serra elétrica, se tornem menos precisas.

- **Mulheres que estejam grávidas ou planejam ficar grávidas em um futuro próximo.** A Síndrome do Alcoolismo Fetal (SAF) é um conjunto de defeitos de nascimento, incluindo baixo peso ao nascer, defeitos cardíacos, retardo e deformidades faciais documentadas somente em bebês nascidos de mulheres alcoólicas. Nenhuma evidencia liga o SAF ao consumo moderado de bebidas, ou seja, um ou dois drinques durante a gravidez ou até mesmo um ou dois drinques por semana. No entanto, o fato é que aproximadamente 7% dos bebês nascidos nos Estados Unidos a cada ano nascem com defeitos de nascimento, independente de qualquer comportamento dos pais. Os pais dessas crianças podem sentir-se culpados, mesmo que o comportamento deles não tenha absolutamente nenhuma relação com o defeito de nascimento. Sua decisão sobre o álcool deve levar em consideração a possibilidade de uma culpa ao longo da vida causada por ter ingerido um drinque.

- **Pessoas que consumam certos remédios com prescrição ou remédios vendidos sem receita médica, nas farmácias.** O álcool torna alguns remédios mais fortes, aumenta os efeitos colaterais de outros e torna alguns remédios menos eficientes. Ao mesmo tempo, alguns remédios tornam o álcool um sedativo mais poderoso ou diminuem a eliminação de álcool do corpo.

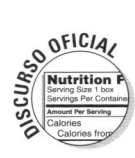

A tabela 9-2 mostra algumas das interações conhecidas que ocorrem entre o álcool e alguns dos remédios mais comuns, tanto aqueles com prescrição ou aqueles vendidos sem receita médica. Esta pequena lista dá uma ideia das interações que costumam ocorrer entre o álcool e os remédios. No entanto, a lista está longe de ser completa, portanto, se estiver tomando qualquer remédio, com ou sem prescrição, consulte seu médico ou farmacêutico sobre a possibilidade de uma interação com álcool.

Tabela 9-2:	Interações Entre o Álcool e Remédios
Remédio	**Possível Interação Com o Álcool**
Analgésicos (acetaminofeno)	Toxicidade do fígado aumentada
Analgésicos (aspirina e outros anti-inflamatórios não-esteroides)	Aumento do sangramento estomacal, irritação
Drogas antiartrite	Aumento de sangramento estomacal, irritação
Antidepressivo	Maior sonolência/intoxicação, pressão arterial alta (dependendo do tipo da droga, consulte o seu médico)
Antidiabetes	Glicose excessivamente baixa
Anti-hipertensão	Pressão arterial muito baixa
Medicação antituberculose (isoniazida)	Diminuição da eficiência da droga, maior risco de hepatite
Pílulas para emagrecer	Nervosismo em excesso
Diuréticos	Pressão arterial baixa
Suplementos de ferro	Absorção excessiva de ferro
Pílulas para dormir	Sedação aumentada
Tranquilizantes	Sedação aumentada

James W. Long e James J. Rybacki, The Essential Guide to Prescription Drugs 1995 (New York: Harper Collins, 1995).

Bebedeira: Um comportamento negativo

Os beberrões são "alcoólicos de vez em quando". Eles não bebem todos os dias, mas quando o fazem, eles vão tão além da conta que algumas vezes não conseguem voltar. Em termos simples, a bebedeira adiciona grandes quantidades de álcool em um curto período de tempo, não por um momento prazeroso, mas para que a pessoa fique bêbada. Como resultado, os beberrões podem consumir tanta cerveja, vinho ou destilados que a quantidade de álcool no sangue deles sobe a níveis letais, levando a uma morte por envenenamento por álcool. Entendeu? A bebedeira não é um esporte. É um comportamento potencialmente fatal. Não faça isso.

O poder do roxo (e dos amendoins)

As sementes, polpa e pele das uvas contêm resveratrol, uma substância química natural em plantas que parece reduzir o risco de doenças cardíacas e alguns tipos de câncer. Quanto mais escura for a uva, maior será a concentração de resveratrol.

O suco da uva preta, por exemplo, possui mais resveratrol do que o suco da uva vermelha, que por sua vez possui mais resveratrol que o suco da uva branca. Como o vinho é feito de uvas, ele também contém resveratrol (o vinho tinto possui mais resveratrol do que o vinho branco).

Mas não é preciso beber suco de uva ou vinho para obter o resveratrol. Basta fazer um lanche com amendoins. Sim, amendoins. Uma análise de 1988 do USDA Agri-cultural Research Service em Raleigh, Carolina do Norte, mostrou que os amendoins possuem 1,7 a 3,7 microgramas de resveratrol por grama. Compare isso aos 0,7 microgramas de resveratrol presente em um copo de suco de uva vermelha ou aos 0,6 a 0,8 microgramas de resveratrol por grama de vinho tinto.

O fato pode explicar os dados do longo estudo da Harvard University/Brigham e o Women's Hospital Nurses' Health Study, que mostra que as mulheres que comiam 30 gramas de amendoim por dia possuíam um menor risco de doenças cardíacas. Vejamos; vinho, suco de uva, amendoim... Quantas decisões...

Conselho dos Sábios: Moderação

Um bom conselho sempre está em moda. Os companheiros que escreveram o Eclesiastes, um livro na Bíblia, séculos atrás, poderiam estar se referindo a você quando disseram: "Não é um pouco de vinho suficiente para um homem bem-educado?". E é possível melhorar este slogan dos romanos (na verdade, de um escritor romano chamado Terêncio): "Moderação em tudo". Ei! Não há mensagem mais direta ou mais sensível do que esta.

Capítulo 10
Vitaminas Vigorosas

As vitaminas são substâncias químicas orgânicas que contêm carbono, hidrogênio e oxigênio. Elas existem naturalmente em todos os seres vivos, plantas e animais, como: flores, árvores, frutas, vegetais, frangos, peixes, vacas e em você.

As vitaminas regulam a variedade de funções corporais. Elas são essenciais para a construção de tecidos corporais, como ossos, pele, glândulas, nervos e sangue. Elas ajudam no metabolismo de proteínas, gorduras e carboidratos para que consiga retirar energia dos alimentos. Elas previnem as doenças por deficiência nutricional, promovendo a cura e encorajando uma boa saúde.

Este capítulo é um guia para indicar onde está as vitaminas, como conseguir adicioná-las na dieta, como saber o quanto é o suficiente para qualquer vitamina específica e muito mais... Talvez mais do que queira saber.

Uma Olhada nas Vitaminas Necessárias pelo Organismo

O corpo precisa de, no mínimo, 11 vitaminas específicas: vitamina A, vitamina D, vitamina E, vitamina K, vitamina C e os membros da família da vitamina B: tiamina (vitamina B1), riboflavina (vitamina B2), niacina, vitamina B6 e vitamina B12. Acredita-se que mais duas vitaminas do complexo B, a biotina e o ácido pantotênico, agora sejam valiosas para o seu bem-estar. Um raro composto chamado colina recentemente recebeu algumas menções favoráveis (mais informações sobre o assunto na seção "Colina", mais adiante, neste mesmo capítulo). Precisamos apenas de minúsculas quantidades de vitaminas para uma boa saúde. Em alguns casos, a Ingestão Diária Recomendada (RDA), determinada pelo *National Research Council*, pode ser tão pequena quanto alguns microgramas (1/1.000.000, ou seja, um milionésimo de grama).

O pai de todas as vitaminas: Casimir Funk

As vitaminas estão tão integradas na vida moderna que pode ser difícil acreditar que elas tenham sido descobertas a menos de um século atrás. É claro, as pessoas sabiam há muito tempo que alguns alimentos continham algo especial. Por exemplo, o antigo médico grego Hipócrates prescrevia fígado para aqueles com cegueira noturna (a inabilidade para enxergar na penumbra). No final do século 18 (1795), os navios britânicos carregavam um suprimento obrigatório de limão ou de suco de limão para prevenir o escorbuto entre os homens, dando aos britânicos o eterno apelido "limeys". Mais tarde, a marinha japonesa forneceu aos seus marinheiros cevada integral para evitar o beribéri.

Todos sabiam que tais prescrições funcionavam, mas ninguém sabia o porquê – até 1912, quando Casimir Funk (1884– 1967), um bioquímico polonês que trabalhava na Inglaterra e depois se mudou aos Estados Unidos, identificou "algo" nos alimentos que ele chamava de vitaminas (vita = vida, aminas = compostos de nitrogênio).

No ano seguinte, Funk e um companheiro bioquímico, Briton Frederick Hopkins, sugeriram que algumas condições médicas, como o escorbuto e o beri béri, fossem apenas doenças por deficiência causadas pela ausência de um nutriente específico no corpo. Ao adicionar o alimento com o nutriente em falta a uma dieta, preveniriam ou curariam a doença por deficiência.

Eureca!

Os nutricionistas classificam as vitaminas como lipossolúveis ou hidrossolúveis, significando que elas ou se dissolvem em água ou, em gordura. Se consumir grandes quantidades de vitaminas lipossolúveis, maiores do que a necessidade do corpo, o excesso é armazenado na gordura corporal. O excesso de vitaminas hidrossolúveis é eliminado na urina.

Se houver grandes quantidades de vitaminas lipossolúveis armazenadas no corpo, isso pode gerar problemas (veja a seção "Vitaminas lipossolúveis", neste capítulo). No caso das vitaminas hidrossolúveis, o corpo simplesmente levanta os ombros e urina a maioria do excesso.

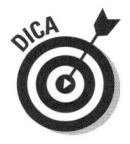

Os estudantes de medicina, muitas vezes, usam dispositivos mnemônicos – brincadeiras mentais – para lembrar-se de listas complicadas de partes humanas e sintomas de doenças. Eis aqui o que eu uso para lembrar quais vitaminas são lipossolúveis: "*All Dogs Eat Kidneys*." Esta frase me ajuda a lembrar que as vitaminas A, D, E e K são lipossolúveis. O resto se dissolve na água.

Vitaminas lipossolúveis

A vitamina A, vitamina D, vitamina E e vitamina K são parentes que possuem duas características em comum: todas se dissolvem na gordura e são armazenadas nos seus tecidos adiposos. Mas como qualquer membro de uma família, elas também possuem personalidades diferentes. Uma delas mantém a pele hidratada. Outra protege os ossos. Uma terceira mantém os órgãos reprodutores felizes. E a quarta permite a fabricação de proteínas especiais.

Qual delas faz o quê? Continue lendo.

Vitamina A

A vitamina A é um nutriente hidratante que mantém a pele e as membranas das mucosas (o tecido liso que cobre os olhos, nariz, boca, garganta, vagina e reto) macias e maleáveis. A vitamina A é também a vitamina da visão, um elemento do retinol 11-cis, uma proteína presente nos bastonetes (células presentes no olho que permitem enxergar mesmo quando as luzes estão baixas) que previne ou diminui o desenvolvimento de uma degeneração macular relacionada à idade ou danos progressivos à retina do olho, o que pode causar a perda da visão central (a habilidade para enxergar o suficiente para ler ou realizar trabalhos delicados). Por fim, a vitamina A promove o crescimento de ossos e dentes saudáveis, mantém o sistema reprodutor saudável e estimula o sistema imunológico a produzir células necessárias para combater uma infecção.

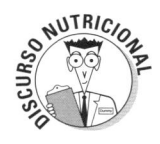

Duas substâncias químicas fornecem vitamina A: retinóides e carotenoides. Os retinoides são compostos cujos nomes começam com –ret: Retinol, ácido retinoico, retinaldeído e assim por diante. Essas substâncias lipossolúveis são encontradas em vários alimentos de origem animal: fígado (de novo!), leite integral, ovos e manteiga. Os retinóides fornecem a vitamina A pré-formada, o tipo de nutriente que o corpo pode utilizar imediatamente.

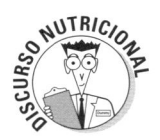

A segunda forma de vitamina A é o precursor da vitamina A, uma substância química conhecida como beta-caroteno, um carotenoide, com um pigmento amarelo forte, encontrado em frutas e vegetais que tenham cores verde-escuro e amarelo-claro. O corpo transforma o precursor da vitamina A em uma substância parecida ao retinol. Até agora, os cientistas conseguiram identificar ao menos 500 carotenoides diferentes. Somente 1 entre 10, ou seja, cerca de 50 no total, são considerados, como o beta-caroteno, como fontes de vitamina A.

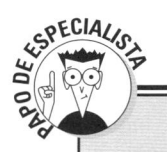

Ajudem-me! Estou ficando laranja!

Como o retinol é armazenado no fígado, megadoses de vitamina A pré-formada podem atingir níveis tóxicos. Não acontece o mesmo com os carotenoides, que servem para criar outra forma daquela vitamina. Eles não são armazenados no fígado, portanto, esses pigmentos vermelhos e amarelos presentes em frutas e vegetais são seguros em grandes quantidades.

Mas isso não significa que o excesso de carotenoides não tenha efeitos colaterais. Os carotenoides, assim como os retinóides, são armazenados na gordura corporal. Se começar a engolir grandes quantidades de alimentos ricos em carotenos, como cenouras e tomates, todos os dias, dia após dia, durante várias semanas, sua pele – em particular as palmas das mãos e as solas dos pés – ganhará uma estilosa cor laranja, mais clara se sua pele for clara e mais escura se a pele for morena. Parece fantástico, mas têm acontecido a pessoas ingerindo duas xícaras de cenouras e dois tomates inteiros por dia durante vários meses. Quando eles diminuíam a ingestão de cenouras e tomates, a cor desaparecia.

Agora, vejamos... é 1º de setembro e você foi convidado para uma festa de Halloween. Talvez esse ano você poderá ir fantasiado de abóbora. Se começar a se entupir de cenouras e tomates desde agora...

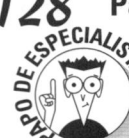

De mãos dadas: Como as vitaminas se ajudam entre si

Todas as vitaminas possuem trabalhos específicos no corpo. Algumas têm parceiros. Aqui estão alguns exemplos de cooperação nutricional:

✔ A vitamina E evita que a vitamina A seja destruída nos intestinos.

✔ A vitamina D permite ao corpo absorver cálcio e fósforo.

✔ A vitamina C ajuda o ácido fólico a construir proteínas.

✔ A vitamina B1 trabalha no sistema de enzimas digestivas com niacina, ácido pantotênico e magnésio.

Ao ingerir vitaminas junto com outras vitaminas você poderá melhorar os seus níveis corporais de nutrientes. Por exemplo, em 1993, os cientistas da National Cancer Institute e o Agricultural Research Service do Departamento de Agricultura (USDA) deram a um grupo de voluntários uma cápsula de vitamina E, e mais uma pílula multivitamínica. A um segundo grupo forneceu apenas vitamina E, e ao terceiro grupo, nenhuma vitamina. Aqueles que ingeriram a vitamina E, e o complexo multivitamínico obtiveram a maior quantidade de vitamina E no sangue – mais do que o dobro do que aqueles que tomaram apenas a vitamina E.

Algumas vezes, uma vitamina pode aliviar a deficiência causada pela falta de outra vitamina. Aqueles que não ingerem quantidades suficientes de ácido fólico correm o risco de sofrer de um tipo de anemia onde os glóbulos vermelhos não conseguem madurar. Assim que consomem ácido fólico, tanto por injeção como por ingestão, eles começam a produzir novas células saudáveis. Isto deve ser o esperado. O surpreendente está no fato de que na anemia causada por pelagra, a doença por deficiência de niacina, também responde ao tratamento referente ao ácido fólico.

A natureza não é legal?

Por tradição, a ingestão diária recomendada de vitamina A é medida em Unidades Internacionais (UI). No entanto, como o retinol é a fonte mais eficiente de vitamina A, o jeito moderno para medir o IDR (ou vitamina A e seus equivalentes retinóis) é abreviado como RE. Um micrograma (mcg) RE = 3,3 UI. No entanto, muitos produtos com vitaminas ainda listam o IDR da vitamina A em UI.

Vitamina D

Quando falamos de "ossos" ou "dentes", qual nutriente nos salta à mente? Se você respondeu cálcio, está dando uma resposta incompleta. É verdade, o cálcio é essencial para endurecer dentes e ossos. Mas não importa a quantidade de cálcio consumida, sem vitamina D, o corpo não consegue absorver e usar o mineral. Portanto, a vitamina D é vital para a construção e manutenção de dentes e ossos fortes.

Os pesquisadores do *Bone Metabolism Laboratory* do *Jean Mayer USDA Human Nutrition Research Center on Aging na Tufts University*, em Boston, dizem que a vitamina D também pode reduzir o risco de perda de dentes ao prevenir a resposta inflamatória que causa doenças periodontais, uma condição que destrói o fino tecido (ligamentos) que conecta o dente à mandíbula. Finalmente, um relatório de fevereiro de 2006, lançado no

The American Journal of Public Health, sugere que a ingestão de 1000 unidades internacionais (UI) de vitamina D por dia pode diminuir pela metade o risco de desenvolvimento de certas formas de câncer, incluindo câncer de cólon, mama ou ovários.

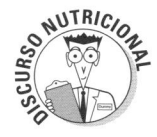

A vitamina D vem em três formas: calciferol, colecalciferol e ergocalciferol. O calciferol existe naturalmente em óleos de peixe e na gema do ovo. Nos Estados Unidos, é adicionado a margarinas e leite. O colecalciferol é criado quando a luz do sol bate na pele e os raios ultravioleta reagem com substâncias químicas esteroides presentes na gordura corporal. O ergocalciferol é sintetizado em plantas expostas à luz solar. O colecalciferol e o ergocalciferol justificam o apelido da vitamina D: a vitamina solar.

A IDR para a vitamina D é medido tanto em Unidades Internacionais (UI) como em microgramas (mcg) de colecalciferol: 10 mcg de colecalciferol = 400 UI de vitamina D.

Vitamina E

Todo animal, incluindo você, precisa de vitamina E para manter o sistema reprodutor, os nervos e os músculos saudáveis. Obtemos a vitamina E a partir de tocoferóis e tocotrienóis, duas famílias de substâncias químicas que existem naturalmente em óleos vegetais, nozes, grãos integrais e vegetais folhosos verdes: as melhores fontes naturais de vitamina E.

Os tocoferóis, a fonte mais importante, possuem duas características valiosas: eles são anticoagulantes e antioxidantes que reduzem a habilidade do sangue para coagular, reduzindo o risco de derrames e infartos relacionados a coágulos. Os antioxidantes evitam que os radicais livres (pedaços incompletos de moléculas) se juntem com outras moléculas ou fragmentos de moléculas para formar substâncias tóxicas que possam atacar tecidos do corpo. De fato, os cientistas de nutrição da *Purdue University* lançaram um estudo mostrando que a vitamina E estimula o crescimento ósseo ao impedir que os radicais livres reajam com ácidos graxos poli-insaturados (veja o capítulo 7 para mais informações sobre gorduras) para criar moléculas que interfiram na informação de novas células ósseas.

Mas, algumas reivindicações dos benefícios da vitamina E para a saúde do coração agora são consideradas duvidosas. Na verdade, uma recente pesquisa clínica da Universidade de Cambridge, na Inglaterra, mostrou que a ingestão de 800 UI (Unidades Internacionais), duas vezes a IDR, pode reduzir o risco de infartos não-fatais em pessoas que já possuam doenças cardíacas. E, sim, o *Women's Health Study* descobriu que mulheres mais idosas que tomavam 600 UI de vitamina E por dia tinham um risco menor de infartos e morte por doenças cardíacas. Mas o estudo da *Heart Outcomes Prevention Evaluation* (HOPE) não mostrou tais benefícios. De fato, aqueles que ingeriam 400 UI por dia de vitamina E eram mais propensos a desenvolver insuficiências cardíacas. Ninguém, e nenhum estudo, encontrou problemas similares entre aqueles que ingeriam menores quantidades de vitamina E, digamos, 100 UI/dia.

As melhores fontes de vitamina E são vegetais, óleos, nozes e sementes. O IDR é expresso em equivalentes a miligramas a-tocoferol.

Vitamina K

A vitamina K é um grupo de substâncias químicas que o corpo usa para produzir proteínas especializadas, encontradas no plasma do sangue (o fluido claro presente no sangue), como a protrombina, a proteína principalmente responsável pela coagulação do sangue. Você também precisará de vitamina K para produzir tecidos do osso e do fígado. Assim como a vitamina D, a vitamina K é essencial para ossos saudáveis. A vitamina D aumenta a absorção de cálcio, enquanto a vitamina K ativa, no mínimo, três proteínas diferentes que fazem parte na formação de novas células ósseas. Por exemplo, um relatório sobre 888 homens e mulheres do longo Framingham (Massachusetts) Heart Study mostra que aqueles que consumiram a menor quantidade de vitamina K a cada dia tiveram uma incidência maior de ossos quebrados. O mesmo era verdade em uma análise dos dados de 1999, a partir do *Nurses' Health Study*.

A vitamina K é encontrada em vegetais folhosos escuros (brócolis, repolho, couve, espinafre e nabo), queijos, fígado, cereais e frutas, mas a maior parte do necessário vem de colônias de bactérias amigas residentes nos intestinos, uma assembleia de bichinhos ocupados em produzir vitamina dia e noite.

Vitaminas hidrossolúveis

Geralmente a vitamina C e toda a lista de oito vitaminas (tiamina, riboflavina, niacina, vitamina B6, ácido fólico, biotina e ácido pantotênico) são agrupadas juntas, já que todas se dissolvem na água.

PQQ, uma nova vitamina minúscula

Na próxima vez que alguém disser para tomar cuidado com o P e o Q, não fique ofendido. A questão pode ser nutricional e não boas maneiras – pyrroloquinoline quinine (PQQ), a primeira nova vitamina em mais de meio século. Esse composto hidrossolúvel, identificado na Universidade de Texas, em 1979, e rotulado como vitamina quatro anos depois por pesquisadores do Institute of Physical and Chemical Research de Tóquio, está disponível em abundância em alimentos de origem vegetal, como chá verde, pimentões verdes, mamão, espinafre, cenouras, repolho e bananas. Estudos em animais mostram uma ligação entre o PQQ e a enzima usada pelos mamíferos para digerir a lisina, um aminoácido encontrado em proteínas. Essa vitamina é essencial para algumas bactérias e até mesmo para camundongos. E você? Bem, se precisar dele, precisará de quantidades muito, muito pequenas. As quantidades de outras vitaminas são medidas em miligramas (milésimos de um grama) ou microgramas (milionésimos de um grama). Mas a PQQ é medida em nanogramas (bilionésimos de um grama) – 1/1.000.000.000 – o que a torna tão pequena quanto possível.

A habilidade para se dissolver na água é um ponto importante já que isto significa que grandes quantidades desse nutriente não podem ser armazenadas no corpo. Se ingerir mais que o necessário para realizar tarefas corporais específicas, simplesmente eliminará o excesso na urina. A boa notícia é que essas vitaminas raramente causam efeitos colaterais. A má notícia é que será preciso ingerir o suficiente delas, todos os dias, para se proteger contra deficiências.

Vitamina C

A vitamina C também é chamada como ácido ascórbico, é essencial para o desenvolvimento e manutenção do tecido conjuntivo (a gordura, o músculo e a estrutura óssea do corpo humano). A vitamina C acelera a produção de novas células na cicatrização de feridas, protege o sistema imunológico, ajuda a combater infecções, reduz a severidade das reações alérgicas e possui um papel importante na síntese de hormônios e outras substâncias químicas do corpo. Para mais informações sobre esse importante nutriente, veja o box lateral "Um caso especial: A contínua saga da vitamina C", mais adiante, neste capítulo.

Tiamina (vitamina B1)

Chame-a de tiamina. Chame-a de B1. Apenas não a chame tarde para o almoço (ou qualquer outra refeição). Este composto de enxofre (tia) e nitrogênio (amina), a primeira das vitaminas do complexo B a ser isolada e identificada, ajuda a assegurar um apetite saudável. Ela age como uma coenzima (uma substância que atua junto com outras enzimas) essencial para, no mínimo, quatro processos diferentes através dos qual o corpo extrai energia dos carboidratos. A tiamina também é um diurético suave (algo que faz você urinar mais).

Ainda que a tiamina seja encontrada em todo tecido corporal, as maiores concentrações estão nos órgãos vitais: coração, fígado e rins.

As fontes dietéticas mais ricas de tiamina são cereais e grãos não-refinados, carne de porco magra, feijão, nozes e sementes. Nos Estados Unidos, as farinhas refinadas, cuja tiamina foi retirada, são uma realidade nutricional, portanto, a maioria de norte-americanos obtêm a tiamina a partir de pães e cereais enriquecidos com B1 adicional.

Riboflavina (vitamina B2)

A riboflavina (vitamina B2) foi a segunda vitamina do complexo B a ser identificada e já foi chamada de "vitamina G". Seu nome atual deriva de sua estrutura química, um esqueleto de carbono-hidrogênio-oxigênio que inclui ribitol (um açúcar) ligado a um flavonoide (uma substância das plantas que contém um pigmento chamado de flavona).

Assim como a tiamina, a riboflavina é uma coenzima. Sem ela, seu corpo não conseguiria digerir e usar proteínas e carboidratos. Assim como a vitamina A, ela protege a saúde das membranas das mucosas, os tecidos úmidos que cobrem os olhos, a boca, o nariz, a garganta, a vagina e o reto.

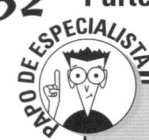

Limões, limas, laranjas... E bacon?

Verifique o rótulo da carne. Ali está claro como o sol: vitamina C em forma de ascorbato de sódio ou isoascorbato.

A Food and Drug Administration (FDA) afirma que ela precisa estar presente, pois a vitamina C faz pela carne o mesmo que faz pelo corpo: ela previne que os radicais livres (pedaços incompletos de moléculas) se juntem uns aos outros para formar compostos perigosos, neste caso cancerígenos, substâncias causadoras do câncer.

As carnes processadas, como bacon e salsichas, são preservadas com nitrito de sódio, capaz de proteger as carnes do Clostridium Botulinum, micro-organismos que causam a intoxicação alimentar potencialmente fatal conhecida como botulismo.

Por conta própria, o nitrito de sódio reage em altas temperaturas com compostos na carne para formar agentes cancerígenos chamados nitrosaminas. Mas assim como o mocinho da história, a vitamina C antioxidante vai ao resgate, prevenindo a reação química e mantendo a salsicha e o bacon seguros para o consumo. E como andam as comidas saudáveis, parceiro?

Você absorve a riboflavina dos alimentos de origem animal (carne, peixe, ave, ovos e leite), produtos com grãos integrais ou enriquecidos, levedura de cerveja e vegetais de cor verde-escuro (como brócolis e espinafre).

Niacina

A niacina é o nome para um par de nutrientes que existe naturalmente, o ácido nicotínico e a nicotinamida. A niacina é essencial para o crescimento adequado e, assim como as outras oito vitaminas, está bastante envolvida nas reações das enzimas. De fato, é uma parte integral de uma enzima que permite que o oxigênio flua para os tecidos do corpo. Assim como a tiamina, ela dá um apetite saudável e participa no metabolismo de açúcares e gorduras.

A niacina está disponível tanto como um nutriente pré-formado ou pela conversão do aminoácido triptofano. A niacina pré-formada vem da carne enquanto o triptofano vem do leite e dos laticínios. Uma quantidade pequena de niacina está presente em grãos, mas o corpo não consegue absorver com eficiência a menos que o grão tenha sido tratado com cal – sim, o mineral. Essa é uma prática comum nos países da América Central e da América do Sul, onde o cal é adicionado à farinha de milho, no preparo das tortillas. Nos Estados Unidos já é rotineira a fortificação de pães e cereais com niacina. O corpo absorve com facilidade a niacina adicionada.

O termo usado para descrever o IDR da niacina é NE (niacina equivalente): 60 miligramas de triptofano, 1 miligrama de niacina, 1 niacina equivalente (NE).

Vitamina B6 (piridoxina)

A vitamina B6 é outro composto múltiplo, este compreendendo três substâncias químicas relacionadas: piridoxina, piridoxal e piridoxamina. A vitamina B6, um componente de enzimas metabolizadoras de proteínas e gorduras, é essencial para a obtenção de energia e nutrientes dos alimentos. Também ajuda a diminuir os níveis sanguíneos de homocisteína (veja o capítulo 6), um aminoácido produzido na digestão de proteínas. A *American Heart Association* considera os níveis elevados de homocisteína como um fator de risco independente, mas não principal, para doenças cardíacas. E o *American Journal of Clinical Nutrition* relatou, em 2005, que um nível elevado de homocisteína pode estar associado com o declínio na memória e à idade. No entanto, estudos continuados não mostram reduções no risco de doenças cardíacas ou melhoria na memória daqueles que tenham reduzido os níveis sanguíneos de homocisteína.

A melhor fonte de alimentos que contém a vitamina B6 é fígado, frango, peixe, porco, cordeiro, leite, ovos, arroz integral, grãos integrais, soja, batata, feijão, nozes, sementes e vegetais de cor verde-escura, como folha de nabo. Nos Estados Unidos, o pão e outros produtos feitos com grãos refinados possuem vitamina B6 adicionada.

Ácido fólico

Ácido fólico, ou folacina, é um nutriente essencial para os seres humanos e outros vertebrados (animais com espinha dorsal). O ácido fólico faz parte da síntese do DNA, o metabolismo das proteínas, e da subsequente síntese de aminoácidos usados para produzir novas células e tecidos do corpo. O ácido fólico é vital para o crescimento normal e para a cicatrização de feridas. Um suprimento adequado de vitamina é essencial para mulheres grávidas, permitindo criar novo tecido maternal, assim como tecido fetal. Além disso, um suprimento adequado de ácido fólico reduz dramaticamente o risco de defeitos de nascimento relacionados à espinha dorsal. Feijão, vegetais com folhas escuras, fígado, levedura e várias frutas são excelentes fontes alimentares de ácido fólico e todos os suplementos multivitamínicos precisam fornecer 400 mcg de ácido fólico por dose.

Vitamina B12

A vitamina B12 (cianocobalamina) torna os glóbulos vermelhos saudáveis. A vitamina B12 protege a mielina, o material gorduroso que cobre os nervos e permite transmitir impulsos elétricos (mensagens) entre as células nervosas. Essas mensagens possibilitam que você veja, escute, pense, se movimente e faça tudo que um corpo saudável faz todos os dias. Em 2005, a *Canadian Medical Association Journal* relatou que níveis sanguíneos baixos em vitamina B12, em pessoas idosas, estão ligados a altos níveis de homocisteína (um fator de risco menor para doenças cardíacas. Veja o anterior "Vitamina B6 [piridoxina]).

A vitamina B12 é única. Em primeiro lugar, é a única vitamina que contém um mineral, o cobalto. (A cianocobalamina, um composto de cobalto, é muito usada como "vitamina B12 em pílulas de vitaminas e suplementos nutricionais"). Em segundo lugar, é uma vitamina que não pode ser produzida por plantas altas (aquelas que produzem frutas e vegetais). Assim como a vitamina K, a vitamina B12 é feita por bactérias benéficas que vivem no intestino delgado. A carne, o peixe, as aves, os laticínios e os ovos são boas fontes de vitamina B12. Os grãos não contêm vitamina B12 naturalmente, mas assim como outras vitaminas do complexo B, ela é adicionada a produtos com grãos, nos Estados Unidos.

Biotina

A biotina é uma vitamina do complexo B, um componente de enzimas que carrega átomos de carbono e oxigênio entre as células. A biotina ajuda a metabolizar gorduras e carboidratos e é essencial na síntese de ácidos graxos e aminoácidos necessários para um crescimento saudável. E parece prevenir o acúmulo de depósitos de gordura que possam interferir com o funcionamento adequado do fígado e dos rins. (Não, a biotina não evita que a gordura se acumule em lugares mais visíveis, como nos quadris).

As melhores fontes alimentares de biotina são o fígado, a gema do ovo, a levedura, as nozes e os feijões. Se a sua dieta não fornece toda a biotina necessária, as bactérias do intestino produzirão o suficiente para cobrir a diferença. Não existe um IDR para a biotina, mas a *Food and Nutrition Board* estabeleceu uma Ingestão Adequada (IA), o que significa uma dose segura e eficiente.

Ácido Pantotênico

O ácido pantotênico, outra vitamina B, é vital para as reações enzimáticas que permitem usar os carboidratos e criar bioquímicos esteroides, como os hormônios. O ácido pantotênico também ajuda a estabilizar os níveis de açúcar do sangue, defende contra infecções e protege as hemoglobinas (a proteína presente nos glóbulos vermelhos que carrega oxigênio através do corpo). Você absorve o ácido pantotênico a partir da carne, peixe, aves, feijões, cereais integrais e produtos fortificados à base de grão. Assim como a biotina, a *Food and Nutrition Board* estabeleceu uma Ingestão Adequada (IA) para o ácido pantotênico.

Colina

A colina não é uma vitamina, um mineral, uma proteína, um carboidrato ou uma gordura, mas geralmente está aglomerada com as vitaminas B, portanto, aqui está a colina!

Em 1998, 138 anos depois da primeira descoberta deste nutriente, o *Institute of Medicine* (IOM) finalmente o declarou essencial para os seres humanos. O IOM tem boas razões para fazer isso. A colina mantém as células do corpo saudáveis. Ela é usada para produzir a acetilcolina, uma substância química que permite que as células do cérebro troquem mensagens. Ela protege o coração e diminui o risco de câncer de fígado. Novas pesquisas na *University of North Carolina* (Chapel Hill) mostram que a colina possui um papel no desenvolvimento e manutenção da habilidade para pensar e lembrar, ao menos entre filhotes de ratos e outros animais nascidos de animais de laboratório aos quais foram dados suplementos de colina enquanto estavam grávidas. Os estudos de acompanhamento mostravam que suplementos de colina durante o período pré-natal ajudaram os animais a desenvolverem células cerebrais maiores.

É verdade, ninguém sabe se isto também se aplica a filhotes humanos, bebês, mas alguns pesquisadores recomendam que mulheres grávidas tenham uma dieta variada, já que a colina se obtém de alimentos básicos, como ovos, carne e leite.

A *Food and Nutrition Board* da IOM, o grupo que define os IDRs, estabeleceu um IA (Ingestão Adequada) para a colina.

Obtenha Suas Vitaminas Aqui

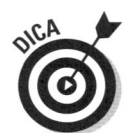

Um conjunto de orientações razoável para uma boa nutrição é a lista de Ingestão Diária Recomendada (IDR) estabelecida pelo *National Research Council's Food and Nutrition Board*. Os IDRs apresentam doses seguras e eficientes para pessoas saudáveis.

É possível encontrar a tabela de IDRs para adultos (19 anos em diante) no capítulo 4. É uma lista muito, muito longa, com IDRs para 10 grupos diferentes de pessoas (homens, mulheres, idosos, jovens). Eu não poderia pedir que lesse isto aqui. Pessoalmente, apenas o pensamento de digitar tudo de novo me dá calafrios.

A Tabela 10-1 é uma alternativa fácil: ela fornece os IDRs para homens e mulheres adultos (idades entre 19 e 50 anos) um guia rápido e fácil sobre as porções de alimentos que lhe fornecem, no mínimo, 25% da ingestão diária recomendada de vitaminas para homens e mulheres adultos, com idades entre 25 e 50 anos.

Tire uma cópia desta tabela. Grude na geladeira. Cole na agenda ou no caderno de anotações. Coloque na carteira. Pense nela como uma maneira simples de ver a facilidade de uma alimentação saudável.

Tabela 10-1:	Porções que Fornecem ao Menos 25% do IDR
Alimento	**Porção = 25% do IDR**
Vitamina A	IDR: mulher 4.000 UI, Homem = 5.000 UI*
Pães, cereais e grãos	
Aveia – instantânea, fortificada	2 ½ xícaras
Cereal	30 gramas
Frutas	
Damascos (secos, cozidos)	½ xícara
Melão (cru)	½ xícara
Manga (cru)	½ de uma fruta média

(Continua...)

Tabela 10-1:	(Continuação)
Alimento	**Porção = 25% do IDR**
Vegetais	
Cenouras, couve, ervilhas, pimentão vermelho (todos cozidos)	½ xícara
Carnes, aves e peixes	
Fígado – de galinha, de peru	½ xícara (em cubos)
Laticínios	
Leite – semidesnatado ou desnatado	2 xícaras
Vitamina D	**IDR: Mulheres 5mcg/200 UI, Homens 5 mcg/200 UI**
Carnes, aves e peixes	
Salmão (enlatado)	45 gramas
Atum (enlatado)	60 gramas
Laticínios	
Ovos	3 médios
Leite – enriquecido	1 xícara
Vitamina E	**IDR: Mulheres 15 mg a-TE, Homens 15 mg a-TE**
Pães, cereais e grãos	
Cereal	
Gérmen de Trigo	2 colheres de sopa
Frutas	
Damascos e pêssegos (enlatados)	1 xícara
Vegetais	
Verduras (cozidas) – mostarda, nabo, dente-de-leão	1 xícara
Carnes, aves e peixes	
Camarões	90 gramas
Outros	
Amêndoas, avelãs	2 colheres de sopa
Manteiga de amendoim	2 colheres de sopa
Sementes de girassol	2 colheres de sopa

Alimento	Porção = 25% do IDR
Vitamina C	**IDR: Mulheres 75 mg, Homens 90 mg****
Pães, cereais e grãos	
Cereais	30 gramas
Frutas	
Melão	½ xícara, em cubos
Toronja	½ fruta média
Manga (cru)	½ fruta média
Laranja	1 fruta média
Morangos	½ xícara
Uva, laranja ou suco de tomate	¼ xícara
Vegetais	
Aspargos, brócolis, couve-de-bruxelas, couve, pimentões, ervilhas (pré-cozidos)	½ xícara
Batata-doce	1 média
Carnes, aves e peixes	
Fígado – boi, porco	90 gramas
Tiamina (vitamina B1)	**IDR: Mulheres 1,1 mg, Homens 1,2 mg**
Pães, cereais e grãos	
Roscas, muffin, rocambole	2 inteiros
Pão	4 fatias
Amido	½ xícara
Aveia – instantânea, fortificada	1/3 xícara
Frutas	
Melão, com mel	1 xícara
Vegetais	
Milho, ervilhas e cenouras (cozidas)	1 xícara
Carnes, aves e peixes	
Presunto – assado, defumado, curado, magro	90 gramas
Fígado – boi, porco	90 gramas
Porco – todas as variedades, exceto a salsicha	90 gramas

(Continua...)

Tabela 10-1:	(Continuação)
Alimento	**Porção = 25% do IDR**
Outros	
Sementes de girassol (refinadas, sem torrar)	2 colheres de sopa
Riboflavina (vitamina B2)	**IDR: mulheres 1,1 mg, Homens 1,3 mg**
Pães, cereais e grãos	
Roscas, muffin, pão sírio	2 inteiros
Cereais	30 gramas
Carnes, aves e peixes	
Fígado – boi, vitela, porco	90 gramas
Fígado – frango, peru	½ xícara, em cubos
Linguiça de fígado	30 gramas
Laticínios	
Leite – todas as variedades	2 xícaras
Iogurte – desnatado, semidesnatado	1 xícara
Niacina	**IDR: mulheres 14 mg NE, Homens 16 mg NE**
Pães, cereais e grãos	
Bagel, muffin, pão pita, rocambole	2 inteiros
Cereal fortificado	30 gramas
Cordeiro, porco, vitela – magros	90 gramas
Fígado – boi, vitela, porco	90 gramas
Frango (sem pele)	90 gramas (1/2 peito)
Cavala, tainha, salmão, peixe-agulha	90 gramas
Outros	
Amendoim, manteiga de amendoim	4 colheres de sopa
Vitamina B6	**IDR: mulheres 1,3 mg, Homens 1,3 mg**
Pães, cereais e grãos	
Aveia – instantânea, fortificada	1/3 xícara

Alimento	Porção = 25% do IDR
Cereal	30 gramas
Frutas	
Banana (crua)	1 média
Ameixas (secas, cozidas)	1 xícara
Vegetais	
Banana-da-terra (fervida)	1 média
Carnes, aves e peixes	
Frango (assado, sem pele)	½ peito
Cordeiro – magro	1 costela
Fígado – boi	90 gramas
Ácido Fólico	**IDR: Mulheres 400 mcg, Homens 400 mcg**
Pães, cereais e grãos	
Trigo integral, muffin, pão sírio	2 inteiros
Cereal	30 gramas
Vegetais	
Aspargo, beterraba, brócolis, couve-de-bruxelas, couve-flor, repolho chinês, milho, espinafre (cozido)	1 xícara
Feijões, (secos, cozidos) – feijão-fradinho, lentilhas, feijão roxo	½ xícara
Verduras (cozidas) – mostarda, nabo	1 xícara
Carnes, aves e peixes	
Fígado – carne, vitela, porco	90 gramas
Vitamina B12	**IDR: Mulheres 2,4 mcg, Homens 2,4 mcg**
Carnes, aves e peixes	
Boi, porco, cordeiro e vitela	90 gramas
Fígado – boi, vitela, porco	90 gramas
Fígado – frango, peru	½ xícara, em cubos

(Continua...)

Tabela 10-1:	(Continuação)
Alimento	**Porção = 25% do IDR**
Bagre, caranguejo, corvina, cavala, mexilhões, ostras, vieiras, peixe-agulha, truta, atum	90 gramas
Laticínios	
Ovos	2 grandes
Leite – integral, semidesnatado, desnatado	2 xícaras
Iogurte	2 xícaras
Colina	**Ingestão Adequada: Mulheres 425 mg, Homens 550 mg**
Frutas	
Suco de uva (enlatado)	250 ml (13 mg)
Vegetais	
Couve-flor (cozida)	1 xícara (55 mg)
Batata (assada)	1 média (18 mg)
Carnes, aves e peixes	
Carne vermelha (cozida)	90 gramas (59 mg)
Fígado (cozido) – carne vermelha	90 gramas (453 mg)
Laticínio	
Ovos	1 grande (200 – 300 mg)
Leite – integral	90 gramas (10 mg)
Outros	
Manteiga de amendoim	2 colheres de sopa (26 mg)

* Ainda que estes ainda sejam os IDRs oficiais, novas recomendações variam entre 900 mcg RE/3.000 por dia para os homens e 700 mcg RE/2.300 UI por dia para mulheres (as quantidades de UI são aproximações).

** A Food and Nutrition Board está em debate sobre se deve ou não aumentar o IDR de vitamina C para 200 mg, tanto para homens quanto para mulheres.

Good Sources of Nutrients (Washington D.C.: US Department of Agriculture/Human Nutrition Service, 1990), Nutritive Value of Food (Washington D.C.: US Department of Agriculture, 1991).

Demais ou Pouco: Evitando os Dois Caminhos para não Errar com as Vitaminas

Os IDRs são bastante amplos para prevenir deficiências de vitaminas e evitar os efeitos colaterais associados com grandes doses de algumas vitaminas. Se a sua dieta não está dentro desses parâmetros ou se ingere grandes quantidades de vitaminas em suplementos, talvez esteja com problemas.

Deficiências de vitaminas

A boa notícia é a de que as deficiências de vitaminas são raras entre pessoas que tenham acesso a uma grande variedade de alimentos e saibam como criar uma dieta balanceada. Por exemplo, as únicas pessoas propensas a ter uma deficiência de vitamina E são os bebês prematuros ou aqueles nascidos com baixo peso, e pessoas com um distúrbio metabólico que evitam a absorção de gordura. Um adulto saudável pode passar até dez anos em uma dieta deficiente de vitamina E, sem demonstrar sinais de problemas.

Sei, você se indaga, mas o que é a deficiência subclínica da qual eu já escutei falar?

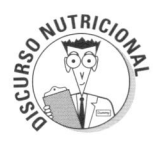

Os nutricionistas usam o termo deficiência subclínica para descrever o déficit nutricional que não está tão avançado a ponto de produzir sintomas óbvios. Em termos leigos, no entanto, a frase se tornou uma explicação fácil para sintomas comuns, mas difíceis de diagnosticar como fadiga, irritabilidade, nervosismo, depressão emocional, alergias e insônia. Além disso, é uma ótima maneira para aumentar as vendas de suplementos nutricionais.

É simples: os IDRs o protegem contra as deficiências. Se os sintomas esquisitos continuam mesmo após a ingestão de quantidades consideráveis de suplementos vitamínicos, é provável que exista outra causa do que a falta de vitaminas. Não espere até que sua paciência e sua conta bancária estejam exaustas para descobrir. Procure uma segunda opinião assim que puder. A Tabela 10-2 lista os sintomas de várias deficiências vitamínicas.

Tabela 10-2:	Alerta vitamínico: O Que Acontece Quando Você Não Obtém as Vitaminas Necessárias
Uma dieta pobre nesta vitamina	**Pode produzir estes sinais de deficiência**
Vitamina A	Visão noturna deficiente. Pele seca, dura ou rachada. Membranas e mucosas secas, incluindo a parte interna do olho. Cicatrização lenta. Dano aos nervos. Paladar, audição e olfato reduzidos. Inabilidade para suar. Resistência reduzida a infecções respiratórias.
Vitamina D	Em crianças: raquitismo (músculos fracos, desenvolvimento atrasado dos dentes e ossos frágeis, todos causados pela inabilidade para absorver minerais sem a vitamina D). Em adultos: osteomalacia (ossos frágeis e porosos que se fraturam com facilidade).
Vitamina E	Inabilidade para absorver gordura
Vitamina K	O sangue não consegue coagular
Vitamina C	Escorbuto, sangramento nas gengivas, perda de dentes, sangramento de nariz, machucados, juntas doloridas ou inchadas, falta de fôlego, aumento da susceptibilidade a infecções, cicatrização lenta, dores musculares, erupções cutâneas.
Tiamina (Vitamina B1)	Falta de apetite, perda de peso indesejada, estômago irritado, desconforto gástrico (náuseas, vômitos), depressão mental, inabilidade para a concentração.
Riboflavina (Vitamina B2)	Membranas e mucosas inflamadas, incluindo lábios rachados, feridas na língua e na boca, olhos ardentes, erupções cutâneas, anemia.
Niacina	Pelagra (diarreia, pele e mucosas inflamadas, confusão mental e/ou demência).
Vitamina B6	Anemia, convulsões similares a crises epiléticas, erupções cutâneas, estômago irritado, lesão em nervos (em crianças).
Ácido fólico	Anemia (hemácias imaturas).
Vitamina B12	Anemia perniciosa (destruição das hemácias, lesão em nervos, aumento do risco de câncer estomacal atribuído a tecidos estomacais danificados, sintomas neurológicos/psiquiátricos atribuídos a lesões nas células nervosas).
Biotina	Perda de apetite, estômago irritado, pele pálida, seca e escamosa, queda de cabelo, depressão emocional, erupções cutâneas (em bebês menores de seis meses).

Problema Grande: Superdosagem Vitamínica

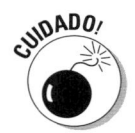

É possível consumir demais algo bom? Mas é claro que sim. Algumas vitaminas são tóxicas quando ingeridas em grandes quantidades, popularmente conhecidas como superdosagem. Quando ocorre uma superdosagem? Ninguém sabe ao certo. O consenso geral, no entanto, é o de que uma superdosagem é muitas vezes o IDR, mas o termo é tão vago que não existe em nenhum dicionário, nem mesmo o que está no meu computador.

➤ **As superdosagens de vitamina A** (como retinol) podem causar sintomas que podem fazê-lo pensar ter um tumor no cérebro. Consumido por uma mulher grávida, as superdosagens de vitamina A podem prejudicar o feto.

➤ **As superdosagens de vitamina D** podem causar pedras nos rins e caroços duros de cálcio em tecidos macios (músculos e órgãos).

➤ **As superdosagens de niacina** (algumas vezes usada para diminuir os níveis de colesterol) podem danificar o tecido do fígado.

➤ **As superdosagens de vitamina B6** podem causar dano temporário em nervos nos braços, pernas e dedos das mãos e dos pés.

Mas aqui está um fato interessante: com apenas uma exceção, a maneira mais provável para se obter uma superdosagem de vitaminas é através da ingestão de suplementos (leia o capítulo 5 para mais informações sobre os suplementos). É bastante improvável que alguém consiga engolir comida suficiente para ter uma overdose de vitaminas D, E, K, C, além de todas as vitaminas do complexo B. Percebeu a exceção? Isso mesmo: a vitamina A. Os óleos de fígado e de fígado de peixe são fontes concentradas de vitamina A pré-formada (retinol) – a forma potencialmente tóxica da vitamina A. O fígado contém tanto retinol que no início do século XX, os exploradores do Polo Sul se intoxicaram com fígado de focas e de baleia. Houve casos de toxicidade por vitamina A relatados entre crianças às quais eram dadas porções de fígado de frango (Veja a tabela 10-3 para mais informações sobre a toxicidade da vitamina A, desta vez em suplementos). Por outro lado, até mesmo grandes doses de vitamina E, vitamina K, tiamina (vitamina B1), riboflavina (vitamina B2), ácido fólico, vitamina B12, biotina e ácido pantotênico parecem ser seguras para os seres humanos. A Tabela 10-3 lista os efeitos das megadoses vitamínicas.

Tabela 10-3:	Quantidades e Efeitos das Overdoses de Vitamina em Pessoas Saudáveis
Vitamina	**Overdose e possível efeito**
Vitamina A	15.000 a 25.000 UI de retinol por dia para adultos (2.000 UI ou mais para crianças) pode levar a danos ao fígado, dores de cabeça, vômitos, visão anormal, constipação, queda de cabelo, perda de apetite, febre baixa, dores nos ossos, distúrbios do sono, pele e mucosas secas. Uma mulher grávida ingerindo acima de 10.000 UI por dia possui o dobro de riscos de dar à luz a uma criança com defeitos congênitos.
Vitamina D	2.000 UI por dia podem causar danos irreversíveis aos rins e ao coração. Pequenas doses podem causar fraqueza muscular, dores de cabeça, náuseas, vômitos, pressão sanguínea alta, crescimento físico retardado e retardamento mental em crianças e anormalidades fetais.

Vitamina E	Grandes quantidades (mais de 400 a 800 UI por dia) podem causar irritações ao estômago ou vertigens.
Vitamina C	1.000 mg ou acima podem causar irritações ao estômago, diarreia ou constipação.
Niacina	Doses mais altas que o IDR aumentam a produção de enzimas do fígado e os níveis sanguíneos de açúcar e ácido úrico, causando danos ao fígado e aumentando o risco de diabetes e de gota.
Vitamina B6	O uso contínuo de 50 mg ou mais por dia pode danificar nervos dos braços, pernas, mãos e pés. Alguns especialistas afirmam que é provável que o dano seja temporário, outros dizem que pode ser permanente.
Colina	Doses muito elevadas (14 a 37 vezes a quantidade adequada) foram ligadas a vômitos, salivação, suor, pressão sanguínea baixa e odor corporal a peixe.

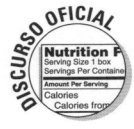

Talvez não seja preciso ter vitamina A em quantidades muito grandes para se ter problemas. Em janeiro de 2003, novos dados de um estudo de longa duração (30 anos) da *University Hospital*, em Uppsala (Suécia), sugeriram que a ingestão de suplementos multivitamínicos com quantidades normais de vitamina A enfraquecia os ossos e aumentava o risco de fratura dos quadris em até 700%, uma conclusão apoiada pelos dados lançados em 2004, do estudo de longa duração do *Nurses' Health Study*. Um nível sanguíneo elevado de retinol, devido a grandes quantidades de vitamina A nos alimentos ou nos suplementos, parece inibir células especiais que produzem novos ossos e revive células que destroem ossos e interferem na habilidade da vitamina D de ajudar a absorver cálcio. É claro, são necessários estudos de confirmação, mas podemos apostar que o debate sobre a diminuição da quantidade de vitamina A no suplemento favorito será vigoroso. As novas recomendações para a vitamina A são de 700 RE/2.300 UI de vitamina A para mulheres e 900 RE/3.000 UI para homens, mas muitos multivitamínicos populares ainda contêm 750-1500 RE/2.500-5.000 UI. Oooops?

Excedendo a Ingestão Dietética de Referência: Tomando mais Vitaminas se for Preciso

Quem precisa de mais vitaminas? Talvez você. Os IDRs foram projetados para proteger pessoas saudáveis da deficiência, mas algumas vezes as circunstâncias da vida, ou o seu estilo de vida, significa que precisa de algo a mais. Está tomando remédios? Você fuma? Está em uma dieta restritiva? Está grávida? Está amamentando? Está se aproximando da menopausa? Se respondeu "sim" a alguma destas questões então você pode ser uma pessoa que precisa de quantidades maiores de vitaminas do que os IDRs fornecem.

Um caso especial: A contínua saga da vitamina C

Em 1970, o químico Linus Pauling publicou "Vitamina C e o resfriado comum" (Vitamin C and the Common Cold), um pequeno livro com menos de cem páginas, que se tornou mais importante pelo fato de Pauling não apenas ter um, mas dois prêmios Nobel em sua estante: um por química e outro pela paz. Desde então, lutas vêm acontecendo sobre a mensagem de Pauling de que grandes doses de vitamina C – chamadas de doses grama, pois forneciam mais de 1.000 miligramas (1 grama) – preveniam ou curavam o resfriado comum ou, de sua última alegação, infundada, de que doses também pudessem curar um câncer avançado.

Durante a última década, o argumento mudou para a habilidade comprovada da vitamina C para proteger a saúde do coração. Por exemplo, um relatório de Abril de 2004 no Journal of American College of Nutrition afirmou que a vitamina C poderia diminuir os níveis sanguíneos de CRP, uma proteína relacionada às inflamações que aumentam o risco de doenças cardíacas. Na University of California, Berkeley, os pesquisadores deram a 160 voluntários adultos e saudáveis 500 miligramas de vitamina C ou uma mistura de nutrientes antioxidantes ou uma pílula parecida, porém sem nenhum nutriente, uma vez por dia durante dois meses. No final, aqueles que tomaram a vitamina C experimentaram uma queda de 24% nos níveis sanguíneos de CRP contra um insignificante 4,7% para o coquetel e nenhuma mudança para aqueles que tomaram o placebo. Não é surpreendente que os epidemiologistas pensem que a vitamina C possa se tornar uma ajuda importante para a saúde do coração.

A menos que esteja tomando remédios para diminuir o colesterol "ruim" e aumentar aquele do tipo "bom". Como a American Heart Association (AHA) Council on Nutrition Physical Activity and Metabolism aponta, quando 20 voluntários em um estudo para o tratamento de HDL-aterosclerose ingeriram suplementos de vitamina C junto com os remédios, eles terminaram com níveis mais baixos do que o esperado para as saudáveis lipoproteínas de alta densidade (HDL). Em outro pequeno estudo, as mulheres que consumiam vitaminas antioxidantes junto com estrogênios pós-menopausa eram mais propensas a morrer de uma doença cardíaca.

Oh, bem. Nada é perfeito.

Estou tomando remédios

Muitos remédios valiosos interagem com vitaminas. Algumas drogas aumentam ou diminuem a eficiência das vitaminas. Por exemplo, uma mulher que esteja utilizando pílulas anticoncepcionais absorve menos quantidades do que o normal das vitaminas do complexo B. Para mais informações sobre vitaminas e interações com remédios, veja o capítulo 25.

Sou fumante

É um fato: é provável que tenha baixos níveis sanguíneos de vitamina C. Mais problemas: as substâncias químicas da fumaça de tabaco criam mais radicais livres no corpo. Até mesmo a *National Research Council*, muito rígida nas megadoses vitamínicas, afirma que os fumantes regulares precisam ingerir aproximadamente 66% mais vitamina C, até 100 mg por dia, do que os não fumantes.

Eu nunca como animais

Por outro lado, se for louco por vegetais, mas segue uma dieta *vegan* – aquela que exclui todos os alimentos de origem animal (incluindo leite, queijo, ovos e óleos de peixes) – você simplesmente não absorve vitamina D suficiente sem a ajuda de suplementos. Os *vegans* também se beneficiam da vitamina C a mais, já que ela aumenta a sua habilidade em absorver o ferro dos alimentos vegetais. E os grãos enriquecidos com vitamina B12, ou suplementos, são necessários para fornecer os nutrientes encontrados apenas em peixes, aves, leite, queijo e ovos.

Sou um preguiçoso que pretende começar a se exercitar

Quando realmente for à academia, comece devagar e tome uma dose extra de vitamina E. Um estudo do *USDA Center for Human Nutrition* em Tufts University (Boston) sugere que um suplemento de 800 miligramas de vitamina E todos os dias, durante o primeiro mês após o início de exercícios, minimiza danos aos músculos ao prevenir reações com radicais livres (partes de moléculas) que causam inflamações. Depois disso, você está por conta própria: A vitamina não ajuda atletas condicionados cujos músculos se adaptaram ao estresse de treino.

Estou grávida

Pense sempre que "comer por dois" significa que você é a única fonte de nutrientes para o feto em crescimento, isto não significa que precise dobrar a quantidade de comida ingerida. Se não absorver as vitaminas necessárias, o bebê também não irá obtê-las.

Os IDRs para muitos nutrientes são os mesmos que aqueles para mulheres que não estão grávidas. Mas quando se está grávida, é necessário mais:

- **Vitamina D:** Cada pedacinho de vitamina D no corpo de um recém-nascido veio de sua mãe. Se a mãe não tiver vitamina D suficiente, o bebê também não terá. As pílulas com vitaminas são a resposta? Sim. E não. O qualificador é a quantidade de pílulas já que a pouca vitamina D pode enfraquecer o desenvolvimento do feto, o excesso também pode causar defeitos de nascimento. É por esta razão que até que novas recomendações para a vitamina D tenham sido lançadas, a segunda palavra mais importante com a letra d é doutor. Se estiver grávida, consulte o seu médico para saber o que é o melhor para você.

- **Vitamina E:** Para criar todo o novo tecido (para si mesma assim como para o bebê), uma mulher grávida precisa de mais 2a-TE por dia, a quantidade aproximada em um ovo.

✔ **Vitamina C:** O nível de vitamina C no sangue cai enquanto a vitamina C flui através da placenta para o bebê, que pode, em algum ponto da gravidez, ter níveis de vitamina C até 50% mais elevados que o seu. Portanto, você precisará de mais 10 miligramas de vitamina C por dia (1/2 xícara de abobrinha cozida ou dois talos de aspargos).

✔ **Riboflavina (vitamina B2):** Para proteger o bebê contra defeitos estruturais, como fenda palatina ou coração deformado, uma mulher grávida precisa de mais 0,3 miligramas de riboflavina por dia (um pouco menos de 30 gramas de cereal).

✔ **Ácido fólico:** O ácido fólico protege a criança contra defeitos de fenda palatina e do tubo neural (espinha dorsal). Até duas de cada 1.000 bebês nascidos a cada ano nos Estados Unidos possuem um defeito de espinha dorsal, como espinha bífida, porque suas mães não ingeriram ácido fólico suficiente para alcançar o padrão IDR. O aumento aceitável de ácido fólico em mulheres grávidas é de 200 microgramas (um pouco mais do que um copo de suco de laranja). Mas novos estudos mostram que a ingestão de 400 microgramas de ácido fólico antes da gravidez, e durante os dois primeiros meses de gravidez diminuíram significantemente o risco de dar à luz a uma criança com fenda palatina. A ingestão de 400 microgramas de ácido fólico por dia, através de toda a gravidez, reduz o risco de defeitos do tubo neural.

✔ **Vitamina B12:** Para atender às demandas do feto em desenvolvimento, a mulher grávida precisa de mais 0,2 microgramas de vitamina B12 por dia (apenas 85 gramas de frango assado).

Estou amamentando

Você precisará de mais vitamina A, vitamina E, tiamina, riboflavina e ácido fólico para produzir quantidades suficientes de leite materno nutritivo, cerca de 750 mililitros (3/4 de litro) por dia. Precisará de mais vitamina D, vitamina C e niacina para assegurar a reposição das vitaminas perdidas, ou seja, aquelas que estão sendo transferidas para o seu bebê, no leite.

Estou me aproximando da menopausa

É difícil encontrar informações sobre os requisitos de vitaminas específicas para mulheres mais idosas se comparado com as informações de vitaminas específicas para homens idosos. É o suficiente para alguém se espantar sobre o que está acontecendo com aqueles que definem os IDRs. Será que eles não sabem que todos ficam mais velhos? Agora mesmo, todos podem dizer com certeza que as necessidades nutricionais para mulheres idosas são que elas precisam de mais cálcio para compensar a perda óssea natural que ocorre quando as mulheres alcançam a menopausa e a produção do hormônio feminino estrogênio diminui. Elas também precisam de mais vitamina D para permitir que seus corpos absorvam e usem o cálcio. Alerta ao preconceito de gênero! Nenhum estudo similar está disponível para homens idosos. Mas a adição de suplementos de vitamina D a suplementos de cálcio aumenta a densidade óssea em pessoas idosas. O atual IDR para a vitamina D está definido em 5 microgramas/200 UI para todos os adultos, mas a nova IA (Ingestão Adequada) para a vitamina D é de 10 microgramas/400 UI para pessoas com idade entre 51 e 70 anos, e 15 microgramas/600 UI para pessoas com 71 anos em diante. Alguns pesquisadores sugerem que até mesmo estas quantidades possam ser muito baixas para garantir o máximo de absorção de cálcio.

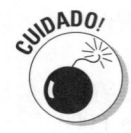

Consulte o seu médico antes de adicionar suplementos de vitamina D. Em grandes quantidades, esta vitamina pode ser tóxica.

Minha pele é muito clara ou muito escura

A luz do sol, sim, a velha luz do sol transforma as gorduras abaixo da superfície da pele, em vitamina D. Portanto, obter o necessário deveria ser muito fácil, certo? Não necessariamente. Conseguir a vitamina D suficiente a partir da luz do sol é algo difícil quando se tem a pele muito clara e se evita a luz do sol por medo de um câncer de pele. É até mais difícil obter vitamina D suficiente quando se tem a pele muito escura, agindo como um tipo de bloqueador solar natural. Quando os pesquisadores do Centro de Controle e Prevenção de Doenças [*Center for Disease Control and Prevention* (CDC)] pesquisaram o estado de vitamina D em mais de 2.000 afro--americanos e mulheres caucasianas com idades entre 15 a 49 anos, eles encontraram níveis corporais baixos para vitamina D em 42% das mulheres afro-americanas e 4,2% das mulheres caucasianas. Baseados nestes números, os pesquisadores da *Boston University* sugeriram que o IDR para adultos sem exposição ao sol deveria ser quatro vezes a quantidade recomendada atualmente. Consulte seu médico sobre isto, são notícias muito importantes para mulheres que estejam, ou queiram estar, grávidas e precisem de mais vitamina D (Consulte alguns parágrafos anteriores para esta informação).

Capítulo 11
Minerais Poderosos

Neste Capítulo:

▶ Explicando como o corpo usa os minerais

▶ Absorvendo os minerais necessários dos alimentos

▶ Descobrindo o que acontece quando ingerimos poucos ou muitos minerais

▶ Como saber quando precisamos de um pouco mais

*O*s minerais são elementos, substâncias compostas por apenas um único tipo de átomo. Eles são inorgânicos (tradução: eles não contêm átomos de carbono, hidrogênio e oxigênio, encontrados em todos os compostos orgânicos, incluindo as vitaminas). Os minerais existem naturalmente em objetos inanimados, como pedras e minérios. Ainda que alguns minerais estejam presentes em plantas e animais, eles são importados: as plantas absorvem os minerais do solo e os animais obtêm minerais ao comer plantas.

A maioria dos minerais possui nomes que indicam os lugares onde podem ser encontrados ou suas características, como sua cor. Por exemplo, o nome cálcio é um derivado de *calx*, a palavra grega para "cal", onde o cálcio é encontrado. O cloro deriva de chloros, a palavra grega que significa "amarelo esverdeado" e, por um acaso, esta é a cor do mineral. Outros minerais, como amerício, cúrio, berquélio, califórnio, férmio e nobélio possuem estes nomes devido ao seu lugar de descoberta ou porque foi uma em homenagem a um cientista importante.

Este capítulo conta quais minerais seu corpo precisa para estar em boa forma, onde encontrar os minerais nos alimentos e quanto de cada mineral uma pessoa saudável precisa.

Inventário dos Minerais Necessários

Imagine seu corpo como uma casa. As vitaminas (tudo sobre elas no capítulo 10) são como pequeninas empregadas e mordomos, correndo para ligar as luzes e se certificar de que as janelas estejam fechadas, evitando que o calor vá embora. Os minerais são mais robustos, são os tijolos e a argamassa que solidificam a base da casa, e é a eletricidade que mantêm as luzes acesas.

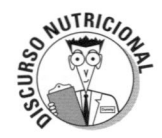

Os nutricionistas classificam os minerais essenciais para a vida humana tanto como minerais principais (incluindo os principais eletrólitos – veja o capítulo 13) ou como oligoelementos. Os minerais principais e os oligoelementos são ambos minerais. A diferença entre eles, em fatos nutricionais, é a quantidade existente no corpo e a necessidade de ingestão para manter um suprimento regular.

O corpo armazena quantidades variantes de mineral, mas mantém mais de cinco gramas de cada mineral principal e de cada eletrólito principal à sua disposição. Você precisa consumir mais de 100 miligramas por dia de cada mineral principal para manter um suprimento constante e para compensar as perdas. Você armazena menos de cinco gramas de cada oligoelemento e precisa ingerir menos de 100 miligramas por dia para se manter equilibrado.

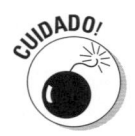

Alguns minerais interagem com outros minerais ou com remédios. Por exemplo, o cálcio liga os antibióticos de tetraciclina em compostos que seu corpo não consegue quebrar, fazendo o antibiótico sair do trato digestivo, não-utilizado e não-absorvido. É por isto que o seu médico recomenda não tomar leite ou laticínios quando estiver consumindo este remédio. Para mais informações sobre interações entre minerais e remédios, vá ao capítulo 25.

Introduzindo os minerais principais

Os seguintes minerais principais são essenciais para os seres humanos:

- Cálcio
- Fósforo
- Magnésio
- Enxofre
- Sódio
- Potássio
- Cloro

Nota de observação: o sódio, o potássio e o cloro, também conhecidos como os principais eletrólitos, são abordados no capítulo 13.

Ainda que o enxofre, um mineral principal, seja um nutriente essencial para os seres humanos, ele quase nunca é incluído em livros nutricionais ou em tabelas nutricionais. Por quê? Porque é uma parte integral de todas as proteínas. Qualquer dieta que forneça uma quantidade de proteínas adequada também fornece uma quantidade de enxofre adequado. (Para mais informações sobre proteínas, marque esta página e volte ao capítulo 6).

Após ter lido mais sobre proteínas, volte e dê uma olhada nos principais minerais de maneira detalhada.

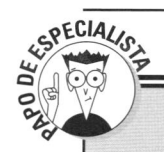

Um guia elementar sobre minerais

Os gregos antigos achavam que todo o material na Terra era feito a partir de uma combinação de quatro elementos básicos: Terra, água, ar e fogo. Errado. Séculos mais tarde, os alquimistas procuravam pela fórmula para metais preciosos, como o ouro, e decidiram que os elementos essenciais seriam o enxofre, o sal e o mercúrio. Mais uma vez, errados.

Em 1669, um grupo de químicos alemães isolou o fósforo, o primeiro elemento mineral a ser identificado de maneira acurada. Depois disso, tudo começou a funcionar com mais rapidez. No final do século 19, os cientistas sabiam os nomes e propriedades químicas de 82 elementos. Hoje, 112 elementos foram identificados.

O guia clássico para os elementos químicos é a tabela periódica, uma tabela criada em 1869 pelo químico russo Dmitri Mendeleev (1834 – 1907), cujo elemento mendelévio foi uma homenagem a ele. Esta tabela foi revisada pelo físico britânico Henry Moseley (1887 – 1915), que descobriu o número de prótons (partículas com carga positiva) em um átomo elementar.

A tabela periódica é uma maneira simples e fácil de categorizar os elementos e se, alguma vez já foi, ou ainda é, um estudante de medicina, química ou física, você poderá testemunhar em primeira mão à glória (talvez esta não seja a melhor palavra) de decorar a informação que ela fornece. Pessoalmente, eu prefiro ser forçada a assistir as reprises do "É namoro ou amizade?".

Cálcio

Quando você sobe na balança de manhã, você pode considerar que cerca de aproximadamente 1,5 quilos do seu peso corporal é constituído de cálcio, a maior parte dele presente nos seus dentes e ossos.

O cálcio também está presente no fluído extracelular (o líquido que rodeia as células do corpo), realizando as seguintes tarefas:

- Regula o balanço de fluído ao controlar o fluxo de água, para fora e para dentro das células.

- Permite às células mandarem mensagens entre si.

- Mantém os músculos em movimentos suaves, evitando as câimbras.

Uma quantidade adequada de cálcio é importante para o controle da pressão arterial elevada e não apenas para adequação da ingestão cálcio diretamente. Pelo menos, um estudo mostra que quando uma mulher grávida ingere quantidades suficientes de cálcio, a pressão sanguínea do bebê se mantém abaixo da média durante, no mínimo, os primeiros sete anos de vida, diminuindo o risco de desenvolvimento de pressão arterial alta mais tarde.

As melhores fontes alimentares de cálcio são o leite e os laticínios além de peixes, como as sardinhas e o salmão enlatados. O cálcio também é encontrado em vegetais folhosos de cor verde-escura, mas o cálcio em alimentos vegetais está limitado a compostos mais difíceis de serem absorvidos pelo corpo.

Cálcio: O jogador do time dos ossos

O osso do dedo está conectado ao osso do pé. O osso do pé está conectado ao osso do tornozelo. O osso do tornozelo está conectado ao osso do joelho. E o que os mantém unidos até o osso da cabeça está conectado à sua dieta.

Assim como todos os tecidos do corpo, os ossos estão em constante renovação. As células ósseas antigas se desfazem, gerando novas. As células especializadas, conhecidas como osteoclastos, iniciam o processo ao fazer pequenos buracos no osso sólido para que outras células especializadas, chamadas de osteoblastos possam preencher os espaços abertos com osso fresco. Neste ponto, os cristais de cálcio, o melhor construtor de ossos dietético, pegam novas células de osso para endurecer e fortificar o osso.

O cálcio começa o trabalho nos ossos enquanto ainda estamos no útero de nossas mães. Mas não é o único mineral na jogada. Também devemos mencionar o zinco. Baseados em uma pesquisa com 242 mulheres grávidas no Peru, onde a deficiência de zinco é comum, os pesquisadores da Johns Hopkins descobriram que os bebês nascidos de mulheres que tomaram os suplementos pré-natais com ferro, ácido fólico e zinco tinham os ossos da perna mais longos e fortes do que os bebês nascidos em mulheres que tomaram suplemento sem zinco.

Após o nascimento, o cálcio continua construindo os ossos, mas apenas com a ajuda da vitamina D, produtora de uma proteína ligadora ligada ao cálcio que permite a absorção do cálcio presente no leite que a mamãe lhe dá. Para ter certeza de que está consumindo vitamina D, todos os leites vendidos nos Estados Unidos são fortificados com a vitamina. Como você pode perder o gosto por leite, mas nunca perder a necessidade de cálcio, os suplementos de cálcio para adultos muitas vezes incluem a vitamina D.

Mas a vitamina D não é a única contribuição do leite. Lembra do ferro nos suplementos pré-natais peruanos (e americanos)? Ele não está aí por acaso. O ferro aumenta a produção de colágeno, a proteína mais importante no osso. O leite contém lactoferrina (lacto = leite, ferrin = ferro), um composto ligado ao ferro que estimula a produção de células que promovem o crescimento ósseo.

Quando os pesquisadores da University of Auckland, na Nova Zelândia, adicionaram lactoferrina do leite da vaca a um prato de osteoblastos, as células de osso cresceram mais rapidamente. Quando injetaram lactoferrina nas caveiras de cinco camundongos de laboratório, o osso no lugar da injeção também cresceu mais rápido, levando a equipe a sugerir na revista Endrocrinology que a lactoferrina poderia ter um papel no tratamento da osteoporose.

Não foi uma surpresa ao Departamento de Ciências da Nutrição na University of Arizona, onde um estudo feito com cientistas da University of Arkansas e Columbia University mostrou que mulheres de faixa etária entre 40, 50 e 60 anos que ingeriam cerca de aproximadamente 18 miligramas de ferro por dia tinham ossos mais fortes e densos do que mulheres com menor ingestão de ferro. O que torna isto intrigante é o fato de que 18 miligramas por dia é mais que o dobro do atual IDR (8 miligramas) para mulheres idosas.

Mas a dança do ferro/cálcio é um ato de balanceamento. No corpo, o ferro e o cálcio parecem competir para ver qual deles é absorvido. Portanto, o ferro a mais funciona apenas em mulheres que absorvam cerca de 800 a 1.200 miligramas de cálcio por dia. Aquelas com maior ou menor ingestão de cálcio não parecem se beneficiar do ferro a mais.

O hormônio sexual feminino estrogênio preserva os ossos, enquanto que o hormônio sexual masculino – a testosterona

(Continua)

– constrói novos ossos. Conforme enve-lhecemos e, o suprimento de hormônios sexuais diminui, perdemos células ósseas mais rápido do que podemos substituí-las. Um fator complicador podem ser os níveis de vitamina B12. Um relatório no Journal of Clinical Endrocrinology and Metabolism afirma que pesquisadores da Universidade da Califórnia, San Francisco, descobriu que mulheres com níveis baixos desta vitamina também possuem ossos do quadril menos densos.

Portanto, para proteger os ossos, precisará de cálcio, zinco, ferro e vitaminas D e B12, todos encontrados em grandes quantidades no leite, no queijo, nos ovos e na carne vermelha. O que parece ser o pesadelo nutricional de uma cardiologista, rico em gorduras e em coleste-rol, a menos que edite o cardápio para ler: leite desnatado, queijo desnatado, claras de ovos e carne vermelha magra. E é assim que se faz.

Fósforo

Assim como o cálcio, o fósforo é essencial para ossos e dentes fortes. Para um desempenho excelente, precisará tanto de fósforo como de cálcio. O fósforo também permite que a célula transmita o código genético (genes e cromossomos que carregam a informação sobre suas características especiais) a novas células criadas quando as células se dividem e reproduzem. Em adição, o fósforo:

✔ Ajuda a manter o pH do sangue balanceado (ou seja, evita que ele se torne muito ácido ou muito alcalino).

✔ É vital para o metabolismo de carboidratos, para a síntese de proteínas e para o transporte de gorduras e ácidos graxos entre os tecidos e os órgãos.

✔ É parte da mielina, o revestimento gorduroso que cobre e protege cada célula nervosa.

O fósforo está presente em quase tudo o que é comestível, mas as melhores fontes são alimentos ricos em proteínas, como carne, peixe, aves, ovos e leite. Estes alimentos fornecem mais da metade do fósforo em uma dieta não-vegetariana. Os grãos, nozes, sementes e feijões secos também fornecem quantidades consideráveis.

Magnésio

O corpo usa magnésio para produzir tecidos corpóreos, em especial tecidos ósseos. O corpo humano adulto possui cerca de 30 gramas de magnésio e 75% dele estão presentes nos ossos. O magnésio também faz parte de mais de 300 enzimas diferentes que acionam reações químicas em todo o corpo. Você usa magnésio para:

✔ Movimentar nutrientes para fora e para dentro das células.

✔ Mandar mensagens entre as células.

✔ Transmitir o código genético (genes e cromossomos) quando as células se dividem e se reproduzem.

Um suprimento adequado de magnésio também é saudável para o coração, pois permite transformar os alimentos em energia usando menos oxigênio.

A banana é uma boa fonte de magnésio, assim como muitos outros alimentos de origem vegetal, incluindo frutas de cor verde-escura e vegetais (o magnésio faz parte da clorofila, o pigmento verde das plantas).

Introdução aos oligoelementos

Os oligoelementos também são minerais, mas eles estão presentes em quantidades muito menores. É por isso que se chamam oligoelementos. Você precisa de apenas uma pitada. Entendeu? Bom! Os oligoelementos incluem:

- Ferro
- Zinco
- Iodo
- Selênio
- Cobre
- Magnésio
- Flúor
- Cromo
- Molibdênio

Chegue mais perto para conhecer os oligoelementos.

Ferro

O ferro é um elemento essencial da hemoglobina e da mioglobina, duas proteínas que armazenam e transportam oxigênio. Encontramos a hemoglobina nos glóbulos vermelhos (é o que lhes dá a cor característica). A mioglobina (mio = músculo) é um componente muscular. O ferro também faz parte de várias enzimas.

As melhores fontes de ferro nos alimentos são carnes de órgãos (fígado, coração, rins), carne vermelha, gema de ovos e ostras. Estes alimentos contêm ferro heme, uma forma de ferro que o corpo consegue absorver com facilidade.

Os grãos integrais, o levedo de trigo, as passas, as nozes, as sementes, as ameixas e suco de ameixas e as cascas da batata contém ferro não-heme. Como as plantas contêm substâncias chamadas de fitatos, capazes de ligar o ferro em compostos, o corpo tem dificuldades em absorver o ferro. Comer alimentos vegetais com carne ou com alimentos ricos em vitamina C (como tomates), aumenta a habilidade para quebrar os fitatos e absorver o ferro dos alimentos de origem vegetal.

Zinco

O zinco protege nervos e tecidos do cérebro, amortece o sistema imunológico e é essencial para um crescimento saudável. O zinco é parte das enzimas e hormônios, como a insulina, que metabolizam os alimentos e seria justo chamá-lo de mineral masculino.

As maiores quantidades de zinco no corpo humano masculino estão presentes nos testículos, sendo usado para garantir um suprimento constante de testosterona, o hormônio que o homem precisa para produzir grandes quantidades de espermatozóides saudáveis e em boas condições. Sem zinco suficiente, a fertilidade masculina esmorece. Portanto, sim, o conto da carochinha era certo: ostras, uma rica fonte de zinco, é útil aos homens. Aliás, as mulheres também precisam de zinco, mas não tanto quanto os homens. Quanto seria isso? Aha! Dê uma olhada na Tabela 11-1 ou volte ao capítulo 4.

Uma outra boa fonte de zinco é a carne, o fígado e os ovos. Há bastante zinco nas nozes, feijões, misô, abóbora, sementes de girassol, produtos integrais e gérmen de trigo. Mas o zinco presente nas plantas, assim como o ferro, aparece em compostos que o corpo absorve com menor eficiência do que o zinco presente em alimentos de origem animal.

Iodo

O iodo é um elemento dos hormônios da tireóide, tiroxina e triiodotironina, que ajudam a regular as atividades celulares. Estes hormônios também são essenciais para a síntese protéica, para o crescimento de tecidos (incluindo a formação de nervos e ossos saudáveis) e para a reprodução.

As melhores fontes naturais de iodo são os frutos do mar e as plantas que crescem perto do oceano, mas é mais provável que os americanos modernos obtenham o iodo necessário do sal iodado. E aqui temos uma nota nutricional estranha: É possível absorver quantidades consideráveis de iodo a partir do leite. As vacas estão consumindo sal iodado? Não. O leite é processado e armazenado em máquinas e reservatórios mantidos limpos e higienizados com iodatos e iodóforos, desinfetantes à base de iodo. Pequenas quantidades vão para os produtos enviados às lojas. Os iodatos também são usados como condicionadores da massa (aditivos que tornam a massa mais maleável), portanto, também é provável encontrar um pouco de iodo na maioria de pães vendidos nos supermercados.

Selênio

O selênio foi identificado como um nutriente humano essencial, em 1979, quando os pesquisadores de nutrição chineses descobriram que aqueles com poucas quantidades armazenadas de selênio tinham um risco aumentado de sofrer da doença de Keshan, um distúrbio do músculo do coração cujos sintomas incluem batimento cardíaco acelerado, coração aumentado e, em casos severos, insuficiência cardíaca, uma consequência mais comum entre crianças pequenas e mulheres em idade fértil.

Como o selênio protege o coração? Uma possibilidade é a de que ele funcione como um antioxidante em conjunto com a vitamina E. Uma segunda possibilidade, levantada pelos estudos do Departamento de Agricultura dos Estados Unidos com ratos de laboratório é a de que ele previna o ataque de vírus ao músculo do coração.

Aqui estão algumas notícias emocionantes: os resultados para um estudo com duração de quatro anos e envolvendo 1.312 pacientes tratados previamente para câncer de pele sugere enfaticamente que doses diárias de selênio em quantidades 3,8 vezes maior a atual ingestão diária recomendada (IDR) (55 microgramas) pode reduzir a incidência de cânceres nos pulmões, próstata, cólon e reto. Um estudo da *University of Arizona* foi projetado para descobrir que a ingestão de selênio diminuía os riscos de câncer de pele. Ele não diminuía. Mas entre os pacientes que ingeriram selênio em vez de placebo, foram registrados 45% menos cânceres de pulmão, 58% menos cânceres de cólon e de reto, 63% menos cânceres de próstata e um índice de mortalidade 50% menor para o câncer em geral. Agora um estudo de seguimento determinará se os resultados se manterão.

Mesmo que as frutas e vegetais crescidos em solos ricos em selênio sejam eles mesmos ricos neste mineral, as melhores fontes de selênio são os frutos do mar, carne e órgãos (fígado, rins), ovos e laticínios.

Cobre

O cobre é um antioxidante encontrado em enzimas que desativam os radicais livres (pedaços de moléculas que podem se ligar para formar compostos danificadores do tecido corporal) e possibilitam o uso de ferro pelo corpo. O cobre também possui um papel no retardo do processo de envelhecimento ao diminuir a incidência de glicação de proteínas, uma reação na qual as moléculas de açúcar (gli = açúcar) se juntam com moléculas de proteína na corrente sanguínea, deformando as moléculas de proteína e as tornam inutilizáveis. A glicação de proteínas pode resultar em perda óssea, colesterol elevado, anormalidades cardíacas e vários outros sintomas desagradáveis. Nos portadores de diabetes, a glicação de proteína excessiva também pode ser um fator envolvido nas complicações, como perda de visão.

Além disso, o cobre:

- Promove o crescimento de ossos fortes.

- Protege a saúde do tecido nervoso.

- Previne que o cabelo fique branco prematuramente.

  Mas, não, mil vezes não: grandes quantidades de cobre não podem, repito, não podem fazer o cabelo branco voltar à sua cor original.

Além disso, megadoses de cobre podem ser tóxicas.

Você pode absorver o cobre necessário a partir de órgãos (como o fígado e o coração), frutos do mar, nozes e feijões secos, incluindo sementes de cacau (as sementes usadas para fazer o chocolate).

Manganês

A maioria do manganês presente no corpo está nas glândulas (hipófise, mamárias, pâncreas), órgãos (fígado, rins, intestinos) e ossos. O manganês é um elemento essencial de enzimas que metabolizam carboidratos e sintetizam gorduras (incluindo colesterol). O manganês é importante para um sistema reprodutor saudável. Durante a gravidez, o manganês acelera o crescimento do tecido fetal, em especial os ossos e cartilagem.

Absorvemos o manganês a partir de grãos integrais, cereais, frutas e vegetais. O chá também é uma boa fonte de manganês.

Flúor

O fluoreto é a forma do flúor (um elemento) na água potável. O corpo armazena flúor nos ossos e nos dentes. Ainda que pesquisadores tenham algumas dúvidas sobre o flúor como um nutriente essencial, está claro que ele endurece o esmalte dos dentes, reduzindo o risco de desenvolver cáries. Além disso, alguns pesquisadores de nutrição suspeitam, mas não podem provar, que algumas formas de flúor fortalecem os ossos.

Pequenas quantidades de flúor estão presentes no solo, na água, nas plantas e nos tecidos animais. Também absorvemos um suprimento constante de flúor na água potável fluoretada.

Cromo

Quantidades muito pequenas de cromo trivalente, uma forma digestível do mesmo elemento metálico que decora o seu carro e os seus eletrodomésticos, são essenciais para várias enzimas necessárias para metabolizar a gordura.

O cromo também é um composto necessário para o fator de tolerância à glicose (GTF), um grupo de substâncias químicas que permite que a insulina (uma enzima do pâncreas) regule o uso da glicose, o produto final do metabolismo e o combustível básico para a célula do corpo (veja o capítulo 8). Em um recente estudo conjunto entre a USDA e o *Beijing Medical University*, adultos portadores de diabetes não dependentes de insulina que tomavam suplementos de crômo tiveram níveis sanguíneos mais baixos de açúcares, proteínas e colesterol, que são bons sinais para aqueles com diabetes. Em um estudo relacionado, o cromo reduziu a pressão arterial sanguínea de ratos de laboratório criados para desenvolver hipertensão (pressão alta), uma complicação comum da diabetes.

Hoje existe pouca informação sobre as quantidades precisas de cromo em alimentos específicos. Ainda assim, o fermento, o fígado de vitela, o queijo americano, o gérmen de trigo e o brócolis são considerados fontes valiosas deste oligoelemento.

Molibdênio

O molibdênio (pronuncia-se mo-lib-de-nio) faz parte de várias enzimas que metabolizam as proteínas. Você absorve molibdênio a partir de feijões e grãos. As vacas comem grãos, portanto o leite e o queijo possuem um pouco de molibdênio. O molibdênio também passa para a água potável do solo circuncidante. O conteúdo de molibdênio das plantas e da água potável depende completamente da quantidade de molibdênio presente no solo.

Recebendo os Minerais Necessários

A Tabela 11-1 é um guia útil para os alimentos que fornecem os minerais e os oligoelementos que o corpo necessita. A tabela é uma maneira fácil para descobrir quais alimentos (e qual a quantidade) fornecem, no mínimo, 25% da ingestão diária recomendada (IDR) para adultos saudáveis, com idade entre 25 e 50 anos.

Sem complicações, sem calculadoras. Basta tirar uma xerox e colar a tabela na geladeira. Que maneira fácil para comer bem! Espere! Uma observação importante: Quando ler "homem" ou "mulher" na tabela a seguir, isto significa "homens e mulheres com idade entre 25 e 50 anos", a menos que diga o contrário.

Tabela 11-1:	Obtenha os Minerais Aqui! Comidas e Porções
Comida	**Porção**
Cálcio e Fósforo	**IDR: Cálcio: homens e mulheres: 1.000 mg** **IDR: Fósforo: homens e mulheres: 700 mg**
Pães, cereais e grãos	
Muffin,	2 inteiros
Vegetais	
Brócolis, espinafre, nabo, (cozido)	1 xícara
Laticínios	
Queijos: gruyère, romano, suíço e parmesão	30 gramas
Cheddar ou queijos suíços	45 gramas
Gorgonzola, camembert, feta, gouda, monterey, mozarela, Muenster, provolone, roquefort	60 gramas
Queijo ricota	½ xícara

Comida	Porção
Sorvete	1 xícara
Leite – todas as variedades, incluindo chocolate	1 xícara
Iogurte – todas as variedades	1 xícara (240 gramas)
Outros	
Tofú	½ xícara, em cubos
Magnésio	**IDR: Homens: 400-420 mg, mulheres: 310-320 mg**
Pães, cereais e grãos	
Pão – trigo integral	4 fatias
Muffin, pão sírio – trigo integral	2 inteiros
Cereal	60 gramas
Vegetais	
Alcachofra	2 médias
Grão-de-bico, soja em grãos, feijão branco, feijão fradinho (cozidos)	1 xícara
Laticínios	
Leite – chocolate, feito com leite desnatado	2 xícaras
Iogurte – simples, desnatado	2 xícaras
Outros	
Nozes e sementes	2 colheres de sopa
Tofú	½ xícara, em cubos
Ferro	**IDR: homens: 8mg, mulheres: 18 mg, 8 mg***
Pães, cereais e grãos	
Bagel, muffin, pita	2 inteiros
Aveia – instantânea, fortificada	½ xícara
cereal	30 gramas
Frutas	
Damasco (seco, cozido)	1 xícara
Vegetais	
Fígado – boi, porco	90 gramas
Fígado – frango, peru	1 xícara, em cubos

Tabela 11-1:	(Continuação)
Comida	**Porção**
Vongola (crua) – somente a carne	90 – 120 gramas
Ostras (cruas) – somente a carne	30 – 60 gramas
Outros	
Pinhões, sementes – abóbora	4 colheres de sopa
Zinco	**IDR: homens: 11mg, mulheres: 8 mg**
Pães, cereais e grãos	
Cereal – fortificado	60 gramas
Carnes, aves e peixes	
Boi – todas as variedades, magro	90 gramas
Cordeiro – todas as variedades, magro	90 gramas
Língua (assada)	90 gramas
Vitela – assada, magra	90 gramas
Frango (sem pele)	2 coxas
Ostras	90 gramas
Laticínios	
Iogurte – todas as variedades	2 xícaras
Outros	
Sementes – abóbora	4 colheres de sopa
Cobre	**IA: homens e mulheres: 900 mg**
Pães, cereais e grãos	
Cevada (cozida)	1/3 xícara
Muffin, pão sírio	2 inteiros
Frutas	
Ameixas (secas, cozidas)	1 xícara
Vegetais	
Feijões, lentilhas e grãos de soja (cozidos)	1 xícara
Carnes, aves e peixes	
Fígado – boi, bezerro	90 gramas
Fígado – frango, peru	½ xícara, em cubos

Comida	Porção
Caranguejo, lagosta, ostras, camarões	90 gramas
Outros	
Amêndoas, castanha-do-pará, castanha- de-caju, avelãs, amendoins, pistache, nozes, nozes variadas	4 colheres de sopa
Sementes – abóbora, gergelim, girassol	4 colheres de sopa

*As quantidades menores são para pessoas com idade entre 19 e 30 anos; as maiores para pessoas acima de 30 anos. Good Sources of Nutrients (Washington, D.C.: U.S. Department of Agriculture/Human Nutrition Service, 1990); Nutritive Value of Food (Washington, D.C.: USDA, 1991); DRI reports 1998-2004.

Você sentiu que algo faltava nesta lista? Você estava certo. Não existem dados para os oligoelementos essenciais cromo, flúor, iodo, molibdênio e selênio já que uma dieta variada e saudável fornece quantidades suficientes destes nutrientes. O sal iodado e a água fluoretada são uma segurança a mais.

Sobredoses e Subdoses: Muito ou Pouco

A Ingestão Diária Recomendada (IDR) e a Ingestão Adequada (IA) para os minerais e para os oligoelementos são grandes subsídios, grandes o suficiente para prevenir deficiências, mas não tão grandes a ponto de desencadearem efeitos colaterais tóxicos. (Leia mais sobre os IDRs e as IAs no capítulo 4).

Como evitar a deficiência mineral

O que acontece quando você não absorve minerais e oligoelementos suficientes? Alguns minerais, como o fósforo e o magnésio, são tão disponíveis nos alimentos que as deficiências são raras ou não existentes. Nenhum cientista nutricional já foi capaz de identificar a ocorrência natural de deficiências de enxofre, manganês, cromo ou molibdênio em seres humanos que sigam uma dieta saudável. A maioria das águas potáveis contém flúor adequado e os americanos ingerem tanto cobre (seria das barras de chocolate?) que estas essas deficiências são praticamente desconhecidas nos Estados Unidos.

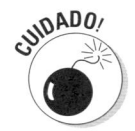

No entanto, outros minerais são mais problemáticos:

- **Cálcio:** sem cálcio suficiente, os ossos e dentes de uma criança não crescerão fortes e retos e os ossos de um adulto perdem minerais e enfraquecem. O cálcio joga em equipe. Para proteger contra uma deficiência, você também precisa de quantidades adequadas de vitamina D, o nutriente que permite a absorção do cálcio retirado dos alimentos ou suplementos. O leite fortificado com vitamina D auxilia significativamente na eliminação do raquitismo (veja o capítulo 10 sobre vitaminas).

- **Ferro:** a deficiência de ferro, a anemia, não é apenas uma velha propaganda. Na falta de ferro, seu corpo não consegue produzir as hemoglobinas necessárias para transportar o oxigênio para cada tecido. Como resultado, muitas vezes você se encontra cansado e fraco. Uma leve deficiência de ferro também pode inibir o desempenho intelectual. Em um estudo da Johns Hopkins, meninas do ensino médio tiveram maiores pontos em testes de memória, testes verbais e de aprendizado quando tomaram suplementos que forneciam as quantidades dietéticas recomendadas para o ferro.

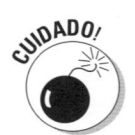

Consulte seu médico antes de engolir suplementos de ferro ou cereais fortificados com 100% do requerimento diário de ferro: o boletim nutricional informa. A hemocromatose, um defeito genético comum, mas muitas vezes não diagnosticado, afeta um em cada 250 americanos, podendo levar a uma sobredose de ferro, uma absorção aumentada do mineral ligada à artrite, doenças cardíacas e diabetes, além de um risco aumentado de doenças infecciosas e cânceres (as células de vírus e cânceres crescem em um sangue rico em ferro).

- **Zinco:** um suprimento adequado de zinco é vital para a produção de testosterona e de espermatozóides saudáveis. Os homens que não consomem zinco suficiente podem se tornar temporariamente inférteis. A privação de zinco pode fazê-lo perder o apetite e a habilidade para sentir o gosto da comida. Ela também pode enfraquecer o sistema imunológico, aumentando o risco de infecções. As feridas demoram mais a cicatrizar quando não temos zinco suficiente. Isto inclui o tecido danificado no exercício. Em linguagem comum: Se não absorvemos o zinco necessário, o seu bichinho de estimação pode durar mais. E sim, o zinco pode combater os sintomas do resfriado comum. Até agora, diversos estudos confirmaram que a ingestão de suplementos contendo uma forma de zinco (gluconato de zinco) diminui o resfriado, por um dia ou dois. Outros não mostram diferenças. Faça sua escolha.

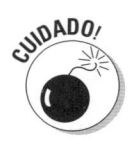

Os resultados são referentes a adultos, não a crianças, e as cápsulas de zinco são apenas para uso durante os vários dias do resfriado. Descubra mais sobre o excesso de zinco veja a seção "Sabendo quando o excesso é muito", mais tarde, neste capítulo.

- **Iodo:** uma deficiência moderada de iodo causa o bócio (uma glândula tiróide inchada) e uma produção reduzida dos hormônios da tireóide. uma deficiência mais severa no início da vida pode causar uma forma de retardamento mental e físico, chamada de cretinismo.

- **Selênio:** não há selênio suficiente na sua dieta? Tome cuidado com as dores musculares. Ou com fraquezas. Para proteger-se de problemas pela falta de selênio, assegure-se de ingerir bastante vitamina E. Alguns estudos com animais mostram que uma deficiência de selênio responde aos suplementos de vitamina E e vice-versa.

Sabendo o quanto é demais

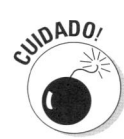

Assim como algumas vitaminas, alguns minerais podem ser tóxicos quando em grandes doses:

- **Cálcio:** ainda que seja benéfico em quantidades mais altas que as indicadas nos atuais IDR, o cálcio não está livre de problemas:

  - Constipação, inchaço, náuseas e gases intestinais são efeitos colaterais comuns entre pessoas saudáveis ingerindo suplementos equivalentes a 1.500 até 4.000 miligramas de cálcio por dia.

  - As doses maiores a 4.000 miligramas por dia podem estar ligadas a danos nos rins.

  - As megadoses de cálcio podem ligar o ferro e o zinco, dificultando a absorção pelo corpo destes dois oligoelementos essenciais.

- **Fósforo:** o excesso de fósforo pode diminuir as reservas corporais de cálcio.

- **Magnésio:** as megadoses de magnésio parecem ser seguras para pessoas saudáveis, mas se tiver alguma doença nos rins, o excesso de magnésio pode causar músculos enfraquecidos, dificuldades respiratórias, batidas de coração irregulares e/ou parada cardíaca (o coração para de bater).

- **Ferro:** a sobredose de suplementos de ferro pode ser mortal, especialmente em crianças pequenas. A dose letal para uma criança pequena pode ser de até 3 gramas (3.000 miligramas) de ferro elementar de uma só vez. Esta é a quantidade em 60 pastilhas contendo 50 miligramas de ferro elementar cada uma. Para adultos, a dose letal está estimada entre 200 a 250 miligramas de ferro elementar por quilo de peso corporal. Isto é cerca de 13.600 miligramas para uma pessoa de 70 quilos – a quantidade presente em 292 pastilhas com 50 miligramas de ferro elementar em cada uma. As novas regras do FDA exigem cápsulas individuais para armazenar suplementos contendo mais de 30 miligramas de ferro para repelir os dedinhos e prevenir sobredoses acidentais.

- **Zinco:** doses moderadamente elevadas de zinco (até 25 miligramas por dia) poderiam diminuir a absorção corporal do cobre. As doses 27 a 37 vezes mais elevadas que o IDR (11mg/ homens, 8 mg/mulheres) podem interferir na função imunológica e torná-lo mais suscetível a infecções, do que a proteção das doses normais de zinco. Doses em grama (2.000 miligramas/2 gramas) de zinco causam sintomas de envenenamento de zinco: Vômitos, irritação gástrica e irritação no revestimento do estômago.

- **Iodo:** as sobredoses de iodo podem causar os mesmos problemas que sua deficiência: O bócio. Mas como é possível? Quando consumimos quantidades muito grandes de iodo, o mineral estimula a glândula tireóide, que incha em uma tentativa violenta para aumentar a produção de hormônios da tireóide. Essa reação pode ocorrer entre pessoas que comem muitas algas secas durante longos períodos.

✔ **Selênio:** na china, os pesquisadores de nutrição relacionaram doses tão altas como cinco miligramas de selênio por dia (90 vezes o IDR) a unhas grossas e frágeis, quedas de cabelo e transpiração com odor a alho. Nos Estados Unidos, um pequeno grupo de pessoas que por acidente tomaram um suplemento equivocado contendo 27,3 miligramas de selênio (436 vezes o IDR) foram vítimas de intoxicação por selênio: fadiga, dores abdominais, náuseas, diarréias e danos aos nervos. Quanto mais tomavam os suplementos, piores eram seus sintomas.

✔ **Flúor:** apesar de décadas de debates, não há nenhuma prova científica de que os fluoretos na água potável aumentem o risco de câncer em seres humanos. Mas não há dúvidas de que grandes doses de fluoreto, que é improvável que o consuma a menos que beba água de poço no oeste dos Estados Unidos, causa fluorose (manchas marrons nos dentes), ossos frágeis, fatiga e fraqueza muscular. Após longos períodos, as altas doses de fluoreto também podem causar afloramentos (pequenos caroços) de ossos na espinha dorsal.

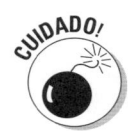

Os níveis de fluoretos mais altos do que 6 miligramas por dia são considerados perigosos.

✔ Molibdênio: as doses de molibdênio entre duas a sete vezes a Ingestão Adequada (IA) (45 microgramas) pode aumentar a quantidade de cobre excretado na urina.

Excedendo a Ingestão Dietética de Referência: Pessoas que Precisam de mais Minerais

Se a sua dieta fornece minerais suficientes para atender aos IDRs, então você está em boa forma durante a maior parte do tempo. Mas em uma dieta restritiva, as circunstâncias da sua vida reprodutiva e apenas o fato do envelhecimento pode aumentar as necessidades por minerais. Aqui estão algumas situações.

Você é um vegetariano estrito

Os vegetarianos que evitam peixes, carnes e aves precisam obter o ferro de produtos com grãos fortificados, como cereais matinais ou pães. Pães comerciais ou alimentos naturais, como sementes, nozes, melado, passas, suco de ameixa, casca da batata, vegetais folhosos verdes, tofú, misô ou levedo de cerveja. Como o ferro nos alimentos de origem vegetal está ligado a compostos difíceis de serem absorvidos pelo corpo humano, os suplementos de ferro são, quase sempre, presentes.

DISCURSO NUTRICIONAL

Estou procurando um suplemento de ferro. O que é este negócio "ferroso"?

O ferro presente nos suplementos de ferro vem em várias formas diferentes, cada uma composta de ferro elementar (o tipo de ferro que o corpo usa) aliado a um ácido orgânico que torna a absorção do ferro fácil.

Os compostos de ferro comumente encontrados nos suplementos são:

- Citrato ferroso (ferro mais ácido cítrico)
- Fumarato ferroso (ferro mais ácido fumárico)
- Gluconato de ferro (ferro mais um derivado do açúcar)
- Lactato ferroso (ferro mais ácido láctico, um ácido formado na fermentação do leite)
- Succinato ferroso (ferro mais ácido succínico)
- Sulfato ferroso (ferro mais um derivado do ácido sulfúrico)

No estômago, estes compostos se dissolvem em tempos diferentes, fornecendo diferentes quantidades de ferro elementar. Portanto, as tabelas dos suplementos listam os compostos e a quantidade de ferro elementar fornecido, assim:

Gluconato de ferro 300 miligramas

Ferro elementar 34 miligramas

Isto diz que o suplemento possui 300 miligramas do composto de ferro Gluconato ferroso, que lhe fornece 34 miligramas de ferro elementar usável. Se a etiqueta apenas diz "ferro", esse é o diminutivo para o ferro elementar. O conteúdo de ferro elementar de um suplemento de vitaminas/minerais.

Os *vegans*, os vegetarianos que evitam todos os alimentos de origem animal, incluindo os laticínios, possuem um problema similar para obter o cálcio necessário. O cálcio está presente nos vegetais, mas assim como o ferro, ligado a compostos difíceis de serem absorvidos. Portanto os vegans precisam de substitutos ricos em cálcio. As boas escolhas alimentares incluem o leite de soja fortificado com cálcio, suco de laranja com cálcio adicionado e tofú processado com sulfato de cálcio.

Você mora no interior, longe do mar

Aqui está uma história de sucesso nutricional do século XX. Os frutos do mar e as plantas que crescem próximas ao mar estão expostos à água rica em iodo. Os peixes de água doce, as plantas que crescem longe do mar e os animais que se alimentam desses peixes e plantas não estão expostos ao iodo. Portanto, as pessoas que moram no interior e cujos alimentos são provenientes das fazendas e sítios locais não obtêm o iodo que necessitam dos alimentos.

Os especialistas americanos e a tecnologia vieram ao resgate, em 1924, com a introdução do sal iodado. Então, vieram os caminhões refrigerados para carregar os alimentos do litoral para todas as cidades e estados do interior. Juntos, o sal iodado e o transporte eficiente eliminaram o bócio, a deficiência de iodo, neste país. Ainda assim, milhões de pessoas no mundo todo ainda sofrem de deficiência crônica de iodo.

Você é um homem

Assim as mulheres perdem ferro durante a menstruação, os homens perdem zinco durante a ejaculação. Os homens com vida sexual extremamente ativa podem precisar de mais zinco. O problema está no fato de que ninguém jamais definiu padrões para o que constitui "extremamente ativo". Consulte esta situação com o seu médico.

Os homens que tomam suplementos diários contendo 200 microgramas de selênio parecem diminuir o risco de câncer de próstata em 75%. O suplemento de selênio também produz uma queda geral na mortalidade por câncer além de diminuição do risco de câncer de próstata, de cólon e de pulmões, tanto em homens quando em mulheres.

Você é uma mulher

A mulher perde entre duas a três colheres de chá de sangue durante cada período menstrual, uma perda de 1,4 miligramas de ferro. As mulheres cuja menstruação é mais forte perdem mais sangue e mais ferro. Como obter ferro de uma dieta que fornece menos de 2.000 calorias diárias pode ser praticamente impossível, você poderá desenvolver uma leve deficiência de ferro. Para remediar isto, alguns médicos prescrevem um suplemento de ferro diário.

As mulheres portadoras de dispositivos intra-uterinos (DIU) também podem receber uma prescrição para suplementos de ferro já que o DIU irrita o revestimento do útero e causa uma pequena, mas significante perda de sangue e de ferro.

Você está grávida

A novidade sobre a gravidez é a de que as mulheres talvez, não precisem de mais cálcio. Esta descoberta, lançada no final de 1998, é tão surpreendente que provavelmente valha a pena saber mais e, de fato, consultar com o seu médico. No ínterim, as mulheres grávidas ainda precisam de suplementos não só para construir tecidos fetais, mas também para construir novos tecidos e vasos sanguíneos de seus próprios corpos. Os estudos em animais sugerem, mas não provam que também será necessário mais cobre para proteger as células nervosas do cérebro fetal. Os suplementos nutricionais para mulheres grávidas são especificamente formulados para fornecer os nutrientes a mais, necessários.

Suplementos de cálcio: Que tipo de cálcio está nessa pílula?

Os alimentos ricos em cálcio lhe fornecem o cálcio aliado a um ácido orgânico natural, uma combinação que o corpo digere e absorve com facilidade.

A forma de cálcio mais comum encontrada em suplementos, no entanto, é o carbonato de cálcio, o tipo de cálcio que se encontra naturalmente no calcário e conchas de ostras.

O carbonato de cálcio é um composto versátil. Ele não só constrói ossos e dentes fortes, mas também neutraliza a acidez estomacal e alivia a azia. Os antiácidos de carbonato de cálcio também podem ser usados como suplementos de cálcio. Eles são seguros do ponto de vista nutricional e geralmente custam menos do que os produtos projetados para atuar somente como suplementos nutricionais.

Alguns suplementos de cálcio contêm compostos que misturam o cálcio com um ácido orgânico. O Lactato de cálcio é o cálcio mais o ácido láctico, uma combinação que acontece de forma natural no leite. O citrato de cálcio é o cálcio mais o ácido cítrico, um ácido encontrado nas frutas.

Estes compostos são mais fáceis de serem digeridos, mas algumas vezes são mais caros do que os produtos feitos com carbonato de cálcio. O carbonato de cálcio possui quase 50% de cálcio, uma porcentagem bastante alta. No entanto, a menos que o seu estômago seja muito ácido, será difícil para o seu sistema digestivo quebrar o composto e obter o cálcio elementar (o tipo de cálcio que o corpo pode usar). Você pode aumentar a absorção de cálcio a partir do carbonato de cálcio, ao tomar as pastilhas junto com as refeições.

Como os diferentes compostos de cálcio possuem diferentes quantidades de cálcio elementar, as tabelas listam tanto o composto de cálcio como a quantidade de cálcio elementar fornecida, assim:

Carbonato de cálcio: 500 miligramas, fornecendo 200 miligramas de cálcio elementar.

Sempre que ler a palavra cálcio sozinha, ela significa cálcio elementar.

O corpo humano absorve o cálcio de maneira mais eficiente em quantidades de 200 miligramas ou menos. Você absorve mais cálcio a partir de uma pastilha de 500 miligramas duas vezes ao dia, do que em uma pastilha 1.000 miligramas. Se a pastilha de 1.000 miligramas for mais barata, divida-a ao meio.

Advertência: nem todos os antiácidos funcionam como suplementos dietéticos. Os antiácidos contendo compostos de magnésio ou de alumínio são seguros para neutralizar a acidez estomacal, mas eles não funcionam como suplementos. De fato, o oposto também é verdade. A ingestão de antiácidos de magnésio reduz a absorção de cálcio e os antiácidos de alumínio reduzem a absorção de fósforo. Como os fabricantes algumas vezes mudam os ingredientes de seus produtos sem dar aviso, sempre será necessário ler a etiqueta do produto antes de presumir que um antiácido pode funcionar como suplemento de cálcio.

Você está amamentando

As mães que estão amamentando precisam de mais cálcio, fósforo, magnésio, ferro, zinco e selênio para proteger seus próprios corpos enquanto estão produzindo leite nutritivo. Os mesmos suplementos que fornecem mais nutrientes para as mulheres grávidas atenderão as necessidades de uma mãe amamentando.

Uau! Isso foi uma onda de calor?

Então precisará de mais cálcio. Tanto os homens quanto as mulheres fabricam os hormônios sexuais testosterona e estrogênio, mas os homens fabricam mais testosterona e as mulheres mais estrogênio. A testosterona constrói ossos e o estrogênio os preserva.

Durante a menopausa, a produção de estrogênio da mulher despenca e seus ossos rapidamente se tornam menos densos. Enquanto os homens envelhecem e seus níveis de testosterona caem, eles também correm o risco de perder tecidos ósseos, mas a perda é menos rápida e dramática do que o a de uma mulher.

Tanto para homens como para mulheres, uma perda severa de densidade óssea pode causar a osteoporose e aumentar os riscos de fraturas ósseas, uma condição comum entre mulheres de ancestrais caucasianos ou asiáticos. Os suplementos de estrogênio podem ajudar a mulher a manter o tecido ósseo, mas a ingestão do hormônio pode ter sérios efeitos colaterais, incluindo um aumentado risco de câncer de mama.

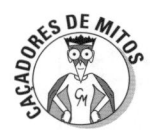

Há vinte anos, os nutricionistas acreditavam ser impossível evitar a perda de densidade óssea relacionada à idade: o corpo parava de absorver cálcio quando se passava dos vinte anos. Hoje, os remédios como o alendronate (Fosamax) protegem os ossos de uma mulher sem os possíveis efeitos perigosos do estrogênio. Aumentar o consumo de cálcio e de vitamina D pode ser útil, não importando o sexo. No entanto, os estudos mais recentes, e me refiro ao estudo lançado em fevereiro de 2006 enquanto escrevo estas palavras, afirma que o valor do cálcio extra pode não ser tão alto como todos acreditavam. O que posso dizer? Fique ligado para saber mais.

Capítulo 12
Fitoquímicos Fabulosos

Neste Capítulo:

▶ Explicando o que são os fitoquímicos e porque são importantes

▶ Dando uma olhada no avanço das pesquisas sobre os fitoquímicos

▶ Usando os fitoquímicos todos os dias

Quando você já pensava dominar o mundo da nutrição, os chefes jogam algo novo na mesa.

Pensei ter incluído algo sobre cada aspecto dos alimentos e da saúde na primeira edição de Nutrição para Leigos. Mas então uma nova palavra apareceu em artigos e relatórios de nutrição. A palavra é fitoquímicos, cinco sílabas cheias de substâncias químicas derivadas das plantas. Além disso, achei aquilo tão interessante que escrevi um novo capítulo sobre o tema para o *Nutrition for Dummies – 2ª ed.* e para o *Nutrition for Dummies – 3ª ed.*. Agora estamos no *Nutrition for Dummies – 4ª ed.* e é difícil encontrar um viciado em nutrição que não tenha ouvido falar nos fitoquímicos. No entanto, o que as pessoas estão escutando, mudou um pouco.

Os fitoquímicos (substâncias químicas fabricadas somente nas plantas) são substâncias produtoras de muitos efeitos benéficos quando associados a uma dieta que inclua muitas frutas, vegetais, feijões e grãos. Este capítulo apresenta uma breve explicação sobre a natureza dos fitoquímicos, diz onde encontrá-los e como eles funcionam.

Os Fitoquímicos Estão em Todos os Lugares

Você estudou literatura francesa na escola ou na universidade? Se a resposta é não, pule até a terceira frase no parágrafo que se segue. Se a resposta for positiva, então é provável que conheça a peça de Molière: O Cavalheiro Burguês (Le Bourgeois Gentilhomme). O Cavalheiro Burguês é um personagem adorável e pomposo, surpreso ao descobrir que falava em prosa durante toda a sua vida sem saber.

Sua relação com os fitoquímicos é provavelmente a mesma. Você esteve comendo-os durante toda a vida sem saber. Veja alguns fitoquímicos:

- *Carotenoides*, os pigmentos que tornam as frutas e vegetais laranjas, vermelhos e amarelos (vegetais verde-escuros e frutas, como o kiwi, contêm esses pigmentos também, mas a clorofila mascara as cores dos carotenoides).

- Tiocianatos, compostos de enxofre com forte odor que o fazem virar o nariz ao aroma de repolho cozido.

- *Daidzeína e genisteína*, compostos parecidos a hormônios presentes em muitas frutas e vegetais.

- Fibra Alimentar

Estes e outros fitoquímicos, como as vitaminas (sim, as vitaminas), realizam tarefas benéficas no corpo. Eles:

- Mantém as células saudáveis.

- Ajudam a prevenir a formação de agentes cancerígenos (substâncias causadoras do câncer).

- Reduzem os níveis de colesterol.

- Ajudam a movimentar o alimento através do trato intestinal.

O valor incontestável dos fitoquímicos é uma das razões para que o *Department of Agriculture/Health and Human Services Dietary Guidelines for Americans* te pressione para ingerir no mínimo cinco porções de frutas e vegetais e várias porções de grãos, todos os dias.

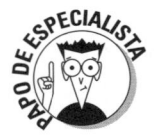

Percebeu que nenhum mineral aparece na lista de fitoquímicos? A omissão é proposital. As plantas não produzem minerais, elas o absorvem do solo. Portanto, os minerais não são fitoquímicos.

Analisando os Diferentes Tipos de Fitoquímicos

Os fitoquímicos mais interessantes nos alimentos de origem vegetal são os antioxidantes, compostos parecidos a hormônios, e os compostos de enxofre ativadores de enzimas. Cada grupo possui um papel específico na manutenção da saúde e na redução de riscos para certas doenças.

Antioxidantes

Os antioxidantes são nomeados pelas suas habilidades de prevenir reações químicas chamadas de oxidação, o que permite que fragmentos moleculares chamados de radicais livres se unam, formando potenciais agentes cancerígenos no corpo.

Os antioxidantes também diminuem o desgaste normal das células do corpo e alguns pesquisadores notaram que uma dieta rica em alimentos de origem vegetal (frutas, vegetais, grãos e feijões) parece reduzir o risco de infartos e pode reduzir o risco de alguns tipos de câncer. Por exemplo, o consumo de bastante licopeno (o carotenoide vermelho dos tomates) já foi ligado a um risco menor de câncer de próstata – desde que os tomates estejam misturados com um pouco de óleo, o que torna o licopeno fácil de ser absorvido.

No entanto (quem saberia que isso aconteceria, certo?), estudos recentes mostram que mesmo sendo uma dieta rica em frutas e vegetais, se entupir com as vitaminas antioxidantes A e C não possui absolutamente nenhum efeito no risco de doenças cardíacas.

Compostos parecidos a hormônios

Muitas plantas contêm compostos que se comportam como estrogênios, o hormônio sexual feminino. Como apenas os corpos animais conseguem produzir hormônios de verdade, estas substâncias químicas vegetais são chamadas de compostos parecidos a hormônios ou fitoestrogênios (estrogênio vegetal). Parece justo.

Os três tipos de fitoestrogênios são:

- ✔ Isoflavonas, presentes em frutas, vegetais e feijões.

- ✔ Lignanas, presentes em grãos.

- ✔ Coumestan, presente em brotos e na alfafa.

Os fitoestrogênios mais estudados são as isoflavonas, conhecidas como daidzeína e genisteína (encontradas na soja), dois compostos com a estrutura química similar ao estradiol, que é o estrogênio produzido pelos ovários dos mamíferos.

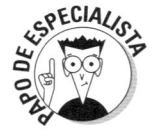

Assim como os estrogênios naturais ou sintéticos, a daidzeína e a genisteína se ligam a pontos sensíveis do tecido reprodutor (mama, ovário, útero, próstata) chamados de receptores de estrogênio. Mas os fitoestrogênios possuem efeitos mais leves do que os estrogênios naturais ou sintéticos. São necessárias cerca de 10.000 moléculas de daidzeína ou genisteína para produzir o mesmo efeito estrogênico de uma molécula de estradiol. Cada molécula de fitoestrogênio que se liga a um receptor de estrogênio desloca uma molécula de estrogênio mais forte. Como resultado, os pesquisadores sugeriram que o consumo de alimentos ricos em isoflavonas, como produtos de soja, poderiam fornecer às mulheres na pós-menopausa, os benefícios do estrogênio (ossos mais fortes e alívio das ondas de calor) sem os altos riscos dos cânceres no aparelho reprodutor (mama, ovários ou útero), associados à terapia de reposição hormonal (TRH). A teoria foi defendida pelo fato de que a incidência de cânceres de mama e de útero, de infartos, de osteoporose e do desconforto da menopausa eram menores em países onde a fonte primária de fitoestrogênios, é uma parte significativa da dieta.

No entanto, estudos recentes em animais e em humanos oferecem indícios conflitantes. De um lado, estes estudos:

- ✔ Questionam a segurança dos alimentos ricos em fitoestrogênios para mulheres com tumores sensíveis a hormônios.

- ✔ Mostram que o fitoestrogênio poderia estimular o crescimento de tumores em animais cujos ovários tenham sido removidos.

- ✔ Demonstram que os alimentos ricos em isoflavona possuem apenas efeitos modestos na preservação óssea e no alívio das "ondas de calor" da menopausa.

Por outro lado, a inclusão de alimentos de soja ricos em isoflavona, como tofú, misô, tempeh, leite de soja, farinha de soja e proteína de soja em uma dieta saudável:

- ✔ Poderia reduzir o colesterol total, diminuir o LDL, "mau colesterol", e manter ou até mesmo aumentar os níveis sanguíneos de HDL, "bom colesterol". Em 2005, os pesquisadores da *Johns Hopkins University School of Nursing* anunciaram os resultados de um estudo envolvendo 216 mulheres pelo *National Heart, Lung, and Blood Institute*, no qual as mulheres que consumiam 20 gramas de proteínas de soja, por dia, tiveram diminuições significantes no LDL, enquanto as mulheres que recebiam a mesma quantidade de proteína do leite não tiveram.

- ✔ Ajuda as pessoas a ficarem satisfeitas por mais tempo, podendo se manter em uma dieta pobre em calorias para perda de peso.

Qual é o objetivo? De acordo com o *International Food Information Council*: "Mais estudos clínicos continuarão a aumentar a compreensão do papel da soja na manutenção e melhoria da saúde". Não poderia ter dito melhor.

Compostos sulfúricos

Coloque uma torta de maçã no forno e logo a cozinha estará invadida por um delicioso aroma de dar água na boca e de fazer os sucos digestivos se agitarem. Mas ferva um pouco de repolho e... Eca! Que cheiro horroroso é esse? É o enxofre, a mesma substância química presentes nos ovos podres.

Os vegetais crucíferos (nomeados pela palavra latina para "cruz", como referência às suas flores em forma de x), como brócolis, couve-de-bruxelas, couve-flor, couve, repolho, sementes de mostarda, raddichios, couve-nabo, nabo e agrião – todos contém compostos sulfúricos fedorentos, como glucosinolato sulforafano (SGSD), glucobrassicina, gluconapina, gluco-nasturtiina, neoglucobrassicina e sinigrina, que parecem dizer ao corpo para aumentar a produção de enzimas que desativam e ajudam a eliminar agentes cancerígenos.

Os enxofres fedorentos podem ser a razão pela qual as pessoas que comem muitos vegetais crucíferos têm um menor risco de câncer. Em estudos com animais na *Johns Hopkins University School of Medicine*, os ratos aos quais foram dadas substâncias químicas causadoras de tumores de mama tinham menos probabilidades para desenvolver tumores quando foram alimentados com brócolis, um alimento rico em sulforafano. Em 2005, um experimento humano conduzido na China, por pesquisadores da *Johns Hopkins*, da *Qidong Liver Cancer Institute*, da *Jiao Tong University* (Shanghai) e da *University of Minnesota Cancer Center* mostraram que as couves ricas em sulforafano pareciam ajudar o corpo a eliminar aflatoxinas produzidas pelo mofo que cresce em grãos como o arroz. As aflatoxinas, que danificam as células e aumentam os riscos de câncer, podem estar ligadas à alta incidência de câncer de estômago e de fígado na China. Há mais estudos ainda em fase de planejamento. (É claro!).

Fibra Alimentar

A fibra alimentar é um bônus especial encontrado apenas em alimentos de origem vegetal. Não é possível encontrá-la em carnes, peixes, aves, ovos ou laticínios.

A fibra alimentar solúvel, como a pectina presente nas maçãs e a goma presente nos feijões, varre o colesterol e diminui o risco de doenças cardíacas. As fibras alimentares insolúveis, como a celulose presente nas cascas das frutas, aumente as fezes e previne a constipação, movimentando os alimentos mais rápido pela barriga, assim haverá menos tempo para que a comida crie substâncias que acredita-se façam crescer células cancerígenas. (Volte ao capítulo 4 para descobrir a quantidade de fibra alimentar necessária diariamente e leia o capítulo 8 para saber tudo sobre fibras alimentares – talvez até mais).

Previsão do Futuro dos Fitoquímicos

Sim, eu sei que escrevi mal a previsão e o futuro, sei que é horrível. Sim. Eu sei que já nomeei este capítulo assim e que deveria ter sido suficiente, mas não pude resistir à tentação de brincar com as palavras.

Por favor, não deixe a minha falta de controle semântico afastar o fato de que as pesquisas sobre os fitoquímicos são coisas sérias, que no futuro deverão permitir a identificação de reações bioquímicas que acionam ou previnem condições médicas específicas.

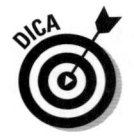

Enquanto está esperando pelas análises finais, o melhor conselho nutricional é mergulhar nos vegetais, nas frutas e nos grãos – e ir até o capítulo 13 para descobrir porque precisamos lavá-los com bastante água limpa e fresca.

Capítulo 13
A Água Funciona

Seu corpo é feito de uma grande parte de água (50% a 70%). A quantidade exata de água depende da sua idade e da quantidade de músculos e gorduras que possui. O tecido muscular possui mais água do que o tecido gorduroso. Como em média o corpo masculino possui uma proporção maior de músculos do que o corpo feminino, ele também possui mais água. Pela mesma razão, a maior quantidade de músculos, o corpo jovem precisa de mais água do que um corpo mais velho.

Você não gostará da experiência, mas se for preciso, conseguirá viver sem comida por até semanas, absorvendo níveis consistentes de nutrientes ao digerir seus próprios músculos e gordura. No caso da água é diferente. Sem ela, morrerá em questão de dias, e ainda mais rápido se estiver em um lugar quente o suficiente para fazê-lo suar e perder água com maior rapidez.

Este capítulo lhe informa porque a água é tão importante, sem mencionar como você pode manter o nível de água do seu corpo, bem, nivelado.

Investigando as Muitas Maneiras como o Corpo Utiliza a Água

A água é um solvente. Ela dissolve substâncias, carrega nutrientes e outros materiais, como células do sangue pelo corpo, possibilitando que cada órgão faça o seu trabalho. Você precisa de água para:

➤ Digerir alimentos, dissolver nutrientes para que eles possam passar pelas paredes de células intestinais até a corrente sanguínea e para movimentar a comida pelo trato intestinal.

- Carregar os resíduos para fora do corpo.

- Fornecer um meio para que as reações bioquímicas, como o metabolismo (digestão de alimentos, produção de energia e construção de tecidos), ocorram.

- Mandar mensagens elétricas entre as células para que os músculos se movam, os olhos vejam, o cérebro pense e assim por diante.

- Regular a temperatura corporal, refrescando o corpo com umidade (transpiração) que evapora na pele.

- Lubrificar as partes que se mexem.

Manutenção da Quantidade Correta de Água no Organismo

Até mesmo 75% da água do corpo estão presentes no fluido intracelular, o líquido que há no interior das células do corpo. O resto é fluido extracelular, ou seja, todos os outros líquidos corporais, como:

- Líquido intersticial (o fluido presente entre as células)

- Plasma sanguíneo (o líquido transparente do sangue)

- Linfa (um fluido transparente e levemente amarelado, coletado dos tecidos corporais e que flui até os nódulos linfáticos e depois até os vasos sanguíneos)

- Secreções corporais, como suor, fluido seminal e fluido vaginal

- Urina

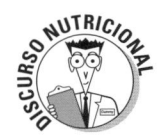

Um corpo saudável possui a quantidade correta de fluidos no interior e no exterior de cada célula, uma situação médica que alguns chamam de balanço hídrico. Manter o balanço hídrico é essencial para a vida. Se houver pouca água dentro de uma célula, ela encolhe e morre. Se houver muita água, a célula explode.

Um ato balanceado: O papel dos eletrólitos

Seu corpo mantém o balanço hídrico através da ação de substâncias chamadas de eletrólitos, compostos minerais que, quando dissolvidos em água, se tornam partículas de carga elétrica chamadas de íons.

Muitos minerais, incluindo o cálcio, o fósforo e o magnésio, formam compostos que se dissolvem em partículas carregadas. Mas os nutricionistas geralmente usam o termo eletrólitos para descrever o sódio, o potássio e o cloro. O eletrólito mais conhecido é aquele encontrado na mesa do jantar: o cloreto de sódio – o velho e conhecido sal de mesa. (Na água, suas moléculas se dissolvem em dois íons: um íon de sódio e um íon de cloreto).

Água fluoretada: A verdadeira fada dos dentes

Com exceção do resfriado comum, a cárie dental é o problema médico mais comum aos humanos.

Pegamos cáries por causa do mutans streptococci, a bactéria que mora na placa dental. A bactéria digere e fermenta os resíduos de carboidratos dos dentes (o açúcar de mesa é o pior criminoso) deixando para trás ácidos que corroem a superfície mineral do dente. Essa corrosão é chamada de cárie dentária. Quando a cárie passa do esmalte e chega até a polpa macia dentro do dente, o seu dente dói. E você vai ao dentista, mesmo que odeie isto tanto que chegue a quase pensar em aguentar a dor. Mas quase não conta, portanto, você vai.

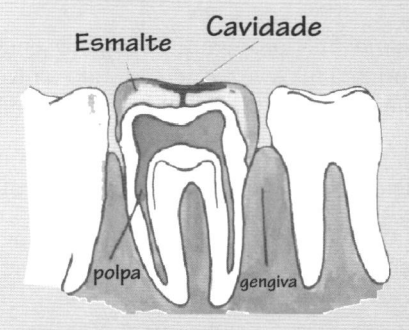

A escovação e o uso de fio dental ajudam a prevenir as cáries ao limpar os dentes para que as bactérias não façam um banquete. Outra maneira de reduzir a sua susceptibilidade às cáries é beber água fluoretada, ou seja, água contendo o mineral flúor.

O fluoreto, a forma de flúor encontrada nos alimentos e na água, se combina com outros minerais dos dentes e os torna menos solúveis (mais difíceis de serem dissolvidos). O maior benefício acontece ao beber água contendo uma parte de fluoreto para cada milhão de partes de água (1ppm) a partir do dia em que nasceu até o dia do nascimento dos últimos dentes permanentes, geralmente entre 11 a 13 anos.

Algumas águas potáveis, em especial no sudoeste americano, são fluoretadas naturalmente quando fluem através das rochas contendo flúor. Algumas vezes, o excesso de flúor dessa água causa uma mancha marrom que ocorre enquanto os dentes estão se desenvolvendo e acumulando minerais. Esse efeito não acontece com a água potável artificialmente complementada com fluoreto no padrão aprovado, de uma parte de fluoreto para cada milhão de partes de água.

Como os fluoretos se concentram nos ossos, alguns acreditam que a água fluoretada aumenta os riscos de cânceres de ossos, mas não há nenhuma evidência para provar que essa alegação alguma vez tenha acontecido com seres humanos. No entanto, em 1990, um programa americano, o Public Health Service's National Toxicology Program (NTP) estudou os efeitos em longo prazo sobre o consumo elevado de flúor em ratos e camundongos de laboratório e adicionou lenha à fogueira: Quatro dos 1.044 ratos e camundongos de laboratório que ingeriram altas doses de flúor durante dois anos desenvolveram osteosarcoma, uma forma de câncer de osso.

O estudo causou um frisson imediato na comunidade científica da área da saúde, mas depois de um ano, oficiais federais revisando o estudo lançaram uma opinião garantindo a segurança e eficiência da água fluoretada.

Aqui está o porquê: em primeiro lugar, o número de cânceres entre os animais de laboratório era baixo o suficiente para ter ocorrido apenas por coincidência. Em segundo lugar, os cânceres ocorreram apenas em ratos machos, não houve nenhum caso relatado em ratos fêmeas ou camundongos de ambos os sexos. E finalmente, a quantidade de flúor que os animais ingeriram era entre 50 a 100 vezes mais elevada do que a disponível na água potável. Para obter tanto flúor quanto aqueles ratos, os seres humanos teriam que beber mais de 380 copos de água fluoretada por dia.

Hoje, mais da metade da população residente nos Estados Unidos tem acesso a suprimentos públicos de água fluoretada de maneira adequada. O resultado é uma redução permanente de 50% a 70% nas cáries entre os residentes dessas comunidades.

Sob circunstâncias normais, o fluido no interior das células possui mais potássio do que sódio ou cloro. O fluido no exterior é o oposto: ele possui mais sódio e cloro do que potássio. A parede celular é uma membrana semipermeável: algumas coisas passam, mas outras não. As moléculas de água e as pequenas moléculas de minerais fluem livremente, o que não acontece com moléculas grandes, como as de proteínas.

O processo pelo qual o sódio flui para fora e o potássio flui para dentro de coisas de um mesmo nível se chama bomba de sódio. Se este processo não acontecesse mais, os íons de sódio se acumulariam dentro das células. O sódio atrai água, quanto mais sódio houver dentro da célula, mais água entrará. No fim, a célula explodiria e morreria. A bomba de sódio, pontual como um relógio, previne o acontecimento deste desequilíbrio, para que possamos ir em frente, sem imaginar a existência destes eficientes íons.

Desidratação sem água ou eletrólitos suficientes

Se beber mais água do que o necessário, um corpo saudável apenas encolherá os ombros, por assim dizer, e urinará mais vezes, reajustando o nível de água. É difícil para uma pessoa saudável, em uma dieta normal, beber água até morrer.

No entanto, se não ingerir água suficiente, o corpo o deixa saber rapidamente.

O primeiro sinal é sede, aquela secura desagradável na boca causada pela perda de água das células da sua gengiva, língua e bochechas. O segundo sinal é urina reduzida.

O que mais esses eletrólitos fazem?

Além de manter os níveis de fluidos balanceados, os íons de sódio, potássio e cloreto (a forma de cloro encontrada nos alimentos) criam impulsos elétricos que permitem que as células mandem mensagens entre elas mesmas para que possamos pensar, ver, mover e realizar todas as funções bioelétricas que não damos importância.

O sódio, o potássio e o cloreto também são minerais principais (veja o capítulo 11) e nutrientes essenciais. Assim como outros nutrientes, eles são úteis nestes processos corporais:

✔ O sódio ajuda a digerir proteínas e carboidratos e evita que o sangue se torne muito ácido ou muito alcalino.

✔ O potássio é usado na digestão para sintetizar proteínas e amidos e é um elemento principal dos tecidos musculares.

✔ O cloreto é um elemento do ácido clorídrico, responsável pela quebra dos alimentos no estômago. Ele também é usado pelos glóbulos brancos para fabricar o hipoclorito, um antisséptico natural.

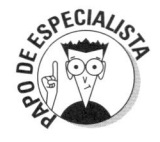

A urina reduzida é um mecanismo protetor acionado pelo HAD, um hormônio secretado pelo hipotálamo, uma glândula localizada na base do cérebro. As iniciais são a sigla para hormônio antidiurético. Lembre-se, um diurético é uma substância, como a cafeína, que aumenta a produção de urina. O HAD faz o oposto, ajudando o corpo a conservar água em vez de eliminá-la.

Se não tomar cuidado com estes sinais, seus tecidos começarão a secar. Em outras palavras, estará desidratando e se não puder ingerir água, não sobreviverá.

Obtendo a Água Necessária

Como não armazenamos água, você precisará ingerir um novo suprimento todos os dias, suficiente para substituir a água perdida quando respiramos, transpiramos, urinamos e defecamos. Em média, esta quantidade necessária varia entre 1.500 a 3.000 mililitros (entre seis a doze copos) por dia. Aqui está para onde a água vai:

- ✒ 850 a 1.200 mililitros são perdidos na respiração e na transpiração.

- ✒ 600 a 1.600 mililitros são perdidos na urina.

- ✒ 50 a 200 mililitros são perdidos nas fezes.

Adicione mais alguns mililitros para uma margem de segurança e terá as recomendações de que mulheres acima dos 19 anos devem consumir aproximadamente 11 copos de água por dia e homens acima dos 19 anos devem consumir aproximadamente 15 copos de água. Mas toda essa água deve vir de água da torneira. Mais ou menos 15% da água necessária ao nosso corpo é criada quando digerimos e metabolizamos alimentos. O produto final da digestão e do metabolismo é o dióxido de carbono (um resíduo que expiramos para fora do corpo) e a água composta de hidrogênio dos alimentos e oxigênio do ar que inspiramos. O resto da água diária vem diretamente do que bebemos e comemos. Você pode obter água de, bem, água comum. Oito copos de 300 mililitros lhe fornecem 2.400 mililitros, quantidade quase bastante para substituir o que o corpo perde todo dia, portanto todos, desde atletas até sedentários sabem que um corpo saudável precisa de oito copos cheios todos os dias. Ao menos pensavam que sabiam, mas o especialista em rins da *Dartmouth Medical School*, Heinz Valtin, fechou a torneira.

Sim, o *National Research Council's Food and Nutrition Board* afirma que cada um de nós precisa de cerca de um mililitro de água para cada caloria de comidas que ingerimos. Em uma dieta de 2.000 calorias por dia, isto significa cerca de 2.500 mililitros ou um pouco mais de oito copos por dia. De acordo com Valtin, a soma é razoável, mas quem disse que tudo isto têm de vir da água? Seu relatório publicado na *American Journal of Physiology* (2003) aponta que uma parte da água necessária está nos alimentos. As frutas e os vegetais estão cheios de água. A alface, por exemplo, possui 90% de água. Além disso, absorvemos água de alimentos que nunca consideramos como fontes de água: hambúrguer (mais de 50%), queijo (quanto mais macio o queijo, maior será o conteúdo de água – o queijo suíço possui 38% de água, o queijo ricota possui 74%), um simples bagel (29% de água), leite em pó (2%) e até mesmo manteiga e margarina (10%). Somente os óleos não possuem água.

Como a água sabe aonde ir?

A osmose é o princípio que governa como a água flui através de uma membrana semipermeável (um tipo que apenas permite que certas substâncias passem), como aquela que envolve cada célula do corpo.

Eis aqui o princípio: A água flui através de uma membrana semipermeável de um lado onde a solução líquida é menos densa do que no outro lado, em outras palavras, a água, atuando como se tivesse pensamentos próprios, viaja para equilibrar as densidades dos líquidos de ambos os lados da membrana.

Como a água sabe qual é o lado mais denso? Essa é fácil: onde o conteúdo de sódio for mais elevado. Quando há mais sódio dentro da célula, mais água flui para diluí-lo.

Quando há mais sódio no fluido fora da célula, a água flui para fora da célula para diluir o líquido do exterior. A osmose explica porque a água do mar não hidrata o corpo. Quando bebemos água do mar: o líquido flui para fora das células para diluir a solução salina presente no trato intestinal. Quanto mais beber, mais água perderá. Quando bebemos água do mar, estamos literalmente bebendo desidratação.

É claro, o mesmo acontece – em um menor grau – quando comemos pães ou nozes salgados. O sal na boca torna a saliva mais salgada. Isso retira líquido das células da bochecha e da língua, dando uma sensação: você precisa... de água!

Em outras palavras, na verdade, de acordo com Valtin, um adulto saudável em um clima temperado que não esteja transpirando muito pode obter a água necessária ao beber somente quando estiver com sede. Gulp. Ou ao tomar água quando ele ou ela estiver bebendo bastante café, chá, refrigerante ou álcool.

Nem todos os líquidos são absorvidos por igual. A cafeína presente no café e no chá, e o álcool presente na cerveja, no vinho e no destilado são diuréticos, substâncias químicas que o faz urinar com mais frequência. Apesar de as bebidas cafeinadas e alcoólicas fornecerem água, elas também aumentam a sua eliminação do corpo – é por isso que sentimos sede de manhã, e após beber uma taça ou duas de vinho. E quando sentimos sede, o que fazemos? Bebemos água.

Adicionando mais Água e Eletrólitos Quando Necessário

Nos Estados Unidos, uma grande maioria consome mais sódio do que o necessário. De fato, há alguns que são sensíveis ao sódio e terminam com uma pressão arterial alta que pode ser diminuída caso o consumo de sódio seja reduzido. Para mais informações sobre pressão alta, leia o *High Blood Pressure For Dummies* (publicado pela Wyley), de Alan l. Rubin, M.D. Rubin, M.D.

O potássio e o cloreto são encontrados em tantos alimentos que uma deficiência dietética é muito rara. De fato, o único caso relatado de deficiência de cloreto era entre crianças às quais foram dadas fórmulas de leite, nas quais não constava o cloreto.

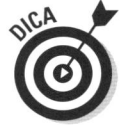

Em 2004, a Ingestão Adequada (IA) para o sódio, potássio e cloreto foi definida como "uma porção que serve a todos" para um adulto saudável, com idade entre 19 e 50 anos, pesando 70 quilos:

- ✔ Sódio: 1.500 miligramas

- ✔ Potássio: 4.700 miligramas

- ✔ Cloreto: 2.300 miligramas

A maioria dos americanos absorve muito mais e, algumas vezes, realmente precisamos de mais água e de mais eletrólitos. As próximas seções explicam o porquê.

Morte por desidratação: Uma visão nada bonita

Todos os dias, perdemos uma quantidade de água igual à cerca de 4% do peso total. Se não ingerir água suficiente para substituir o que perdemos naturalmente ao respirar, transpirar, urinar e defecar, alguns sinais de alerta dão um recado claro e curto.

No início, quando tiver perdido apenas um pouco de água, o equivalente a 1% do peso corporal, você sentirá sede. Se ignorar a sede, ela ficará intensa.

Quando a perda de água chegar a cerca de 2% do peso corporal, o apetite desaparecerá. A circulação diminuirá enquanto a água sairá das células sanguíneas e do plasma sanguíneo. Você sentirá uma sensação de desconforto emocional, uma percepção de que algo não está bem.

Quando a perda de água chegar a 4% do peso corporal (2,5 quilos para uma mulher pesando 65 quilos e 3,5 quilos para um homem pesando 85 quilos), você sentirá leves náuseas, sua pele estará corada e você estará muito, muito cansado. Com menos água circulando pelos tecidos, suas mãos e pés irão formigar, a cabeça doerá, a temperatura aumentará, a respiração será mais rápida e o pulso acelerará.

Depois disto, tudo vai barranco abaixo. Quando a perda de água chegar a 10% do peso corporal, a língua inchará e os rins entrarão em falência e você se sentirá tão tonto que não conseguirá ficar em pé com os olhos fechados. De fato, é provável que nem mesmo tente: os seus músculos estarão em convulsão.

Quando a perda de água equivaler a 15% do peso corporal, você estará surdo e incapaz de enxergar, pois os olhos estarão fundos e cobertos por uma grossa película. Sua pele terá encolhido e a sua língua terá murchado.

Quando tiver perdido água equivalente a 20% do peso corporal, então este será o fim. Você estará no limite da resistência. Privada de todo líquido, a pele racha e os órgãos param de funcionar. E você se sentirá arrependido disto! 'Ave atque vale', como dizem os romanos. Ou: "Saudações e adeus".

Quando a água com gás não funciona

Uma desidratação séria pede remédios sérios, como a útil fórmula de reposição de eletrólitos da Organização Mundial da Saúde.

Espere! Pare! Se estiver lendo isto enquanto estiver deitado na cama, exaurido por algum tipo de turista, a diarreia do viajante adquirida da água impura, não prepare a fórmula sem copos limpos, lavados com água engarrafada. Ou, melhor ainda, em copos descartáveis.

Aqui está o que precisa:

Copo n.1:

240 mililitros de suco de laranja

1 pitada de sal

½ colher de chá de adoçante (mel, melado)

Copo n.2:

240 mililitros de água fervida, engarrafada ou destilada

¼ colher de chá de bicarbonato de sódio

Tome um gole de um copo e depois outro gole do outro, continue até terminar. Se a diarreia continuar, entre em contato com um médico.

Você está com uma doença estomacal

O vômito ou diarreia constante drenam a água e os eletrólitos do corpo. Igualmente, também precisará de mais água para repôr os líquidos perdidos na transpiração caso tenha uma febre alta.

Quando perdemos água suficiente para ficarmos perigosamente desidratados, também perdemos os eletrólitos que mantém o balanço hídrico, regulam a temperatura corporal e iniciam dezenas de reações bioquímicas. A água simples não repõe todos esses eletrólitos. Consulte o seu médico para obter uma bebida que hidrate seu corpo sem irritar o seu estômago.

Você está se exercitando ou trabalhando duro em um ambiente quente

Quando estamos com calor, nosso corpo transpira. A umidade evapora e resfria a pele para que o sangue em circulação no centro do corpo vá para a superfície e seja resfriado. O sangue mais fresco volta ao centro do corpo, diminuindo a temperatura (a temperatura central).

Se não refrescar o corpo, continuará perdendo água. Se não repôr a água perdida, as coisas podem ficar feias já que você não está somente perdendo água, também estará perdendo eletrólitos. A causa mais comum para um esgotamento temporário de sódio, potássio e cloreto é a transpiração pesada e descontrolada.

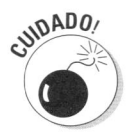

Privado de água e eletrólitos, os músculos têm câimbras, você se sente atordoado e fraco e a transpiração, agora descontrolada, não consegue mais refrescá-lo. A sua temperatura corporal central começa a se elevar e sem nenhum alívio – ar-condicionado ou um banho frio, mais água, isotônico ou suco de frutas – você poderá progredir com câimbras de calor até a exaustão por calor, chegando a uma insolação. A última opção é potencialmente fatal.

No entanto, e esta é nova, beber muita água durante os exercícios também pode ser perigoso para a saúde. Encher o corpo com líquidos dilui o sódio da corrente sanguínea e pode fazer com que o cérebro e outros tecidos do corpo achem, uma condição conhecida como hiponatremia ou "intoxicação por água". A nova regra do *American College of Sports Medicine* é beber apenas o suficiente para manter o peso corporal durante o exercício. Quanto seria isso? Suba em uma balança antes do exercício. Faça exercícios durante uma hora. Volte a subir na balança. Você precisa de 500 mililitros de água para substituir cada 500 gramas perdidos em uma hora de exercício. Se perder 500 gramas, bebe 500 mililitros. Se perder 250 gramas, bebe 250 mililitros. Essa foi fácil!

Você está em uma dieta rica em proteínas

Você precisa de mais água para eliminar os compostos de nitrogênio da proteína. Isto é verdade para crianças ingerindo fórmulas ricas em proteínas e para adultos em dietas ricas em proteínas para perder peso. Veja o capítulo 6 para descobrir porque o excesso de proteínas pode ser prejudicial.

Você está tomando certos remédios

Como alguns remédios interagem com água e eletrólitos, pergunte se precisa ingerir mais água e eletrólitos sempre que o seu médico receitar:

- **Diuréticos:** eles aumentam a perda de sódio, potássio e cloreto.

- **Neomicina (um antibiótico):** ela liga o sódio em compostos insolúveis, tornando-o menos disponível no corpo.

- **Colchicina (um remédio antigota):** ele diminui a absorção de sódio.

Você tem pressão alta

Em 1997, quando os pesquisadores da *Johns Hopkins* analisaram os resultados de mais de 30 estudos ligados à pressão alta, eles descobriram que aqueles que tomavam suplementos diários de 2.500 mg (2,5 gramas) de potássio eram suscetíveis a terem a pressão sanguínea muitos pontos menor do que aqueles que não tomavam os suplementos. Pergunte ao seu médico sobre isto e lembre-se: os alimentos são uma boa fonte de potássio. Uma banana inteira possui até 470 miligramas de potássio, uma xícara de tâmaras possui 1.160 miligramas e uma xícara de passas possui 1.239 miligramas.

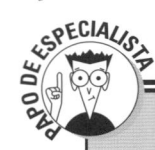

Água é água. Ou não é?

Analisando quimicamente, a água é um prato esquisito: é a única substância na Terra que pode existir como líquido (água) e como sólido (gelo), mas não é um plástico maleável. Não, a água não é plástica. Ela é um grupo de sólidos (cristais de gelo).

A água pode ser dura ou macia, mas esses termos não têm nada a ver com a sensação da água nas mãos. Eles descrevem o conteúdo mineral do líquido:

✔ A água dura possui muitos minerais, em especial o cálcio e o magnésio. Esta água sai de mananciais subterrâneos até a superfície da terra, geralmente acumulando carbonato de cálcio conforme se locomove pelo solo.

✔ A água macia é a água da superfície, é a coleta de córregos inchados pela chuva ou água da chuva que cai diretamente em reservatórios. Os "amaciadores de água" são produtos que atraem e removem os minerais presentes na água.

O que compramos no supermercado não é nada mais do que:

✔ A água destilada é a água da torneira que foi destilada, ou fervida, até se transformar em vapor, que então é colhido e condensado mais uma vez em um líquido livre de impurezas, substâncias químicas e minerais. O nome também pode ser usado para descrever o líquido produzido por ultrafiltração, um processo que remove tudo que esteja na água, com exceção das moléculas de água. A água destilada é muito importante no processamento de substâncias químicas farmacêuticas.

✔ Você gostará do fato de que ela não entupa o ferro de passar, produza cubos de gelo transparentes e sirva como um misturador livre de sabor ou como uma base para o chá ou o café.

✔ A água mineral é uma água de nascente. Ela é naturalmente alcalina, o que a torna um antiácido natural e um leve diurético (uma substância que aumenta a micção). O termo água de nascente é usado para descrever a água proveniente de nascentes próximas à superfície da Terra, portanto, possui menos partículas minerais e possui um gosto "mais limpo" do que a água mineral.

✔ A água parada é a água de nascente que flui até a superfície por conta própria. A água gasosa é empurrada para cima, por gases naturais presentes na nascente subterrânea. Mas você pergunta: qual é a diferença? A água gasosa possui gás e a água parada não possui.

✔ Tipo mineral e similar à mineral são termos criados para fazer algo soar mais pomposo do que realmente é. Esses produtos não são água mineral, é provável que eles sejam água da pia filtrada.

Parte III
Comida Saudável

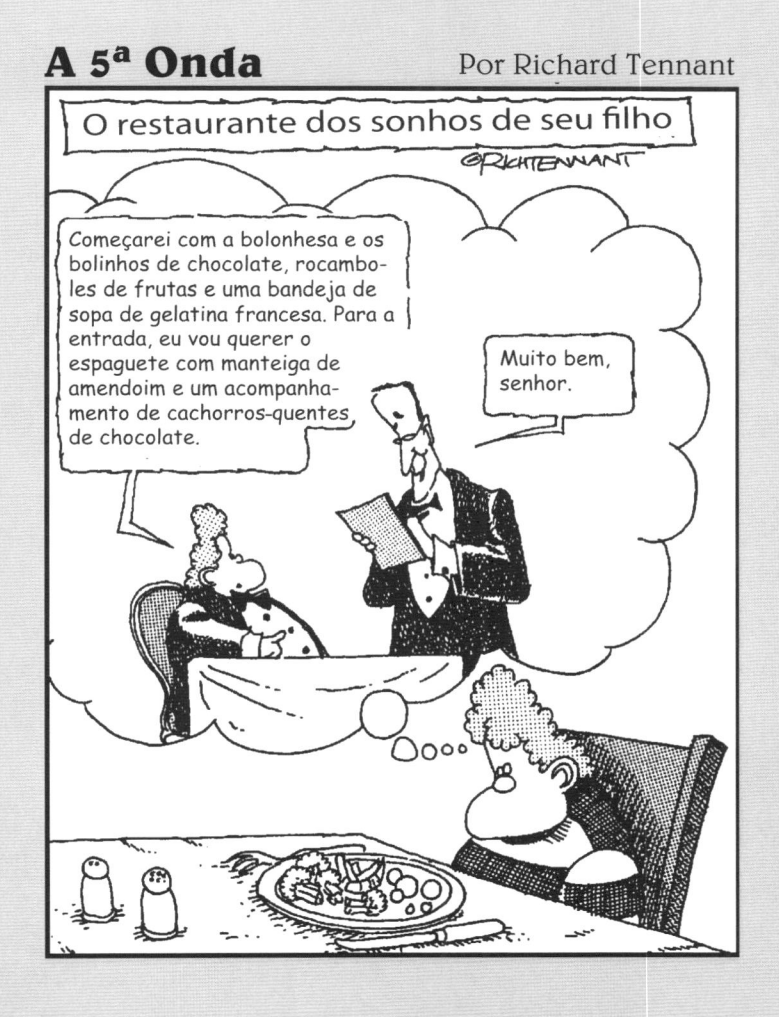

Nesta parte...

Você vai descobrir aqui como juntar alimentos para montar uma dieta saudável. Os capítulos desta parte são cheios de guias da *Dietary Guidelines for Americans* de 2005, e estratégias baseadas na pirâmide, a palavra oficial ao se fazer seleções que melhoram o corpo e agradam ao paladar. E sim, há uma explicação de porque você fica com fome e porque acha algumas comidas mais apetitosas do que outras – um fator importante na criação de uma dieta nutritiva (Ei, se não tiver um gosto bom, por que você deveria comer?).

Capítulo 14
Por Que Você Come Quando Come?

Como precisamos de comida para viver, o corpo não é um desleixado e o avisa quando ele estiver pronto para o café da manhã, almoço, jantar e talvez alguns lanches nesse ínterim. Este capítulo explica os sinais que o corpo usa para fazê-lo ir à mesa, ao drive-thru do restaurante favorito ou até a máquina de guloseimas que fica no final do corredor.

A Diferença entre Fome e Apetite

As pessoas comem por duas razões principais. A primeira razão é a fome, a segunda é o apetite. A fome e o apetite não são sintomas. De fato, a fome e o apetite são processos completamente diferentes.

A fome é a necessidade de comida. Ela é:

✔ Uma reação física que inclui mudanças químicas corporais relacionadas ao baixo nível de glicose no sangue, muitas horas após comer.

✔ Um mecanismo instintivo e protetor que assegura que o corpo consiga o combustível necessário para funcionar bem.

O apetite é o desejo pela comida. Ele é:

✔ Uma reação sensorial ou psicológica (isto parece bom! Isto cheira bem!) que estimula uma resposta psicológica involuntária (salivação, contrações do estômago).

✔ Uma resposta condicionada à comida (veja o quadro sobre os cachorros de Pavlov).

Os filhotes performáticos de Pavlov

Ivan Petrovich Pavlov (1849 – 1936) era um médico russo que ganhou o prêmio Nobel de medicina, em 1904, por sua pesquisa sobre as glândulas digestivas. O Big Bang de Pavlov foi a identificação de um reflexo condicionado – uma maneira mais pomposa para dizer que é possível treinar seres humanos para responder física ou emocionalmente a um objeto, ou a um estímulo, que apenas lembre-os de algo que eles amam ou odeiam.

Pavlov testou o reflexo condicionado em cachorros. Ele começou a tocar uma campainha cada vez que oferecia comida a seus cães de laboratório para que eles aprendessem a associar o ruído da campainha à visão e cheiro da comida.

Então, ele passou a tocar a campainha sem oferecer comida e os cachorros responderam como se a comida estivesse logo ali: salivação forte, mesmo que o prato estivesse vazio.

O reflexo condicionado se aplica a outros objetos além da comida. Por exemplo, ele pode fazer um atleta olímpico vencedor lacrimejar ao ver a bandeira que representa seu país. As companhias alimentícias são as melhores no uso do reflexo condicionado para estimular a compra de seus produtos: quando vemos uma foto de uma barra de chocolate cremosa, escura e deliciosa, a sua boca começa a salivar e... Ei, volte aqui! Aonde você vai?

A diferença prática entre a fome e o apetite é esta: quando você está com fome, você come um cachorro-quente. Depois disso, seu apetite pode levá-lo a comer mais dois cachorros-quentes, só pelo fato de terem uma boa aparência ou um gosto bom.

Em outras palavras, o apetite é a base para o ditado popular: "Ter o olho maior que a barriga". Sem mencionar o muito bem conhecido slogan de uma propaganda: "Não dá para comer só um". Pois é, esse pessoal conhece os seus consumidores.

Reabastecendo: O Ciclo da Fome e da Saciedade

O corpo dá o melhor de si para criar ciclos de atividade paralelos em um dia de 24 horas. Assim como o sono, a fome acontece em intervalos regulares, ainda que seu estilo de vida possa dificultar o seguimento deste padrão natural, mesmo quando o estômago grita que está vazio!

Reconhecendo a fome

Os sinais mais claros de que o corpo quer comida naquele exato instante são as reações físicas do estômago e do sangue que avisam que já é hora para colocar mais comida na boca e comer.

Roncando e remexendo: O estômago fala

Uma barriga vazia não possui boas maneiras. Se não a encher de imediato, seu estômago mandará uma chamada por comida audível e algumas vergonhosas. O estrondo é um sinal chamado de fome dolorosa.

As fomes dolorosas são simples contrações musculares. Quando o estômago está cheio, essas contrações e suas ondas contínuas passam por todo o comprimento do intestino, algo conhecido como peristaltismo, movimentando a comida pelo trato digestivo (veja o capítulo 2 para mais informações sobre a digestão). Quando o estômago está vazio, as contrações lançam ar e isso faz barulho.

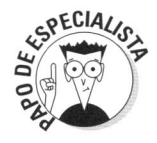

Esse fenômeno foi observado pela primeira vez em 1912, pelo médico americano chamado Walter B. Cannon. (Canhão? Estrondo? Será que poderia juntar isto?) Cannon convenceu um colega pesquisador a engolir um pequeno balão ligado a um fino tubo, conectado a uma máquina sensível a pressões. Então, Cannon inflou e esvaziou o balão para simular a sensação de um estômago cheio ou vazio. Ao medir a pressão e a frequência das contrações estomacais do voluntário, Cannon descobriu que as contrações eram mais fortes e aconteciam com maior frequência quando o balão e o estômago estavam vazios. Cannon chegou a esta conclusão óbvia: quando o estômago está vazio, nós sentimos fome.

Aquela sensação de vazio

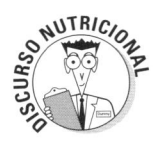

Cada vez que comemos, o pâncreas secreta insulina, um hormônio que permite retirar o açúcar (glicose) do sangue e levá-lo a outras células, onde ele é necessário para a realização de várias tarefas. A glicose é o combustível básico que o corpo usa para obter energia. (veja o Capítulo 8). Como resultado, o nível de glicose circulando no sangue aumenta e diminui naturalmente, produzindo uma vaga sensação de vazio e talvez fraqueza, que nos força a comer. A maioria sente a subida e descida natural da glicose como um padrão suave que dura quatro horas.

Que refeição é esta?

O café da manhã e o almoço não deixam dúvidas. O primeiro vem logo depois que acordamos de manhã e o segundo na metade do dia, em torno do meio-dia.

Mas quando você come o jantar? E a ceia?

De acordo com o Webster's New International Dictionary of the English Language (segunda edição, 1941 – oito quilos incluindo a nova encadernação que coloquei quando o mais velho se desfez depois que derrubei a coisa muitas vezes), o jantar é a principal refeição do dia, geralmente feita no meio do dia, mesmo que algumas pessoas, "especialmente nas cidades", comam o jantar entre 18h e 20h. – o que é provável que isso o transforme na ceia, porque o Webster denomina a ceia como uma refeição que se come ao final do dia.

Em outras palavras, o jantar é o almoço, exceto quando é uma ceia. Socorro!

Como saber quando está satisfeito

A agradável sensação de satisfação após comer é chamada de saciedade, o sinal que diz: "ok, cancelem os cachorros-quentes, já comi suficiente e preciso sair da mesa".

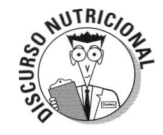

Conforme a nutrição pesquisa e a compreensão das funções cerebrais se tornam mais sofisticadas, os cientistas descobriram que o hipotálamo, uma pequena glândula no topo do tronco cerebral (a parte do cérebro que se conecta ao início da espinha dorsal), parece guardar o controle do apetite em uma área do cérebro onde os hormônios e outras substâncias químicas que controlam a fome e o apetite são feitos (veja a Figura 14-1). Por exemplo, o hipotálamo lança o neuropeptídeo Y (NPY), uma substância química que tranca as células cerebrais e manda um sinal: Mais comida!

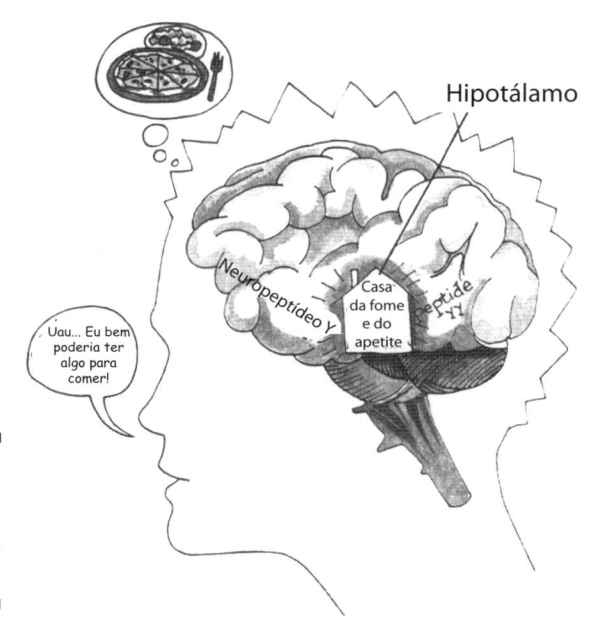

Figura 14-1:
Seu hipo-
tálamo está
a cargo do
apetite!

Outras células do corpo também possuem um papel ao fazer o corpo dizer: "estou cheio". Em 1995, os pesquisadores do Rockefeller University descobriram um gene nas células adiposas (as células onde a gordura é armazenada) que direciona a produção de um hormônio chamado leptina (do palavra grega que significa magro). A leptina parece dizer ao corpo a quantidade de gordura armazenada, regulando a fome (a necessidade de comida para fornecer combustível). A leptina também reduz a secreção do hipotálamo de NPY, o hormônio que sinaliza a fome. Quando o pessoal do Rockefeller injetou leptina em um camundongo criado para ser gordo, ele comeu menos, queimou a comida mais rápido e perdeu uma quantidade de peso considerável.

No fim, os pesquisadores esperam que este tipo de informação possa levar à criação de remédios seguros e eficientes para combater a obesidade.

Derrubando as fomes de quatro horas

Em todo o mundo, o ciclo da fome, ou seja, da subida e descida do nível de glicose, aciona um horário de alimentação que geralmente fornece quatro refeições durante o dia: café da manhã, almoço, lanche (uma refeição no meio da tarde) e jantar.

Nos Estados Unidos, a cultura de três refeições ao dia força as pessoas a lutarem contra o ritmo natural, sem comida desde o almoço, ao meio-dia, até o jantar às 18h ou mais tarde. O resultado desagradável é que enquanto os níveis de glicose diminuem por volta das 16h e pessoas em muitos países apreciam um chá da tarde, os americanos ficam rabugentos e tentam satisfazer a fome natural agarrando a comida mais próxima, geralmente um lanche rico em gorduras e calorias.

Em 1989, David Jenkins e Tom Wolever, médicos e Ph.D. da *University of Toronto*, definiram um "estudo de mordiscos" projetado para testar a ideia de que regularizaríamos a digestão, comendo várias refeições pequenas em vez de três grandes refeições. Assim, estaríamos espalhando a secreção de insulina e mantendo a quantidade de glicose no sangue em um mesmo nível durante todo o dia.

A teoria confirmou estar correta. Aqueles que ingerem cinco ou seis pequenas refeições em vez de três grandes refeições se sentiram melhor e sentiram um bônus especial: níveis de colesterol mais baixos. Após duas semanas de mordiscos, os participantes do estudo Jenkins-Wolever mostraram níveis de lipoproteínas de baixa densidade (LDL) 13,5% menores do que aqueles que ingeriam a mesma quantidade de comida dividida em três grandes refeições. Como resultado, muitas dietas projetadas para ajudar a perder peso ou controlar o colesterol (o quê? Você ainda não tem uma cópia do *Controlling Cholesterol For Dummies*? Impossível!) agora dão ênfase a um regime diário de várias refeições pequenas, em vez das básicas três refeições grandes. Pessoal esperto. Com poucas gorduras, colesterol e calorias, é claro.

Mantendo um apetite saudável

A melhor maneira para lidar com a fome e o apetite é descobrir como reconhecer e seguir as dicas naturais do corpo.

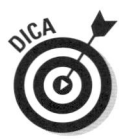

Se você está com fome, coma em quantidades razoáveis para alcançar um peso realista. (Confuso sobre o peso ideal? Leia a tabela de peso no capítulo 3). E lembre-se: ninguém é perfeito. Mantenha um dia sem culpas para os prazeres, ao reduzir a ingestão de calorias nos próximos dias. Um pouco mais aqui, um pouco menos ali e você se manterá na média.

Respondendo ao Ambiente

Seu ambiente físico e psicológico, de fato, afetam o apetite e a fome, algumas vezes fazendo-o comer mais do que o normal, outras fazendo-o comer menos.

Querido, está frio lá fora

É mais provável que sinta fome em um lugar frio do que em um lugar quente. E você será mais propenso a querer pratos com muitas calorias em um clima frio. Basta lembrar das tentadoras comidas de inverno: ensopados, assados, sopas cremosas. E daquelas que consideramos agradáveis em um quente dia de verão: saladas, frutas geladas, sanduíches simples.

A diferença não é mera coincidência. Os alimentos fornecem calorias. As calorias o aquecem. Para ter certeza de que está recebendo o necessário, o corpo até mesmo processa os alimentos mais rápido quando está frio. O estômago fica vazio mais rápido enquanto a comida acelera pelo trato digestivo, o que significa que a fome dolorosa aparece mais cedo do que o esperado, o que por sua vez, significa que você come mais e fica mais quente e... Bem, você entendeu.

Fazendo mais exercícios que a boca

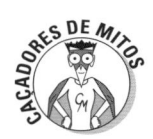

Todos sabem que os exercícios abrem o apetite, certo? Bem, todos estão errados (isto acontece o tempo todo). Sim, pessoas que se exercitam com regularidade são propensas a terem um apetite saudável (leia-se: Normal), mas é raro que tenham fome logo após o exercício, pois:

- O exercício retira energia armazenada, glicose e gordura, dos tecidos corporais, portanto, os níveis de glicose se mantém estáveis e não há sensação de fome.

- Os exercícios desaceleram a passagem da comida através do trato digestivo. O estômago se esvazia mais devagar, estando saciado por mais tempo.

- **Cuidado:** se comer uma refeição pesada logo antes de ir à academia ou à bicicleta ergométrica do seu quarto, a comida parada no estômago pode fazê-lo se sentir estufado. Algumas vezes, pode até mesmo desenvolver cólicas. Ou, como a *Heartburn & Reflux For Dummies (Wiley)* explica, pode gerar azias. Ai!

- Os exercícios (incluindo o esforço mental) reduzem a ansiedade em algumas pessoas, o que significa um desejo menor por um lanche.

Trazendo o apetite de volta à forma saudável

O estresse ou trauma físico intenso, um osso quebrado, uma cirurgia, uma queimadura ou uma febre alta, reduz o apetite e diminui as contrações naturais do trato intestinal. Se comer em momentos como este, a comida pode se acumular no estômago e até mesmo esticar o intestino o suficiente para rasgá-lo. Em situações como esta, a alimentação intravenosa, fluidos com nutrientes enviados através de uma agulha diretamente à veia, fornece nutrientes sem irritações.

Tomando medicamentos, mudando o apetite

A ingestão de alguns remédios pode diminuir ou aumentar a vontade de comer. Alguns remédios usados para tratar condições comuns afetam o apetite. Quando tomar esses remédios, você poderá perceber que está comendo mais ou menos do que o normal. Esse efeito colateral raramente é mencionado quando os médicos fornecem receitas, talvez porque não forneça um risco de vida e desapareça quando pararmos de tomar o remédio.

Alguns exemplos de estimuladores de apetite são alguns antidepressivos, anti-histamínicos (pílulas contra a alergia), diuréticos (remédios que o fazem urinar mais), esteroides (remédios que lutam contra inflamações) e tranquilizantes (remédios calmantes). Os redutores de apetite incluem alguns antibióticos, remédios contra o câncer, remédios contra convulsões, medicamentos para a pressão alta e remédios para diminuir o colesterol.

É claro, nem todo remédio em uma classe particular, ou seja, antibióticos ou antidepressivos, possui o mesmo efeito sobre o apetite. Por exemplo, o antidepressivo amitriptilina (Amytril) aumenta o apetite e pode causar aumento de peso. Outro antidepressivo, a fluoxetina (Prozac) não causa este aumento.

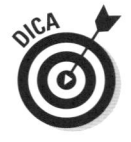

O fato de um remédio afetar o apetite quase nunca é um motivo para evitar tomá-lo. Mas conhecer a relação existente entre o remédio e o desejo por alimentos pode ajudar. O bom senso diz para perguntar ao médico sobre a possibilidade de interações entre o remédio e o apetite quando este for receitado para você. Se o pacote de remédio que o farmacêutico lhe der não vier com uma bula, peça uma. Leia as pequenas letras sobre os efeitos colaterais e outros detalhes interessantes, como conselhos para evitar a ingestão de álcool ou o uso, ou manuseio de máquinas pesadas.

Quando o Apetite fica Confuso: Distúrbios Alimentares

Um distúrbio alimentar é uma doença psicológica que leva alguém a comer em excesso, ou a comer muito pouco. A satisfação com um sundae com calda quente de vez em quando não é um distúrbio alimentar. Tampouco pode ser considerada a dieta feita três semanas antes para entrar no vestido do ano passado.

A diferença entre uma satisfação normal e uma dieta normal para perder peso em relação a um distúrbio alimentar é que os dois primeiros são comportamentos saudáveis e aceitáveis, enquanto que um distúrbio alimentar é uma doença que representa um risco de vida e precisa de atenção médica imediata.

Comendo muito

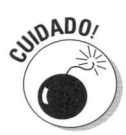

Ainda que muitos estudos recentes documentem um alarmante aumento mundial de obesidade, em especial entre crianças pequenas, nem todos aqueles maiores ou mais pesados do que o ideal americano possuem um distúrbio alimentar. Os corpos humanos existem em tamanhos diferentes e algumas pessoas saudáveis são naturalmente maiores ou mais pesadas do que outras. Um distúrbio alimentar pode estar presente, no entanto, quando:

- Uma pessoa confunde o desejo pela comida (o apetite) com a necessidade pela comida (fome).

- Uma pessoa com acesso a uma dieta normal sente um aflito psicológico quando a comida lhe é negada.

- Uma pessoa usa a comida para aliviar a ansiedade provocada pelo o que ele, ou ela, considera uma situação assustadora: um emprego novo, uma festa, críticas comuns ou um prazo final.

Por tradição, os médicos descobriram que o tratamento da obesidade com sucesso é difícil (veja o capítulo 3). No entanto, pesquisas recentes sugerem que algumas pessoas comem a mais para responder às irregularidades na produção de substâncias químicas que regulam a saciedade (a sensação de satisfação do apetite). Esta pesquisa pode abrir um caminho para novos tipos de remédios que possam controlar o apetite extremo, reduzindo a incidência de distúrbios relacionados à obesidade, como artrite, diabetes, pressão alta e doenças cardíacas.

Comendo compulsivamente, purgando e não se alimentando: Relações prejudiciais com os alimentos

Algumas pessoas aliviam a ansiedade ao se recusar a comer ou ao regurgitar a comida ingerida. O primeiro tipo de comportamento é chamado de anorexia nervosa e o segundo chama-se bulimia.

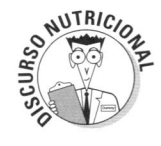

A anorexia nervosa (a inanição voluntária), um distúrbio alimentar que afastou Mary-Kate Olsen, em 2004, é praticamente desconhecida em lugares onde a comida é rara. Parece ser uma aflição da prosperidade, mais propensa a atacar jovens e bem-sucedidos. É nove vezes mais comum em mulheres do que em homens.

Muitos médicos especializados no tratamento de distúrbios alimentares sugerem que a anorexia nervosa possa ser uma tentativa de controlar a vida ao rejeitar um corpo em desenvolvimento. Em outras palavras, ao recusarem a comida, as garotas anoréxicas estariam evitando o desenvolvimento de seios e quadris, e os garotos anoréxicos desenvolveriam o formato médio de um corpo humano. Ao não crescer na largura, ambos esperam evitar crescerem.

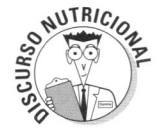

Se não tratada a anorexia nervosa pode terminar em morte por inanição.

Uma segunda forma de distúrbio alimentar é a bulimia. Ao contrário daqueles com anorexia, os indivíduos com bulimia não se recusam a comer. De fato, eles comem demais com regularidade, consumindo enormes quantidades de comida de uma única vez: um frango inteiro, várias porções de sorvete, um pão inteiro.

Mas os bulímicos não querem manter a comida dentro de seus corpos. Eles podem usar laxantes para aumentar a defecação, mas o método mais comum para se livrar da comida é a regurgitação. Os bulímicos podem se retirar ao banheiro após comer, colocar os dedos na garganta e forçar o vômito. Ou eles podem usar eméticos (remédios que induzem vômitos). De qualquer maneira, o perigo é eminente.

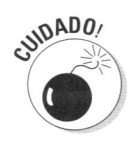

O corpo humano não foi projetado para uma ingestão de comida excessiva seguida por vômitos. A ingestão excessiva pode dilatar o estômago até o ponto de uma ruptura, e o vômito constante pode causar irritações severas ou até mesmo dilacerar o revestimento do esôfago (garganta). Além disso, o uso contínuo de grandes quantidades de eméticos pode resultar em uma perda de potássio arriscada à vida que engatilha: batidas cardíacas irregulares ou insuficiência cardíaca, fatores que contribuíram para a morte da cantora Karen Carpenter em 1983, uma anoréxica/bulímica que, em certo ponto da sua doença, chegou a pesar apenas 36 quilos, mas ainda se via acima do peso. Um sintoma da anorexia e/ou bulimia é a inabilidade para se ver no espelho e enxergar a si mesmo como realmente é. Mesmo com os ossos à mostra, as pessoas com estes distúrbios alimentares se consideram muito gordas.

Como se pode ver, os distúrbios alimentares são condições de risco à vida. Mas elas podem ser tratadas. Se você, ou alguém conhecido, sentir qualquer sinal ou sintoma descrito, o caminho mais seguro é procurar uma opinião médica imediata e tratamento. Para mais informações sobre distúrbios alimentares, entre em contato com a *National Disorders Association*, e-mail info@NationalEatingDisorders.org; site www.nationaleatingdisorders.org, no Brasil, acesse os sites da Sociedade Brasileira de Endocrinologia e Metabologia, www.endocrino. org.br e do Grupo de Estudos e Assistência em Transtornos Alimentares, em www.geata.med.br.

Capítulo 15
Por que Você Gosta das Comidas que Gosta?

Neste Capítulo:

▶ Analisando como o paladar funciona

▶ Entendendo porque alguns alimentos possuem um sabor bom ou ruim

▶ Avaliando os efeitos da saúde no sabor

▶ Adaptando-se a novos sabores e alimentos

De forma nutricional, o paladar é a habilidade para perceber sabores nos alimentos e nas bebidas. A preferência é a estima por um alimento e a aversão a outro. As decisões sobre o paladar são reações físicas que dependem de órgãos corporais especializados, chamados de papilas gustativas. Ainda que a cultura tenha decidido influenciar o que pensamos ser bom para comer, as decisões sobre preferências alimentares também podem depender dos genes, do histórico médico e das reações pessoais a alimentos específicos.

Paladar Obstruído: Como o Cérebro e a Língua Funcionam Juntos

As papilas gustativas são órgãos sensoriais que permitam a percepção de sabores diferentes nos alimentos, ou seja, elas permitem sentir o sabor dos alimentos que comemos.

As papilas gustativas não são flores. Elas são pequenos caroços na superfície da língua (veja a Figura 15-1). Cada uma contém grupos de células receptoras que fixam uma estrutura parecida a uma âncora, chamada de microvilosidade, que se projeta através de um buraco (ou um poro) no centro da papila gustativa, mais ou menos como um fio saindo de um buraco. (Para mais informações sobre as microvilosidades e como elas se comportam no trato digestivo, veja o capítulo 2).

As microvilosidades das papilas gustativas transmitem mensagens das substâncias químicas presentes no sabor da comida ao longo das fibras até o cérebro, que traduz mensagens em percepções: "Uau, que delícia!" ou "nossa, que horrível!".

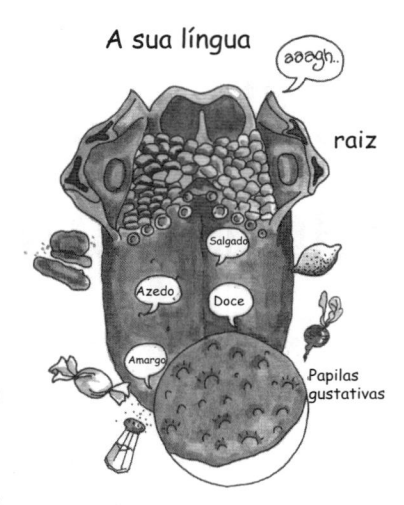

Figura 15-1:
Focalizando
na língua.

Os quatro (talvez cinco) sabores básicos

As papilas gustativas reconhecem quatro sabores básicos: doce, azedo, amargo e salgado. Algumas pessoas adicionam um quinto sabor básico a esta lista. Ela se chama umami, uma palavra japonesa que descreve um sabor rico ou poderoso associado com certos aminoácidos como glutamatos – eu falo mais sobre o glutamato monossódico (MSG) nesta seção mais tarde – e produtos de soja, como o tofu.

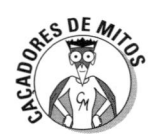

No início, os cientistas achavam que todos tinham papilas gustativas específicas para sabores específicos: papilas doces para gostos doces, papilas azedas para o sabor azedo e assim por diante. No entanto, a teoria dominante hoje é de que grupos de papilas gustativas funcionam em conjunto para que as substâncias do sabor se associem em ligações químicas nas papilas gustativas para criar padrões reconhecíveis, como o doce, o azedo, o amargo e o salgado. O termo técnico para este processo é across-fiber pattern theory of gustatory coding. Houve muitas tentativas para identificar os padrões de recepção dos quatro sabores (doce, azedo, amargo e salgado), mas o padrão para o umami ainda se mantém um mistério.

Os sabores não são frívolos. Eles são um dos fatores que permitem a apreciação da comida. De fato, os sabores são tão importantes que o glutamato monossódico é usado para fazer os alimentos terem um sabor melhor. O MSG, muitas vezes encontrado em comidas preparadas em restaurantes chineses, estimula as células cerebrais. Aqueles sensíveis ao MSG podem desenvolver uma síndrome do restaurante chinês, caracterizada por músculos faciais duros, dor de cabeça, náuseas e suor causados por células cerebrais eufóricas. As doses muito grandes de MSG dadas a ratos de laboratório se mostraram fatais e o composto está banido dos alimentos para bebês. No entanto, nenhuma evidência indica que um pouco de MSG cause problemas em pessoas que não sejam sensíveis a ele. O que deixa apenas uma pergunta: como o MSG funciona? Ele realça os sabores existentes ou adicionam esse sabor umami por conta própria? Acredite ou não, até agora ninguém sabe ao certo. Sinto muito.

A sua saúde e as papilas gustativas

Algumas doenças e alguns remédios alteram a habilidade para sentir o gosto dos alimentos. O resultado pode ser ageusia (o termo médico para a perda de paladar) parcial ou total. Ou então, poderá sentir uma confusão de sabores, o que significa que há uma mistura entre os sabores, traduzindo o azedo como amargo, o doce como salgado ou vice-versa.

A Tabela 15-1 lista algumas condições médicas que afetam o sentido do paladar.

Tabela 15-1	O Que Dificulta a Percepção dos Sabores
Esta condição	**Pode causar este problema**
Infecção bacterial ou viral na língua	Secreções que bloqueiam as papilas gustativas
Lesões na boca, no nariz ou na garganta	Danos aos nervos que transmitem os sinais de sabores
Terapia de radiação na boca e na garganta	Danos aos nervos que transmitem os sabores

O nariz sabe e os olhos captam isto

O nariz é muito importante para o sentido de paladar. Assim como o gosto dos alimentos, o aroma deles também estimula mensagens sensoriais. Pense em como cheira o conhaque antes de bebê-lo e como o delicioso aroma de pão assando aquece o coração e inquieta a alma: sem mencionar as glândulas salivares. Quando não conseguimos cheirar, não conseguimos sentir o gosto muito bem. Como todos aqueles que alguma vez já tiveram um resfriado sabem que quando o nariz está entupido e o olfato está amortecido, quase tudo tem o gosto de algodão velho. Não está resfriado? Poderá testar esta teoria fechando os olhos, fechando as narinas e colocando um pequeno pedaço de cebola crua ou maçã fresca na boca. Aposto que não conseguirá diferenciar sem olhar ou cheirar!

A cor da comida também é uma pista importante sobre o que gostará de comer. Vários estudos mostram que quando os pesquisadores mudavam a cor normal dos alimentos, as pessoas os achavam menos atraentes (a comida, não os pesquisadores). Por exemplo, purê de batatas azul ou bife verde perdiam para um purê de batatas branco ou para uma carne vermelha todas às vezes.

A combinação de comidas pode criar um curto-circuito na habilidade das papilas gustativas para identificar os sabores corretamente. Por exemplo, quando tomamos um gole de vinho, mesmo um suave, as suas papilas gustativas dizem: "Ei, este álcool é azedo". Coma um pouco de queijo antes e o vinho parecerá mais suave, menos ácido, pois a gordura do queijo e as moléculas de proteína cobrem as células receptoras para que as moléculas ácidas do vinho não consigam se conectar.

Um fenômeno parecido acontece durante as degustações de vinhos – a degustação de vários vinhos – um depois do outro. Experimente dois vinhos secos e ácidos, e o segundo parecerá mais maduro, pois as moléculas ácidas do primeiro vinho preencheram o espaço nas ligações químicas que percebem a acidez. Beba um vinho doce após um vinho seco e a doçura parecerá mais pronunciada.

Aqui está outra maneira para enganar as papilas gustativas: coma uma alcachofra. A parte mais carnuda na base das folhas da alcachofra contém cinarina, uma substância química adocicada que faz com que todas as comidas provadas depois da alcachofra pareçam mais doces.

Determinando o que Deveria ser Delicioso

Quando se trata de decidir o que é gostoso, todos os seres humanos e a maioria dos animais possuem quatro fatores em comum: eles gostam de doces, imploram por sal, procuram gorduras e evitam o amargo (ao menos no início).

Essas escolhas estão profundamente enraizadas na biologia e na evolução. De fato, pode-se dizer que sempre que escolher algo considerado bom para comer – toda a raça humana – em especial seus próprios antepassados escolheram com você.

Escutando o corpo

Aqui está algo para considerar: as comidas que possuem um sabor agradável – alimentos salgados, doces ou gordurosos – são essenciais para um corpo saudável.

✔ Os alimentos doces são uma fonte rápida de energia já que seus açúcares podem ser convertidos rapidamente em glicose, a molécula que o corpo queima para obter energia. (Leia o capítulo 8 para uma explicação de como o corpo usa os açúcares).

Melhor ainda, os alimentos doces o fazem sentir bem. Ao comê-los está dizendo ao cérebro para liberar analgésicos naturais, chamados endorfinas. As comidas doces também podem estimular um aumento nos níveis de sangue de adrenalina, um hormônio secretado pelas glândulas suprarrenais. A adrenalina, algumas vezes, é etiquetada como um hormônio de briga, ou fuga, porque é secretada em maiores quantidade quando nos sentimos ameaçados e precisamos decidir se brigar ou correr.

- O sal é essencial para a vida. Como o capítulo 13 explica, o sal permite que o corpo mantenha seu balanço hídrico e regule as substâncias químicas chamadas de eletrólitos, que dão às células nervosas o poder necessário para iniciar cargas elétricas que energizam músculos, fazem os órgãos funcionarem e transmitem mensagens para o cérebro.

- Os alimentos gordurosos são mais ricos em calorias (energia) do que os açúcares. O fato de eles serem os mais procurados quando estamos com fome não deveria ser uma surpresa. (O capítulo 2 e o capítulo 7 explicam como transformamos a gordura em energia).

- Quais comidas gordurosas preferir dependerá do seu sexo. Vários estudos sugerem que mulheres gostam de gorduras açucaradas – "Ei, cadê o chocolate?" Os homens, por outro lado, parecem preferir a gordura salgada – "Tragam as batatas fritas!"

Amando a comida: Geografia e sabor

Marvin Harris foi um antropologista com um interesse especial sobre a história da comida. Em um livro maravilhoso chamado *Good to Eat: Riddles of Food and Culture* (Simon & Schuster, 1986), Harris propôs esta interessante situação:

Nutrientes assustadoramente arrepiantes

Quem ousa dizer que um gafanhoto grelhado é menos apetitoso do que uma lagosta? Afinal, ambos possuem corpos longos e bastante pernas. Mas a diferença está nos nutrientes. O inseto consegue ganhar da lagosta?

Alimento (100 g)	Proteína (g)	Gordura (g)	Carboidratos (g)	Ferro (mg)
Besouro	19,8	8,3	2,1	13,6
Formiga Vermelha	13,9	3,5	2,9	5,7
Grilo	12,9	5,5	5,1	9,5
Gafanhoto pequeno	20,6	6,1	3,9	5,0
Gafanhoto grande	14,3	3,3	2,2	3,0
Lagosta	22	<1	<1	0,4
Siri	20	<1	0	0,8

USDA e Iowa State University (www.ent.iastate.edu/insecnutrition.html).

Suponha que você viva em uma floresta onde alguém tenha pregado notas de 20 reais e de um real nos galhos mais altos das árvores. Qual nota você tentaria pegar? As notas de 20 reais, é claro. Mas espere. Suponhamos que apenas um par de notas de 20 reais esteja preso nos galhos entre milhões e milhões de notas de um real. Entendeu? Que bom!

A procura pela comida é um trabalho difícil. Você não quer gastar tanto tempo e energia procurando por comida quando no fim acabará gastando mais calorias do que a comida encontrada poderá fornecer. Substitua o "frango" por notas de 20 reais e "insetos grandes" por notas de um real e poderá entender porque algumas pessoas que vivem em lugares onde os insetos são mais abundantes do que frangos gastam o tempo e energia coletando insetos cheios de proteínas em vez de caçar uma galinha rara – se bem que eles não a desprezariam se ela caísse na panela.

Portanto, é possível dizer que a primeira regra da escolha de comida de Harris é a de que as pessoas tendem a comer e a apreciar o que está disponível com facilidade, o que explica as diferentes cozinhas em diferentes partes do mundo.

Aqui está a segunda regra: para que uma comida seja apetitosa (boa para comer), ela precisa ser nutritiva e relativamente fácil ou econômica de ser produzida.

Uma comida que atenda somente a uma regra está propensa a sair da lista. Por exemplo:

- O estômago humano não consegue extrair nutrientes da grama. Então, ainda que a grama cresça aqui, ali e em todos os lugares, sob circunstâncias normais, a grama jamais poderia parar na sua salada.

- As vacas são mais difíceis de serem criadas do que plantas, em especial sob o sol quente do sul da Ásia – os porcos comem o que as pessoas comem, portanto, eles competem pelo suprimento de comida. Em outras palavras, ainda que sejam muito nutritivos, algumas vezes, nem a vaca e nem o porco são econômicos para serem produzidos. Esta explicação antropológica é um argumento razoável do porquê algumas culturas proíbem o uso de porcos e vacas como comida.

Ofendendo paladares

Por instinto, todos não gostam de comidas amargas, ao menos na primeira mordida. Essa aversão é um mecanismo protetor. As comidas amargas, muitas vezes, são venenosas, portanto a aversão a algo amargo é primitivo, mas uma maneira eficiente para eliminar alimentos que podem ser tóxicos.

De acordo com Linda Bartoshuk, Ph.D, professora de cirurgia (otorrinolaringologia) na *Yale University School of Medicine*, cerca de dois terços de todos os seres humanos carregam genes que os fazem sensíveis a sabores amargos. Este gene pode ter dado uma vantagem a seus ancestrais na sobrevivência durante as degustações evolutivas dos alimentos.

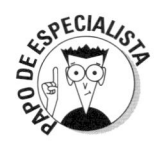

As pessoas com este gene conseguem sentir pequenas concentrações de uma substância química chamada de feniltiocarbamida (PTC). Como a PTC é tóxica, a doutora Bartoshuk testa as pequenas quantidades ao fazer as pessoas saborearem um pedaço de papel impregnado com 6-n--propiltiouracil, um remédio para a tireóide cujo sabor e estrutura química são similares ao PTC. As pessoas que dizem que o papel tem um sabor amargo são chamadas de provadores de PTC. Aqueles que dizem não sentir nenhum sabor são chamados de não provadores de PTC.

Se for um provador de PTC, então é provável que ache o gosto da sacarina, da cafeína, do substituto do sal, cloreto de potássio, e os preservantes de alimentos, benzoato de sódio e benzoato de potássio muito ruins. O mesmo é válido para os sabores de substâncias químicas comuns em vegetais crucíferos – membros da família da mostarda, incluindo o bróolis, a couve-de-bruxelas, o repolho, a couve-flor e os radicchios.

O mesmo não acontece entre as pessoas que estiveram realmente doentes, com náuseas e vômitos, após comer um alimento específico. Quando isto acontece, é provável que goste menos do sabor. Algumas vezes, afirma a psicóloga Alexandra W. Logue, autora de *Psychology of Eating and Drinking*, a repulsa pode ser tão forte que nunca mais experimentará a comida outra vez, mesmo que saiba que o causador da doença foi algo diferente, como andar numa montanha russa logo depois de comer, ter uma gripe ou a ingestão de um remédio cujos efeitos colaterais irritam o estômago.

Se for alérgico a alguma comida ou tiver algum problema metabólico que dificulte a digestão, você poderá comer a comida com menos frequência, mas gostará tanto como qualquer outro. Por exemplo, aqueles que não conseguem digerir a lactose, o açúcar presente no leite, podem terminar com gases todas as vezes que comerem sorvete, mas eles ainda gostarão do sabor do sorvete.

É importante se você gosta da comida? Sim, é claro que é importante. O simples ato de colocar a comida na boca precisa de estímulos do fluxo de saliva e da secreção de enzimas necessárias para digerir a comida. Alguns estudos sugerem que se realmente gostar da comida, o pâncreas pode lançar uma quantidade até 30 vezes mais elevada de enzimas digestivas.

No entanto, se realmente detestar o que está comendo, o corpo pode se recusar a engoli-lo. Sem o fluxo de saliva, a boca se torna tão seca que não conseguirá nem mesmo engolir a comida. Se conseguir engolir a comida, os músculos do estômago e o trato digestivo convulsionam em um esforço para se livrar daquela coisa horrorosa.

Mudando o Cardápio: Adaptando-se a Cardápios Exóticos

As comidas novas são uma aventura. Como regra, as pessoas podem não gostar na primeira vez, mas com o tempo e com paciência, o que uma vez parecia estranho pode se tornar apenas mais um prato no jantar.

Aprendendo a apreciar comidas diferentes

A exposição a diferentes pessoas e culturas, muitas vezes, expande os horizontes do paladar. Alguns tabus – carne de cavalo, cobra, cachorro – podem ser muito emocionais para serem superados. Alguns sem nenhuma bagagem emocional experimentam. A maioria das pessoas, na primeira vez, detesta alimentos muito salgados, amargos, ácidos ou escorregadios, como caviar, café, uísque escocês e ostras, mas muitas aprendem a apreciá-los.

Conseguir se adaptar a esses alimentos pode ser recompensador, física e psicologicamente:

- ✔ Muitos alimentos amargos, como o café e o chocolate amargo, são estimulantes suaves que, por certo tempo, melhoram o humor e o desempenho físico.

- ✔ Os alimentos de sabor forte, como o caviar salgado, oferecem um desafio às papilas gustativas.

- ✔ Os alimentos como as ostras, que podem parecer nojentas à primeira vista, são símbolos de riqueza e sofisticação. Experimentá-las implica certa sofisticação sobre como você encara a vida.

Felizmente, para um sentido de paladar educado e aventureiro, isto pode ser um prazer que durará enquanto viver. Os degustadores profissionais de chá, de vinho e outros, talvez você – que desenvolveram a habilidade para reconhecer até mesmo as menores diferenças entre os sabores – continuam a apreciar este dom até a velhice. Apesar de o paladar diminuir conforme envelhecemos é possível mantê-lo jovem desde que forneçamos um estímulo na forma de alimentos saborosos e bem temperados.

Em outras palavras, se não usar, vai enferrujar.

Mexendo o ensopado: os benefícios da culinária imigratória

Se tiver a sorte de viver em um lugar que atraia muitos imigrantes, a experiência de um jantar é temperada pelas comidas favoritas de outras pessoas, ou seja, as comidas de outras culturas. Nos Estados Unidos, por exemplo, a panela de mistura não é apenas uma frase. A cozinha americana literalmente borbulha com contribuições de cada grupo que já tenha pisado no que o presidente Lyndon Baines Johnson costumava chamar "os bons e velhos Estados Unidos da América".

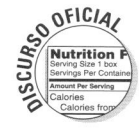

A Tabela 15-2 lista alguns dos alimentos e combinações de comidas características de cozinhas específicas étnicas ou regionais. Imagine como são poucos aqueles que vivem em um lugar onde todos possuem o mesmo antepassado étnico ou religioso. Só de imaginar me dá vontade de levantar e gritar: "Viva a diversidade na mesa de jantar!" (Leia a Figura 15-2 para o visual).

Tabela 15-2:	Geografia e Preferência Alimentar
Se os seus ancestrais são da:	**É provável que conheça esta combinação de sabores:**
Europa do Leste e central	Creme azedo, endro ou páprica
China	Molho de soja, vinho e gengibre
Alemanha	Carne assada no vinagre e açúcar
Grécia	Óleo de oliva e limão
Índia	Cominho e curry
Itália	Tomates, queijo e óleo de oliva
Japão	Molho de soja, vinho de arroz e açúcar
Coreia	Molho de soja, açúcar mascavo, gergelim e pimenta
México	Tomates e pimenta
Balcãs	Leite e vegetais
Porto Rico	Arroz e peixe
África Ocidental	Amendoim e pimenta

A.W. Longue, The Psychology of Eating and Drinking, segunda edição, (New York: W.H. Freeman and Company, 1991).

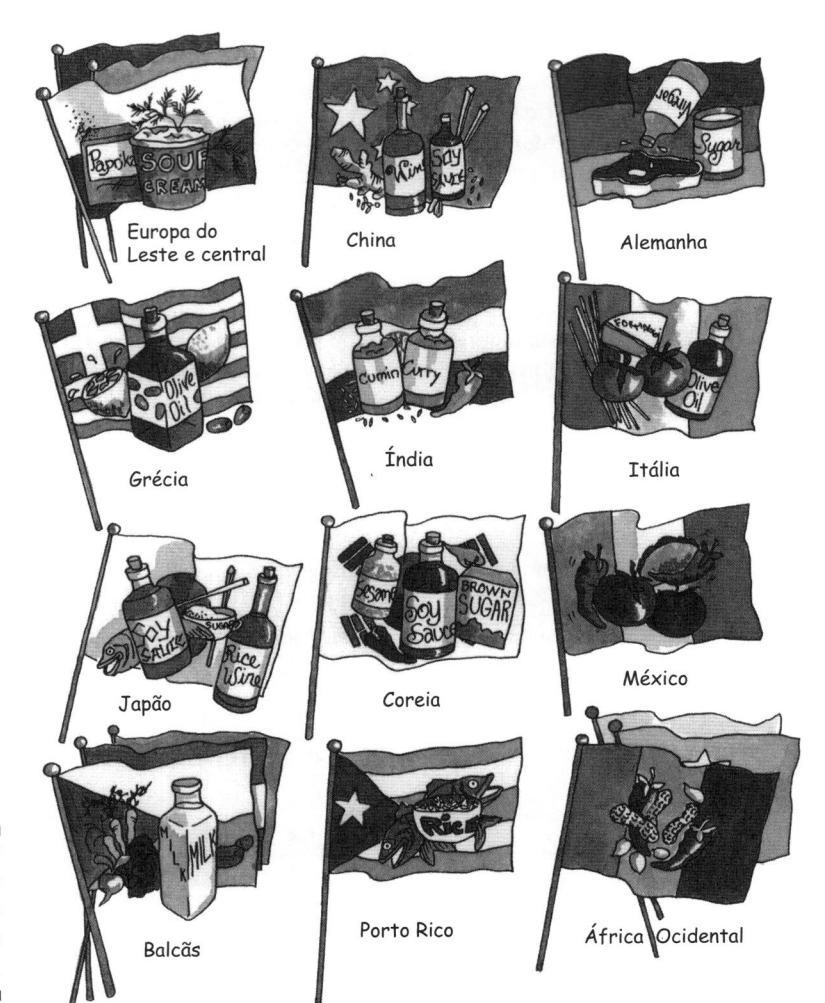

Figura 15-2: As cozinhas étnicas e regionais florescem.

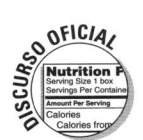

É claro, só pelo fato de apreciar comidas de outros lugares não significa que não apreciemos nossos próprios pratos especiais. A Tabela 15-3 é um sinalizador: uma lista de sensações feitas nos Estados Unidos, muitas criadas por chefs imigrantes, cujos talentos floresceram nas cozinhas norte--americanas.

Tabela 15-3:	Comidas Nascidas nos EUA
Este prato	**Nasceu em:**
Feijões assados	Boston (adaptação dos peregrinos do prato dos nativos americanos).
Ensopados de mexilhão	Boston (nomeado assim pela La chaudière, uma grande panela de cobre para sopas, usada pelos pescadores para fazer uma sopa comunal).
Hambúrguer	Em todo o país (originalmente chamada de Steak de Hamburg, exceto em Hamburgo, na Alemanha).
Jambalaya	Típica da Louisiana (uma combinação da culinária canadense francesa com a culinária nativa da costa).
Chips de batata	Típico de Saratoga Springs e de Nova York (acredita-se que seja criação de um chef do Hotel Moon's Lake).
Spoon bread	Típico do sul dos Estados Unidos (Hotel Ritz Carlton, criado por um chef nascido perto de Vichy, França).
Vichyssoise	Típico de Nova York (Hotel Ritz Carlton, criado por um chefe nascido perto de Vichy, França).

James Trager, The Foodbook (New York: Grossman Publishers, 1970).

Capítulo 16
O Que É uma Dieta Saudável?

Neste Capítulo:

▶ Introdução ao *Dietary Guidelines for Americans* de 2005.

▶ Estabelecendo um estilo de vida saudável.

▶ Usando o bom senso na escolha dos alimentos.

▶ Manuseio seguro dos alimentos.

▶ Aplicação do guia na realidade.

A American Heart Association recomenda limitar o consumo de gorduras e colesterol. A *American Cancer Society* recomenda uma maior ingestão de fibras. A *National Research Council* recomenda controlar a ingestão de gorduras, açúcares e sal. A *American Diabetes Association* recomenda o consumo de refeições regularmente para que o nível de glicose se mantenha estável. A polícia da comida diz que se tem um gosto bom, esqueça!

O Departamento de Agricultura e de Serviços de Saúde incorporaram tudo, menos a regra do "sabor bom, esqueça" na *Dietary Guidelines for Americans* de 2005 e até mesmo adicionou algumas advertências próprias. Antes de começar a ler este capítulo, certifique-se de ter alguns marcadores de livros ou algo parecido para marcar o lugar: o material aqui muitas vezes se refere a informações presentes em outros capítulos, portanto, é possível que tenha que ir para frente e para trás.

O que é a Dietary Guidelines for Americans?

A *Dietary Guidelines for Americans* é uma coleção de sugestões publicada pela primeira vez em 1980, pelos Departamentos de Agricultura e Saúde e Serviços Humanos (USDA/HHS), com cinco edições revistas desde então: 1985, 1990, 1995, 2000, 2005.

Comparando os guias

A minha edição preferida entre as muitas edições do Dietary Guidelines é a versão de 2000. Sua maior virtude é o fato de parecer ter sido escrita por pessoas que gostavam de comida de verdade. Era possível notar isto com rapidez, logo no primeiro parágrafo, que começava com: "Comer é um dos grandes prazeres da vida". Aleluia!

Compare isto com a primeira frase do Dietary Guidelines for Americans de 2005: "A Dietary Guidelines for Americans, publicada pela primeira vez em 1980, fornece conselhos científicos para promover a saúde e reduzir o risco de doenças crônicas através da dieta e de exercícios físicos".

Isto mesmo, o que você vê é o que terá. Uma apresentação dos fatos honesta, adoentada, esquelética e fria. Onde os títulos das seções e dos capítulos na versão de 2000 eram encorajadores ("Almeje um peso saudável", "Construa uma base saudável" e assim por diante), na versão de 2005 eles são simples ("Controle de peso", "Nutrientes adequados dentro das necessidades calóricas" e outros).

Talvez por sentir um leve desconexo entre eles (as pessoas que escreveram o Guidelines) e você (a pessoa que supostamente deveria lê-lo), a equipe USDA/HHS tomou controle da situação, trouxe os dedos de volta ao teclado para criar o "Finding your way to a healthier you", um folheto legal que resume o Guidelines para os civis. Bem, um entre dois não é tão mal assim.

Para ler ou fazer o download do Dietary Guidelines for Americans de 2005 e "Finding your way to a healthier you", clique em www.health.gov/dietaryguidelines, escolha a edição de 2005 e escolha a listagem apropriada.

Para comparar a versão de 2000 com a versão de 2005, vá até a edição de 2000, na mesma página, e escolha "nutrition and your health: *Dietary Guidelines for Americans*". Para ver a evolução das guidelines escolha: "Summary chart of guidelines 1980 — 2000".

Prefere algo impresso? É possível encomendar uma cópia impressa dos guidelines de 2005 (telefone do estoque: 001-000-04719-1) da Oficina de Impressão Governamental, tanto pelo telefone (866-512-1800) ou pela internet em bookstore.gpo.gov. E não, não existe nenhum "www" no endereço de Internet.

Como o primeiro capítulo da edição de 2005 explica, os guias esboçam escolhas de comidas e estilos de vida que promovam uma boa saúde, forneçam energia para uma vida ativa e possam reduzir o risco ou gravidade de doenças crônicas, como diabetes e doenças cardíacas. Estas sugestões são organizadas em nove capítulos, mas devido à conveniência e à logicidade, agrupei em três categorias: "Controlando o peso", "Escolhas alimentícias certas" e "Mantendo a comida própria para o consumo".

A partir de agora, quando indicar a você um capítulo, como "consulte o capítulo 8", estarei falando sobre um capítulo em Nutrição Para Leigos e não na *Dietary Guidelines for Americans* de 2005. Em frente!*

---

*Nota: Para mais informações e download grátis do Guia Alimentar da População Brasileira, acesse: http://dtr2001.saude.gov.br/editora/produtos/livros/popup/05_0768.htm

Controlando o seu Peso

Durante as últimas duas décadas, conforme o número de norte-americanos aumentava cada vez mais, a incidência de condições relacionadas à obesidade, como diabetes do tipo 2, pressão arterial alta e doenças cardíacas também aumentaram.

O desafio como sempre é definir, alcançar e manter um peso saudável. Três capítulos no novo *Dietary Guidelines* ("*Adequate Nutrients within Calorie needs*", "*Weight Management*" e "*Physical Activities*") definem um guia claro.

Obtendo as calorias mais nutritivas

Alguns alimentos fornecem muitos nutrientes por caloria. Outros não. Os primeiros são chamados de "alimentos densos em nutrientes". Os últimos não são.

Como pode ser esperado, o guia recomenda a escolha de alimentos a partir do primeiro grupo para atender às necessidades calóricas de todo dia, enquanto limita a quantidade de:

- Alimentos ricos em gordura saturada.
- Alimentos ricos em gorduras trans.
- Alimentos ricos em colesterol.
- Alimentos aos quais foi adicionado açúcar.
- Alimentos aos quais foi adicionado sal.
- Bebidas alcoólicas.

Em outras palavras, mantenha-se em uma dieta balanceada. Não há nenhuma surpresa até então. E para uma lista dos alimentos estrela, leia o capítulo 28, que é intitulado "Doze alimentos saudáveis".

Administrando o seu Peso

Para alcançar e manter um peso saudável siga algumas regras realistas:

- **Avalie o seu peso.** O melhor teste para aqueles que estão acima do peso é o Índice de Massa Corporal (IMC), uma medida da gordura do corpo comparada à massa magra (ou seja, os músculos) que pode ser usada para predizer resultados de saúde. Você poderá ler tudo sobre o IMC no capítulo 3. Se ainda não tiver lido, volte ao capítulo 3 e leia, leia e leia, mas volte aqui quando tiver acabado.

> ✔ **Se precisar perder peso, faça aos poucos.** Esqueça a maratona "perca 15 quilos em 15 dias". Dependendo da quantidade de peso necessária para emagrecer, o seu objetivo em longo prazo precisa ser perder cerca de 10% do peso total em um período de seis meses. A perda de 500 gramas a um quilo por semana é segura e uma maneira prática de se começar.

> ✔ **Estimule um peso saudável para as crianças.** Um fato infeliz é o de que crianças com sobrepeso se tornam adultos com sobrepeso. Ao ajudar as crianças a se manterem em um peso saudável estará plantando algo que renderá grandes dividendos ao longo da vida.

> ✔ **Consulte o seu médico antes de começar uma dieta para perda de peso.** O conselho é ainda mais importante para mulheres grávidas ou que estejam amamentando, para crianças e para todos, jovens ou velhos, que tenham uma doença crônica e/ou estejam sob medicação.

Como ter uma atividade física

Quando você consome mais calorias a partir de alimentos do que as gasta ao manter os sistemas corporais (coração, pulmões, cérebro e assim por diante), você acaba armazenando mais calorias sob a forma de gordura corporal. Em outras palavras, você ganha peso. O oposto também é verdadeiro. Quando gastamos mais energia durante um dia do que a quantidade ingerida nos alimentos, estamos puxando a energia extra necessária da gordura armazenada e assim perdemos peso.

Não sou uma matemática, mas consigo reduzir este princípio a duas equações simples nas quais o E significa energia (em calorias), > significa *maior que*, < significa *menor que* e P significa *peso*:

$$\text{Se } E_{\text{consumida}} > E_{\text{gasta}} \rightarrow E_{\text{total}} = +P$$

$$\text{Se } E_{\text{consumida}} < E_{\text{gasta}} \rightarrow E_{\text{total}} = -P$$

Esta não é a teoria da relatividade de Einstein, mas você entendeu!

Para exemplos da vida real de como a teoria da *energia dentro, energia fora* funciona, coloque o marcador de livro nesta página e vá até a Tabela 3-1 no capítulo 3 para descobrir como calcular o número de calorias que uma pessoa pode consumir por dia sem aumentar o peso da balança. Até mesmo uma atividade suave aumenta o número de calorias que poderá engolir sem aumentar seu peso. Quanto mais enérgica for a atividade, maior será a quantidade de calorias consumidas. Suponha que seja um homem de 25 anos de idade que pese 75 quilos. A fórmula na Tabela 3-1 lhe mostra que precisa de 1.652 calorias por dia para fazer o seu corpo funcionar. É claro, precisará de mais calorias para realizar o trabalho físico diário, como um simples movimento ou exercícios.

Outras razões para se exercitar

O controle do peso é um bom motivo para aumentar o nível de exercícios, mas não é o único motivo. Aqui estão mais quatro:

- **Exercícios aumentam os músculos.** Quando nos exercitamos regularmente, acabamos desenvolvendo mais tecido muscular do que a média. Como o tecido muscular pesa mais do que o tecido gorduroso, os atletas (até mesmo aqueles de fim de semana) podem acabar pesando mais do que pesavam antes de começar a se exercitar para perder peso. No entanto, uma proporção de músculo para gordura é mais saudável em longo prazo do que o peso atual em quilos. Os exercícios que mudam a proporção do corpo, de músculo para gordura contribuem para a longevidade.

- **Exercícios reduzem a quantidade de gordura armazenada no corpo.** Aqueles com maior gordura no meio do que nos quadris (em outras palavras, a forma de maçã versus forma de pêra) têm maiores riscos de doenças relacionadas ao peso. Exercícios ajudam a reduzir a gordura abdominal e assim diminuem os riscos de doenças relacionadas ao peso. Use uma fita métrica para identificar o seu tipo corporal ao comparar a sua cintura com os seus quadris (ao redor do bumbum). Se a sua cintura (abdômen) é maior, então você é uma maçã. Se os seus quadris forem maiores, então você é uma pêra.

- **Exercícios fortalecem os ossos.** A osteoporose (o afinamento dos ossos ocasionando fraturas repetidas) não acontece apenas em senhorinhas idosas. Na verdade, geralmente os ossos das mulheres afinam mais rápido do que os ossos dos homens, mas após os 30 anos, todos – homem ou mulher – começam a perder densidade óssea. Exercícios podem diminuir, parar e, em alguns casos, até mesmo reverter o processo. Além disso, a atividade física desenvolve músculos que ajudam a dar suporte aos ossos. Ossos mais fortes são iguais a um menor risco de fraturas o que por sua vez é igual a um menor risco de complicações fatais.

- **Exercícios aumentam o poder do cérebro.** Você sabia que os exercícios aeróbicos aumentam o fluxo de oxigênio para o coração, mas também sabia que aumentam o fluxo de oxigênio para o cérebro?

Quando um trabalho de último minuto ou uma ansiedade o mantém acordado durante toda a noite, uma pausa para os exercícios pode mantê-lo acordado até a manhã. De acordo com a cientista em nutrição do Massachusetts Institute of Technology, Judith J. Wurtman, Ph.D, quando estamos acordados e trabalhando durante horas quando normalmente estaríamos dormindo, o ritmo corporal interno diz ao corpo para desligar, mesmo que o cérebro esteja a mil. O simples ato de levantar-se e alongar, andar pelo quarto ou fazer um par de abdominais a cada hora aumenta o metabolismo, aquece a musculatura e aumenta a habilidade de se manter acordado e, nas palavras da Dr. Wurtman: "prolonga a habilidade para trabalhar bem durante a noite". Eureca!

Quando decidir começar a se mexer, o guia diz, faça-o todos os dias. Quanto exercício deveria fazer? De acordo com o guia:

- A maioria irá se beneficiar de 30 minutos de atividade física moderada por dia, como uma caminhada rápida.

✔ Para controlar o peso corporal e/ou prevenir o ganho de peso gradual, faça 60 minutos de atividade moderada a vigorosa durante vários dias por semana.

✔ Para evitar o ganho de peso, tente 60 a 90 minutos de atividade física moderada.

✔ Para alcançar uma boa forma física, o regime deve incluir condicionamento cardiovascular, exercícios de alongamento para a flexibilidade e exercícios de resistência ou relaxamento para a força muscular e resistência.

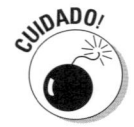

Nem todos podem ou devem correr logo de vez e começar a cortar árvores ou fazer passes de futebol para controlar o peso. De fato, se ganhou muito peso recentemente, se está com sobrepeso durante bastante tempo, se não tem se exercitado durante algum tempo ou se tiver uma condição médica crônica, é preciso consultar um médico antes de começar um novo regime. (Cuidado: confira qualquer academia que o coloque na sala de exercícios sem checar os seus sinais vitais: batida cardíaca, respiração e assim por diante).

Escolhas Alimentícias Certas

Ok. Você já tem o objetivo de peso na mente e três, quatro ou até mesmo sete vezes por semana você consegue se exercitar. Em casa, na academia ou em uma caminhada pela quadra. O próximo passo é definir uma dieta que apoie o seu novo estilo de vida.

O guia possui cinco capítulos projetados para simplificar a sua tarefa: "Food Groups to Encourage," "Fats," "Carbohydrates," "Sodium and Potassium," and "Alcoholic Beverages".

Escolhendo as plantas perfeitas

Desde o início, lá em 1980, as várias edições do Guidelines recomendavam a construção de uma dieta baseada em alimentos de origem vegetal. Por quê? Porque os alimentos de origem vegetal:

✔ Adicionam bastante volume, mas poucas calorias à dieta, fazendo-o se sentir satisfeito sem adicionar peso.

✔ Geralmente são pobres em gorduras e não possuem colesterol, o que significa que reduzem o risco de doenças cardíacas.

✔ São ricos em fibras, o que reduz os riscos de doenças cardíacas, previne a constipação, reduz o risco de desenvolvimento de hemorroidas (ou, ao menos, tornam as existentes menos dolorosas), movimenta a comida pelo trato digestivo com rapidez, reduzindo o risco de doenças diverticulares (inflamações causadas pela comida presa nas dobras dos intestinos, causando pequenas bolsas na parede intestinal debilitada) e pode diminuir o risco de alguns cânceres gastrointestinais.

✔ São ricos em substâncias benéficas chamadas de fitoquímicos, que podem reduzir os riscos de doenças cardíacas e algumas formas de câncer (para mais, veja o capítulo 12).

Por todas estas razões, o guia recomenda uma dieta básica de 2.000 calorias diárias que inclua:

✔ 2 xícaras de frutas

✔ 2,5 xícaras de vegetais (incluindo vegetais verdes, laranjas e com amido, além de feijões).

✔ 3 ou mais porções de 30 gramas de produtos com grãos integrais.

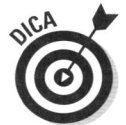

Para proteger os ossos, o guia recomenda consumir os vegetais com três xícaras diárias de leite semidesnatado (349 miligramas de cálcio), ou de leite desnatado (306 miligramas de cálcio), ou a quantidade equivalente de produtos lácteos, como queijo cheddar, que possui 204 miligramas de cálcio em 30 gramas. Para mais informações sobre o cálcio, marque esta página e vá para o capítulo 11.

Desvendando as gorduras

Como se pode ver no capítulo 7, a gordura dietética (a gordura presente nos alimentos) é um nutriente essencial. As crianças precisam dessas gorduras para crescer e o mesmo colesterol que pode aumentar os riscos de doenças cardíacas para um adulto é vital para o desenvolvimento saudável de um embrião, desencadeando a ação de genes que dizem às células para se tornarem estruturas corporais especializadas: braços, pernas, espinha dorsal e assim por diante.

Os crescidinhos, no entanto, precisam controlar a ingestão de gorduras para que possam controlar as calorias e reduzir o risco de doenças relacionadas à obesidade, como doenças cardíacas, diabetes e algumas formas de câncer.

No geral, o guia sugere que a dieta de um adulto contenha não mais que 35% de suas calorias da gordura, não absorva mais que 10% das calorias de gorduras saturadas e que chegue a 300 miligramas ou menos de colesterol por dia. Para alcançar estes objetivos:

✔ A maioria das calorias da gordura deve vir de alimentos como peixes, nozes e óleos vegetais ricos em gorduras poli-insaturadas e monoin-saturadas.

✔ Laticínios, como leite, devem ser semidesnatados ou desnatados.

✔ Aves e carnes devem ser magras (sim, corte a gordura visível).

✔ No que se refere as gorduras trans, menos é melhor.

Contando carboidratos

Os carboidratos são a fonte de energia mais rápida, mas o truque é escolher carboidratos complexos (eu explico a diferença entre carboidratos complexos e simples no capítulo 8), o que significa a partir de comidas vegetais: frutas, vegetais e grãos integrais. O estratagema é comprar e preparar alimentos adicionando pouco açúcar.

Juntos, estes dois passos simples ajudam a controlar o peso, fornecem nutrientes vitais e, como o guia aponta, "reduz a incidência de cáries dentais". Próximo!

Limites de sal, balanço de potássio

O sódio é um mineral que ajuda a regular o balanço hídrico corporal, o fluxo de água que entra e sai de cada célula, descrito no capítulo 13. Este balanço mantém a quantidade correta de água dentro de cada célula para que ela possa realizar os trabalhos diários, mas não tanto a ponto da célula explodir.

Muitas pessoas não têm problemas com o sódio. Elas comem muito um dia, um pouco menos no outro, e seus corpos se ajustam. Outras, no entanto, não reagem da mesma forma. Para elas, uma dieta rica em sódio parece aumentar o risco de pressão arterial alta. Quando já se sofre com pressão alta, é possível notar rapidamente como a diminuição na quantidade de sal na dieta diminui a pressão sanguínea. No entanto, não há nenhum teste disponível até este momento para dizer se uma pessoa que não tem pressão alta algum dia a desenvolverá por consumir uma dieta rica em sódio.

Como o limite de ingestão de sódio a um nível moderado não machuca ninguém, o guia recomenda evitar quantidades excessivas de sal. Ao fazer isto estará ajudando a reduzir os níveis de pressão alta em pessoas sensíveis ao sal.

O que é um uso moderado? De acordo com o guia, nós deveríamos consumir menos de 2.300 miligramas (cerca de uma colher de chá de sal) de sódio por dia. A maneira mais fácil de atingir este objetivo é escolher e preparar alimentos adicionando pouco sal. Ao mesmo tempo, vale a pena consumir alimentos ricos em potássio, como (o que mais?) frutas e vegetais, pois um suprimento adequado de potássio ajuda a controlar a pressão sanguínea.

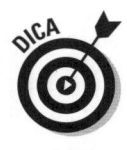

Aliás, a moderação na ingestão de sal possui outro benefício escondido. Ela pode diminuir um pouco o peso. Por quê? Porque o sódio é hidrofílico (hidro = água, fílico = amante). O sódio atrai e segura água. Quando comemos menos sal, retemos menos água, ficando menos inchados e nos sentindo mais magros.

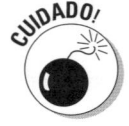

Não reduza a ingestão de sal drasticamente sem antes consultar um médico. Lembre-se: o sódio é um nutriente essencial e o guia recomenda o uso moderado, não a supressão.

Onde está o sódio?

Os alimentos com as maiores quantidades de sódio natural são os queijos, peixes e frutos do mar. Alguns alimentos são pobres em sódio, mas acabam cheios de sal quando são processados. Por exemplo, uma xícara de ervilhas frescas cozidas tem cerca de dois miligramas de sódio, mas uma xícara de ervilhas enlatadas pode ter até 493 miligramas de sódio. Para ser justa, a maioria dos vegetais enlatados e processados agora estão disponíveis em versões baixas em sódio, também. A diferença é notável: uma xícara de ervilhas enlatadas com pouco sódio possui cerca de 8 miligramas de sódio: 485 miligramas menos do que uma lata regular.

Também é possível obter sódio adicionado no sal das lanchonetes, como nas batatas chips e nos amendoins, sem mencionar o sal que você mesmo adiciona do saleiro presente em todas as mesas americanas. Nem todo o sódio engolido é cloreto de sódio. Os compostos de sódios também são usados como preservantes, espessantes e soluções tampão (substâncias químicas que amenizam a acidez).

A Tabela 16-1 lista vários tipos diferentes de compostos de sódio presentes nos alimentos. A Tabela 16-2 lista compostos de sódio presentes em remédios vendidos sem prescrição médica.

Tabela 16-1:	Compostos de Sódio na Comida
Composto de Sódio	**Função**
Glutamato monossódico (MSG)	Realça o sabor
Benzoato de Sódio	Evita que a comida estrague
Caseinato de Sódio	Espessante e fornece proteínas
Cloreto de Sódio (sal de mesa)	Agente aromatizante
Citrato de Sódio	Retém o carboidrato dos refrigerantes
Hidróxido de Sódio	Facilita a remoção da pele de tomates e frutas, antes de serem enlatados.
Nitrato/Nitrito de Sódio	Evita que alimentos (carnes curadas) estraguem e dá a estes alimentos uma cor vermelha característica.
Fosfato de Sódio	Suplemento mineral
Sacarina Sódica	Adoçante sem calorias

"The Sodium Content on your food", Boletim Home and Garden, n.23 (Washington, D.C.: U.S. Department of agriculture, Agosto de 1980), Ruth Winter, "A consumer's Dictionary of Food Additives" (New York: Crown, 1978).

Tabela 16-2:	Compostos de Sódio em Remédios Sem Prescrição Médica
Composto de Sódio	**Função**
Ascorbato de Sódio	Uma forma de vitamina C usada em suplementos nutricionais
Bicarbonato de Sódio	Antiácido
Bifosfato de Sódio	Laxante
Citrato de Sódio	Antiácido
Fluoreto de Sódio	Mineral usado em suplementos nutricionais e como prevenção a cáries em pastas de dentes
Fosfatos de Sódio	Laxante
Sacarina sódica	Adoçante
Salicilato de Sódio	Analgésico (similar à aspirina)

Handbook of Nonprescription Drugs, 9th ed. (Washington, D.C.: American Pharmaceutical Association, 1990); Physicians' Desk Reference, 48th ed. (Montvale, N.J.: Medical Economics Data Production, 1994).

Consumo de álcool moderado

Dizer a alguém para consumir bebidas alcoólicas com moderação parece um conselho do tempo da vovó, certo? Certo. Mas, e você já escutou essa ladainha antes, o que é moderação? Os leigos, você e eu, querido, podem definir a moderação em termos dos efeitos que o álcool pode causar na habilidade para realizar tarefas simples, como falar e pensar claramente ou andar em linha reta. É óbvio que, se a quantidade de álcool que você bebe o faz arrastar as palavras e bater nos móveis, então isso não é moderação.

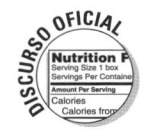

A *Dietary Guidelines* define o consumo moderado de bebida alcoólica como um drinque por dia para mulheres e dois drinques por dia para os homens. "Aha, você diz, mas o que é um drinque?" Boa pergunta. Aqui está a resposta:

- 🢖 340 mililitros de cerveja comum (150 calorias)

- 🢖 150 mililitros de vinho (100 calorias)

- 🢖 45 mililitros de destilado a 40% de grau alcoólico (100 calorias)

Dietary Guidelines for Americans 2005 (Washington, D.C.: U.S. *Department of Agriculture*, 2005).

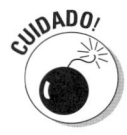

Algumas pessoas não deveriam beber, nem mesmo com moderação, incluindo aquelas que sofrem de alcoolismo, planejam dirigir um carro ou fazer parte de outras atividades que precisam de atenção a detalhes ou habilidades físicas, e aquelas sob medicação (remédios prescritos ou sem prescrição médica). Para mais informações sobre quem deve ou não beber, assim como uma lista de remédios que interagem com o álcool, dê uma olhada no capítulo 9.

Mantendo a Comida Própria para o Consumo

Em 2000, o Centro para Controle e Prevenção de Doenças (CDC) estimou que alimentos estragados ou contaminados fossem os responsáveis por 76 milhões de doenças – 325.000 delas sérias o suficiente para precisar de hospitalização – e 5.000 mortes a cada ano nos Estados Unidos. Três anos mais tarde, a USDA culpou os organismos da Salmonella por mais de 3,5 milhões de dores de estômago ou pior.

É claro que, manter a comida própria para o consumo é um objetivo importante. Para alcançá-lo, aqui está uma equação que qualquer cozinheiro cuidadoso deveria observar:

> Armários limpos + mãos limpas + cozinha limpa + armazenamento correto + temperatura correta = alimento seguro

Este é o resumo do guia. Para mais detalhes sobre como exatamente manter os alimentos a salvo, desde o armazenamento até o prato do jantar, marque esta página e vá até os capítulos 19, 20 e 21. Imagine! Quatro capítulos com informações sobre apenas um tema. Já é um indício da importância dele, não é mesmo?

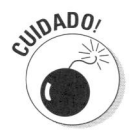

Agora mesmo, o cru está na moda, mas não é – como o guia explica – necessariamente saudável. Para reduzir o risco de uma contaminação por bactérias presentes no jantar, o guia recomenda evitar leite cru (não-pasteurizado), ovos crus ou parcialmente crus ou qualquer prato contendo ovos crus, carnes e aves cruas ou malpassadas, sucos não pasteurizados ou vegetais crus.

Ok, Relaxe

A vida não é um teste. Você não perde pontos por falhar ao seguir a *Dietary Guidelines for Americans* de 2005 todos os dias da sua vida. Ninguém é perfeito e o guia foi feito para ser desobedecido – de vez em quando.

Por exemplo, seria ideal que pudéssemos manter a ingestão diária de gorduras entre 20% a 35% das calorias totais. Mas pode apostar que você acabará ultrapassando a quantidade no sábado enquanto passeia pelo bufê do casamento de seu melhor amigo e vê um queijo camembert (70% das calorias da gordura), uma picanha (56% de calorias da gordura), uma salada com molho Thousand Island (90% das calorias da gordura) e bolo com creme chantilly (eu não consigo contar tanto assim).

Seria isto uma crise? Será que deveria ficar em casa? Você deve manter a boca bem fechada durante toda a noite? Você está de brincadeira? Aqui está a regra real: deixe os bons momentos acontecerem de vez em quando. Quando a festa acabar, compense.

Durante o resto da semana, volte a seu regime de exercícios e a seu cardápio dando ênfase a muitos alimentos nutritivos, deliciosos e sem gorduras que fazem parte da sua dieta.

No final, é provável que tenha equilibrado uma boa quantidade sem problemas e esteja dentro da regra da primeira página do *Guidelines* de 2000 que mencionei no início deste capítulo: "Comer é um dos grandes prazeres da vida". Amém a isso.

Capítulo 17
Fazendo Sábias Escolhas Nutricionais

Neste Capítulo:

▶ Apresentando as pirâmides alimentares: novas e antigas

▶ Usando o MyPyramid para construir uma dieta de acordo com a sua idade e nível de atividade

▶ Traduzindo as tabelas de informação nutricional

▶ Avaliando as queixas de saúde nas tabelas de alimentos

▶ Colocando o MyPyramid e a Tabela de informações nutricionais para funcionar

*E*ste capítulo mostra a nova pirâmide alimentar e a tabela de informações nutricionais e lhe diz como usá-los para criar uma dieta saudável.

Mas, considere-se avisado: as seguintes páginas estão recheadas de inúmeros detalhes, talvez mais do que sempre quis saber sobre o pão de todo dia – e o que mais esteja no seu prato. Não deixe a grande quantidade de fatos e estatísticas afastá-lo. A informação que encontrará aqui realmente é útil na hora de fazer boas escolhas alimentares. Tome fôlego, mantenha o marcador próximo a você e mergulhe.

Brincadeira dos Blocos: Os Básicos da Pirâmide Alimentar

As pirâmides alimentares são compostas de blocos construtores para adultos. Em vez de letras do alfabeto, estes blocos representam grupos alimentares que você poderá juntar para criar uma visão de uma dieta saudável.

A mensagem essencial de todos os bons guias para escolhas alimentares saudáveis é a de que nenhuma comida é boa ou má: o que importa é a quantidade e a frequência com que as consumimos. Com isso em mente, a pirâmide alimentar tem três mensagens importantes:

- **Variedade:** o fato de que a pirâmide contenha vários blocos diz que nenhum alimento por si só fornece todos os nutrientes necessários.

- **Moderação:** o fato de haver blocos menores que outros diz que ainda que cada alimento seja valioso, alguns – como as gorduras e os doces – seriam melhor consumidos em menores quantidades.

- **Equilíbrio:** não é possível construir uma pirâmide com um conjunto de blocos idênticos. Os blocos de diferentes tamanhos mostram que uma dieta saudável é balanceada: Possui a quantidade certa de cada grupo alimentar.

É claro, a virtude de uma pirâmide alimentar é que ao usá-la poderá praticamente comer tudo o que gosta – desde que siga as recomendações sobre a quantidade e a frequência com que deve comer.

A pirâmide alimentar original do USDA

A primeira pirâmide alimentar foi criada pelo *U.S Department of Agriculture* – USDA (Departamento de Agricultura dos Estados Unidos, em 1992, como uma resposta às críticas de que o guia para escolhas alimentares do governo anterior – o *Four Food Group Plan* (vegetais e frutas, pães e cereais, leite e laticínios, carnes e alternativos) – possuía muitas orientações em direção a alimentos ricos em gorduras e em colesterol, de origem animal.

A Figura 17-1 mostra a pirâmide alimentar original da USDA. Como se pode ver, esta pirâmide está baseada nas escolhas alimentares diárias, mostrando quais alimentos estão em quais grupos. Ao contrário do *Four Food Group Plan*, a pirâmide separa frutas e vegetais em dois grupos diferentes e lista o número de porções de cada grupo que deveriam ser consumidas por dia. (O número de porções é fornecido em intervalos. O menor número de porções é destinado às pessoas que consomem cerca de 1.600 calorias por dia e o maior número de porções é destinado para aquelas pessoas cuja ingestão dietética diária esteja próxima a 3.000 calorias diárias).

Quanto é uma porção? Não se preocupe. Está tudo explicado na Tabela 17-1.

Tabela 17-1:	Tamanhos de Porções Padrão
Grupo Alimentar	**Tamanho da porção**
Pão	1 fatia de pão
Cereal	30 gramas de cereal pronto
	½ xícara de cereais cozidos
Arroz, massa, biscoitos	½ xícara de arroz cozido ou massa
	5 – 6 biscoitos pequenos
Vegetais	1 xícara de vegetais folhosos crus
	½ xícara de vegetais crus picados
	½ xícara de vegetais cozidos picados

	¾ xícara de suco de vegetais
Frutas	1 pedaço médio de fruta fresca (maçã, banana, laranja, pêssego)
	½ xícara de frutas enlatadas ou cozidas
	¾ xícara de suco de frutas
Laticínios	1 xícara de leite
	1 xícara de iogurte
	45 gramas de queijo natural
	60 gramas de queijo processado
Carnes	60 a 90 gramas de carne magra cozida
Peixes	60 a 90 gramas de peixe cozido
Aves	60 a 90 gramas de ave magra cozida
Feijões secos	½ xícara de feijões cozidos
Ovos	1 ovo (30 gramas)
Nozes, sementes	2 colheres de sopa de manteiga de amendoim
	½ xícara de nozes ou sementes
Gorduras, óleos, doces	Não há quantidades específicas, muito pouco

The Food Guide Pyramid (Washington, D.C.: International Food Information Council Foundation, U.S Department of Agriculture, Food Marketing Institute, 1995).

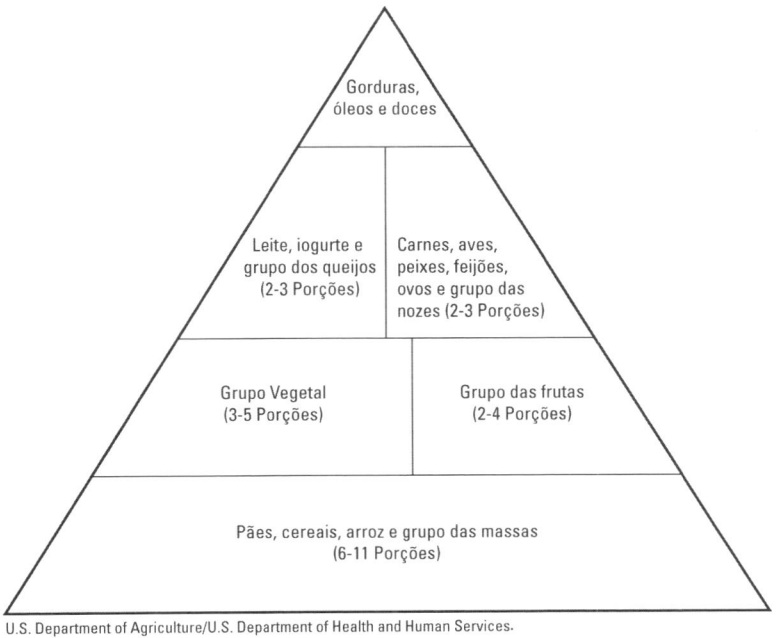

Figura 17-1:
A pirâmide alimentar original da USDA.

U.S. Department of Agriculture/U.S. Department of Health and Human Services.

Um aspecto útil da pirâmide alimentar original da USDA é sua recomendação de diferentes números de porções diárias para pessoas consumindo diferentes quantidades de calorias por dia. Por exemplo, considere como o número de porções recomendado para o grupo do pão varia nos diferentes níveis de consumo de calorias.

A Tabela 17-2 lista as recomendações de porções originais da USDA para os três níveis de consumo de calorias:

- 1.600 calorias por dia (suficiente para mulheres que não pratiquem exercícios e para muitos adultos idosos).

- 2.200 calorias por dia (satisfaz as necessidades da maioria de crianças, mulheres ativas e muitos homens sedentários).

- 2.800 calorias por dia (fornece a energia necessária para a maioria dos adolescentes, homens muito ativos e algumas mulheres muito ativas).

Tabela 17-2: Quantas porções: Escolhas Diárias Baseadas na Pirâmide Alimentar Original da USDA

Alimento	1.600 cal/dia	2.200 cal/dia	2.800 cal/dia
Grupo do pão	6 porções	9 porções	11 porções
Grupo da fruta	2 porções	3 porções	4 porções
Grupo dos vegetais	3 porções	4 porções	5 porções
Grupo do leite*	2 – 3 porções	2 – 3 porções	2 – 3 porções
Grupo da carne	150 gramas	180 gramas	210 gramas

* Requisitos mais elevados para mulheres grávidas ou amamentando.

The Food Guide Pyramid (Washington, D.C.: International Food Information Council Foundation, U.S. Agriculture Department, Food Marketing Institute, 1995).

Ok, agora olhe para a pirâmide alimentar original e os gráficos de porções até que elas fiquem marcadas no cérebro. Agora siga adiante... até a formidável nova versão da pirâmide alimentar em um site interativo: www.mypyramid.gov.

A nova pirâmide alimentar da USDA de 2005

Quando a USDA/HHS se propôs revisar a *Dietary Guidelines*, de 2005, ficou bastante claro que a pirâmide alimentar original não havia cumprido o trabalho proposto de ensinar a maioria dos norte-americanos a escolher alimentos que fornecessem nutrientes suficientes, sem adicionar quilos na balança.

O que fazer? O que mais? Em uma única palavra, MyPyramid (veja Figura 17-2).

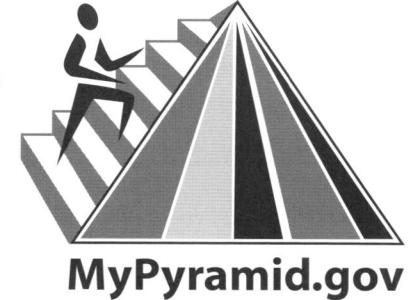

Figura 17-2: A imagem da MyPyramid promove tanto uma dieta apropriada como exercícios físicos.

Assim como a pirâmide alimentar original, esta nova versão é feita de seções representando os alimentos na sua dieta diária, da esquerda para a direita: grãos, vegetais, frutas, óleos, leite e carnes/grãos.

Assim como os blocos construtores na pirâmide alimentar original, as seis bandas dizem: "escolha vários tipos diferentes de alimentos para construir uma dieta melhor". Os diferentes tamanhos das seções sugerem que deveriam se consumir mais alguns alimentos do que outros. As escadas subindo a lateral da pirâmide dizem: "Atividades físicas são importantes, comece a se mexer!".

E o slogan da MyPyramid diz: "Passos para você ser mais saudável". Isto lhe diz que não é necessário pular grandes edifícios de uma única vez como o Super-Homem para melhorar a nutrição. Até mesmo pequenos passos podem fazer uma grande diferença.

Mas a grande importância sobre a MyPyramid é o fato de poder personalizar o diagrama para atender às suas próprias necessidades especiais. Para mais informações, visite www.mypyramidtraker.gov

Construindo a Sua Própria Pirâmide

Ok, aqueça os dedos e corra pelo teclado com esta novidade:

www.mypyramidtraker.gov/planner/. Isto o leva a um site com muitos botões de informações especiais do lado esquerdo.

Clique no botão chamado My Pyramid Plan e ele abrirá um conjunto de espaços onde você digitará a sua idade, gênero, nível de atividades para voltar a um plano personalizado para o seu próprio corpo e estilo de vida.

Por exemplo, a Tabela 17-3 mostra o total de calorias diárias recomendadas e as quantidades de comida para uma mulher ou um homem de 27 anos que faça exercícios moderados durante 30 a 60 minutos por dia. (Sim, o número de vezes que você caminha para frente e para trás no trabalho ou caçando o filho de dois anos pela sala conta como atividade!). A Tabela 17-4 mostra a ingestão semanal recomendada para vários tipos de vegetais.

Tabela 17-3:	Quantidades Diárias Recomendadas pela MyPyramid para uma Pessoa de 27 Anos Que se Exercite Durante 30 a 60 Minutos por Dia	
Alimento	Homem (2.600 calorias totais)	Mulher (2.000 calorias totais)
Grãos (incluindo grãos integrais)	270 gramas	180 gramas
Grãos integrais*	135 gramas	90 gramas
Vegetais	3 ½ xícaras	2 ½ xícaras
Frutas	2 xícaras	2 xícaras
Leite	3 xícaras	3 xícaras
Carne/feijões	195 gramas	165 gramas
Óleos**	8 colheres de chá	6 colheres de chá
Calorias extras (gorduras e açúcares)	410 calorias	265 calorias

* A metade dos grãos deveriam ser integrais.
** Não ultrapassar esta quantidade.

Tabela 17-4:	Variando os vegetais: Quantidades Semanais para uma Pessoa de 27 anos que se Exercite Durante 30 a 60 Minutos por Dia.	
Tipo de vegetal	Homem	Mulher
Verde escuro	3 xícaras	3 xícaras
Laranja	2 ½ xícaras	2 xícaras
Feijões secos/ ervilhas	3 ½ xícaras	3 xícaras
Amiláceos	7 xícaras	3 xícaras
Outros	8 ½ xícaras	6 ½ xícaras

Uma palavra ao sábio leitor

Chame-me de tola. Chame-me de antiquada. Chame-me de fã da solução mais simples. Quando se trata de projetar uma dieta saudável, a pirâmide alimentar original, com seus blocos construtores tão bonitos e uma lista da quantidade exata de porções necessárias todos os dias, funciona melhor. Sim, interagir com a MyPyramid é divertido, quase como um caça-níqueis onde colocamos moedas de um centavo e recebemos uma moeda de 25 centavos. Ou duas. No entanto, devido às reuniões com os editores e ao jantar para o meu marido e para a minha amigável gata Katy, eu prefiro usar meu tempo de diversão para ler um bom livro em vez de calcular o que significa 200 gramas de carne ou uma xícara de vegetais. MyPyramid.gov diz que o governo promete tornar o site mais luxuoso no futuro, com sinos eletrônicos e assobios que permitirão montar refeições com porções de alimentos específicos, como uma maçã assada, um sanduíche de presunto ou um copo de leite desnatado. Com licença, mas você mesmo pode fazer isso ao checar as porções publicadas junto com a pirâmide alimentar original, e listada para a sua conveniência algumas páginas atrás, neste mesmo capítulo.

Ainda melhor, a pirâmide alimentar original é adaptável, oferecendo um simples método para acomodar qualquer plano de comida saudável. Por exemplo, veja como é fácil usar a pirâmide alimentar original para seguir a dieta mediterrânea, cheia de vegetais, frutas, massas e gordura insaturada.

O que prova, ao menos para mim, que o novo nem sempre é melhor. Ah, bem.

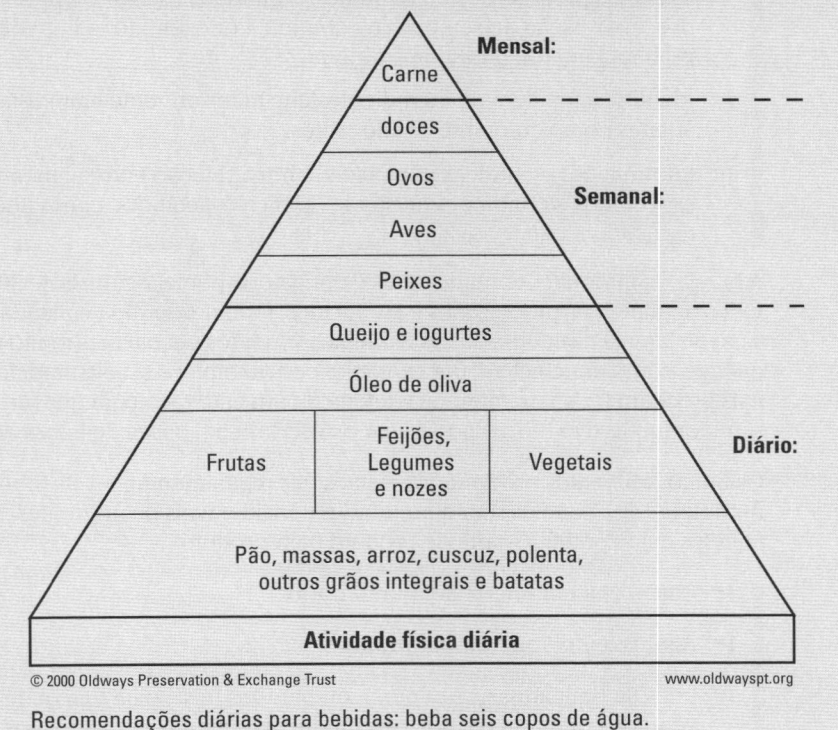

© 2000 Oldways Preservation & Exchange Trust · www.oldwayspt.org

Recomendações diárias para bebidas: beba seis copos de água.
Se beber vinho, faça-o com moderação.

Os outros botões presentes nesta página também são interessantes. O MyPyramid Tracker permite comparar a dieta atual e o nível de atividade física com as novas recomendações dos guias de nutrição. Dentro, a pirâmide lhe diz tudo o que você já quis saber, e até mais, sobre os diferentes grupos de alimentos, incluindo as quantidades diárias recomendadas. A parte *For Professionals* inclui planilhas disponíveis para o download, que ajudam a mapear o que realmente andamos comendo, em vez de lembrar pela metade o que comemos no dia anterior.

Entendendo as Tabelas de Informação Nutricional

Era uma vez, onde a única informação confiável ao consumidor presente na tabela de informação nutricional era o nome da comida que havia no interior do pacote. A lei de Educação e Rotulação Nutricional de 1990 mudou isso para sempre com apenas algumas novas definições de rótulos alimentícios em favor do consumidor, que incluem:

- Um pequeno guia de nutrição que mostra o conteúdo nutricional da comida e avalia seu lugar em uma dieta balanceada.

- Listagens precisas dos ingredientes, com todos os ingredientes listados, em relação ao seu peso na comida. Por exemplo, o ingrediente principal em um pão seria a farinha.

- Identificação clara de ingredientes que anteriormente eram listados apenas como colorantes e adoçantes.

- Informações científicas confiáveis sobre a relação entre alimentos específicos e condições de saúde crônica específicas, como doenças cardíacas e câncer.

A tabela de informações nutricionais é obrigatória por lei em mais de 90% de todos os alimentos processados e embalados, tudo desde sopa enlatada até suco de laranja pasteurizado. Os alimentos vendidos em pacotes muito pequenos, como um chiclete, por exemplo, podem omitir a tabela nutricional, mas precisam ter um número de telefone ou um endereço para que um consumidor inquisitivo (você) possa ligar ou escrever em busca de informações.

Os únicos alimentos processados isentos das regulamentações da tabela nutricional são aqueles sem quantidades consideráveis de nutrientes, ou aqueles cujo conteúdo varie de produto para produto.

- Café e chá comuns (não aromatizados).

- Alguns temperos e aromatizantes.

- Itens de delicatessen e padaria, preparados frescos na loja onde são vendidos diretamente ao consumidor, assim como os alimentos produzidos por pequenas companhias.

> ✔ Comida vendida nos restaurantes, a menos que exista uma queixa sobre o conteúdo nutricional ou sobre riscos à saúde. (Como comer bem quando comer fora. Leia o capítulo 18).

Os rótulos são opcionais para carnes, peixes e aves frescos e crus e para frutas e vegetais, mas muitos supermercados, talvez sob pressão dos consumidores (Dica! Dica!) – colocam cartazes ou folhetos com informações nutricionais genéricas perto da prateleira da carne ou de produtos frescos.

Apenas os fatos

A estrela da tabela de informações nutricionais é o painel de fatos nutricionais na lateral do pacote. Esse painel fornece três elementos importantes: Tamanho das porções, quantidade de nutrientes por porção e valor percentual diário. (Veja a Figura 17-3)*

Tamanho das porções

Não é necessário esticar o cérebro para tentar traduzir porções-grama em porções reais. Esta tabela faz isto para você, listando as porções em termos culinários compreensíveis, como uma xícara, um waffle, dois pedaços ou uma colher de chá. Ela também lhe diz quantas porções existem no pacote.

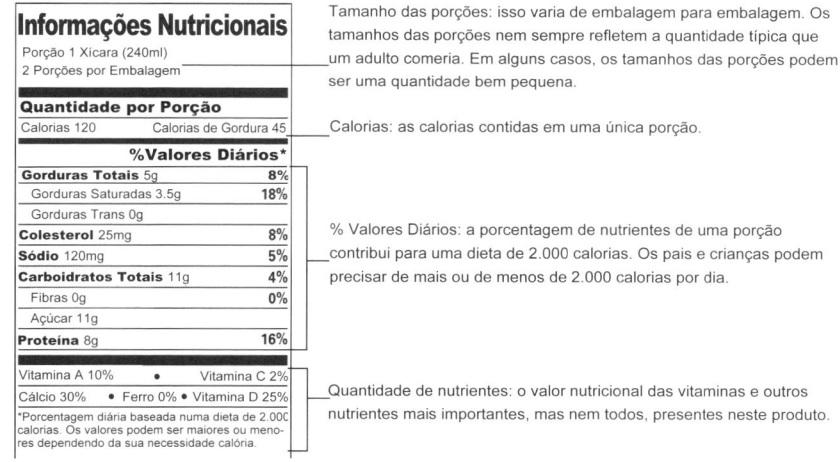

Figura 17-3: Uma típica tabela de informações nutricionais.

O tamanho da porção é o mesmo para todos os produtos em uma categoria. Em outras palavras, a tabela de informações nutricionais lhe permite comparar o conteúdo nutricional de duas marcas diferentes de iogurte, queijo cheddar, feijões, refrigerantes e assim por diante.

Quando conferir as tabelas, é possível pensar que as porções sugeridas pareçam pequenas (em especial nos itens que se dizem pobres em gorduras). Pense nessas porções como guias úteis.

* Nota: para conhecer as normas brasileiras sobre rotulagem de alimentos, visite o portal do Ministério da Saúde (http://portal.saude.gov.br/portal/saude/visualizar_texto.cfm?idtxt=29921&janela=1

Quantidade por Porção

A tabela de informações nutricionais diz a quantidade, por porção, devido a vários fatores importantes:

- ✔ Calorias

- ✔ Calorias provenientes da gordura – gordura total (em gramas)

- ✔ Gordura saturada (em gramas)

- ✔ Gorduras trans (em gramas)

- ✔ Colesterol (em miligramas)

- ✔ Carboidratos totais (em gramas)

- ✔ Fibra alimentar (em gramas)

- ✔ Açúcares (em gramas – açúcar total, aqueles presentes naturalmente no alimento e aqueles adicionados durante a preparação)

- ✔ Proteínas (em gramas)

Valor Percentual Diário

O valor percentual diário permite julgar se um alimento específico é rico, ou pobre em colesterol, sódio, carboidratos, fibras alimentares, açúcar, proteína, vitamina A, vitamina C, cálcio e ferro.

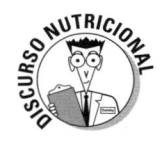

O valor percentual diário para vitaminas e minerais é baseado em um conjunto de recomendações chamado de *Reference Daily Intakes* (RDI), o qual é similar, mas não idêntico, a *Recommended Dietary Allowances* (RDAs) ou Compensações Dietéticas indicadas para vitaminas e minerais discutidos nos capítulos 10 e 11.

Os RDIs são baseados em recomendações definidas em 1973, portanto, algumas RDIs podem não se aplicar a todos os grupos. Por exemplo, o valor diário para cálcio é de 1.000 miligramas, mas muitos estudos, incluindo dois institutos nacionais de conferências sobre a saúde, sugerem que mulheres na pós-menopausa que não estejam sob uma terapia de reposição hormonal precisam consumir 1.500 miligramas de cálcio por dia para reduzir o risco de osteoporose.

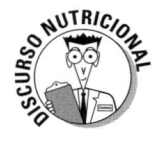

Os valores percentuais diários para gorduras, carboidratos, proteínas, sódio e potássio são baseados em Valores Diários de Referência. Os VDRs são padrões para nutrientes, como gordura e fibra, conhecidos por aumentar ou diminuir o risco de certas condições de saúde, como doenças cardíacas e câncer. Por exemplo, a *Dietary Guidelines for Americans,* de 2005, diz que, no máximo, 30% das calorias diárias deveriam ser provenientes da gordura. Isto significa que em uma dieta de 2.000 calorias por dia, não deveria haver mais que 600 calorias vindas da gordura. Para traduzir as calorias da gordura em gramas de gordura (as unidades usadas nos VDRs), divida o número de calorias da gordura (600) por 9 (número de calorias em uma grama de gordura). A resposta 67 é um pouco maior do que o VDR atual. Mas está perto demais. Para mais informações sobre o estado evolutivo das recomendações dietéticas, veja o capítulo 4. E, me atrevo a dizer? O seu jornal diário. Nossa, a nutrição sempre foi um trabalho em progresso!

Os nutricionistas usam cálculos parecidos para definir os VDRs, como:

- Gordura saturada: 10% das calorias/9 calorias por grama

- Carboidratos: 60% das calorias/4 calorias por grama

- Fibra Alimentar: 20 – 15g/dia

- Proteínas: 10% das calorias/4 calorias por grama

Ao ter definido esta lista, agora estou inclinada a lhe dizer que o valor percentual diário, como mostrado nas tabelas de informações nutricionais, estão atrasadas. As novas recomendações no *Dietary Guidelines for Americans,* de 2005, dizem:

- O total de calorias da gordura deveria totalizar entre 20% a 35% das calorias diárias totais.

- Não existem níveis seguros para gorduras saturadas ou gorduras trans, portanto, nenhum valor percentual diário é fornecido, para nenhuma das duas.

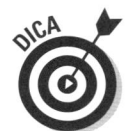

A quantidade total de gorduras saturadas em uma porção é o número de gramas de gordura saturada mais o número de gramas de gordura trans. (Quem mais lhe diria estas coisas?)

- As calorias fornecidas pelos carboidratos deveriam totalizar entre 45 a 65% de calorias diárias.

- Mulheres mais jovens do que 50 anos precisam consumir 25 gramas de fibra alimentar por dia, enquanto os homens mais jovens do que 50 anos precisam de 38 gramas. Após os 51 anos, o valor muda para 21 gramas para as mulheres e 30 gramas para os homens.

- As calorias fornecidas pelas proteínas deveriam totalizar entre 10 a 35% das calorias totais, uma quantidade muito mais elevada do que o atual RDA para proteínas.

Isto poderia mudar os números da Tabela de Informações Nutricionais? A resposta educada é: claro que sim... Algum dia. As atuais tabelas de informações nutricionais ainda são úteis? Claro!

Confiando nos rótulos: A saúde reclama

Desde que os homens e as mulheres saíram das cavernas, muitos têm feito reclamações de saúde sobre certos alimentos. Esses remédios caseiros podem ser reconfortantes, mas a evidência para comprovar suas ações se baseia, na maioria dos casos, em anedotas: "Eu tive um resfriado. Minha mãe me deu uma canja de galinha e aqui estou, em pé e inteirinho. É claro, demorou uma semana para me livrar do resfriado por completo..."

Por outro lado, as alegações de saúde aprovadas pelo USDA e pelo *Food and Drug Administration* (FDA) para a inclusão nos rótulos de alimentos são outro assunto inteiramente novo.

Se já viu um depoimento sugerindo que uma comida ou nutriente específico tem um papel na redução de riscos para uma condição médica específica, então poderá ter 100% de certeza que existe uma relação real entre a comida e a condição médica. Também poderá ter certeza de que evidências científicas encontradas em estudos bem preparados apóiam a alegação.

Em outras palavras, as alegações de saúde aprovadas pela USDA/FDA são medicinalmente seguras e específicas cientificamente. Elas ressaltam a relação conhecida entre:

- **O cálcio e a densidade óssea.** Um rótulo descrevendo um alimento como "rico em cálcio" pode, na verdade, estar dizendo: "Uma dieta rica em cálcio ajuda mulheres a manter ossos saudáveis e pode reduzir o risco de osteoporose no decorrer da vida".

- **Uma dieta rica em gorduras, gorduras saturadas e colesterol e com um alto risco de doenças cardíacas.** Um rótulo descrevendo a comida como "pobre em gorduras, pobre em colesterol" ou "sem gorduras e sem colesterol" pode estar dizendo: "Este alimento segue as recomendações da dieta da *American Heart Association* para diminuir o risco de doenças cardíacas".

- **Uma dieta rica em fibras e com um menor risco de alguns tipos de câncer.** Um rótulo descrevendo um alimento como "rico em fibras" pode, na verdade, estar dizendo: "Alimentos ricos em fibras alimentares podem reduzir o risco de alguns tipos de câncer".

- **Uma dieta rica em fibras e com um menor risco de infarto:** Um rótulo descrevendo um alimento como "rico em fibras" pode, na verdade, estar dizendo: "Os alimentos ricos em fibras alimentares podem ajudar a reduzir o risco de doenças cardíacas coronárias".

- **Sódio e hipertensão (Pressão alta).** Um rótulo descrevendo um alimento como sendo "baixo teor de sódio" pode, na verdade, estar dizendo: "Uma dieta com baixo teor de sódio pode reduzir o risco de pressão alta".

- **Uma dieta rica em frutas e vegetais e com baixo risco de alguns tipos de câncer.** Na verdade os rótulos nas frutas e vegetais podem, dizer: "Uma dieta rica em frutas e vegetais pode diminuir o risco de alguns tipos de câncer".

> ✔ **Ácido Fólico (folato) e um menor risco de defeitos de nascimento do tubo neural (espinha dorsal), como espinha bífida.** Os rótulos em alimentos ricos em ácido fólico podem dizer: "Uma dieta rica em ácido fólico durante a gravidez diminui o risco de defeitos do tubo neural no feto".

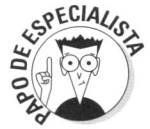

Os alimentos com mais de quatro gramas de gordura saturada e/ou gordura saturada mais gordura trans por porção, não podem ter nenhuma alegação de saúde em seus rótulos.

O que é alto? O que é baixo?

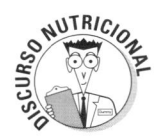

Hoje, os consumidores sábios automaticamente se guiam em direção a embalagens rotuladas como "pobre em gorduras" ou "rico em fibras". Mas é uma aposta garantida de que praticamente um comprador dentre mil saiba o que realmente significa "pobre" ou "rico".

Como estes são termos potentes que prometem benefícios reais à saúde, a nova lei de rotulação criou definições estritas e baseadas cientificamente:

> ✔ Rico significa que uma porção fornece 20%, ou mais, do valor diário de um nutriente em particular. Outras maneiras de se dizer "rico" são "rico em" ou "excelente fonte", como em "o leite é uma excelente fonte de cálcio".

> ✔ Uma boa fonte significa que uma porção fornece entre 10% a 19% do valor diário para um nutriente em especial.

> ✔ O termo light é usado quando ligado a calorias, gordura ou sódio. Ele significa que o produto possui menos um terço de calorias, ou 50% menos gorduras, ou 50% menos sódio do que o encontrado normalmente em um tipo de produto.

> ✔ Pobre significa que o alimento contém uma quantidade de nutrientes que lhe permitem comer várias porções sem precisar consultar o valor diário para aquele nutriente.
>
> > • Baixa caloria significa 40 calorias ou menos por porção.
> >
> > • Baixo em gorduras significa 3 gramas de gordura ou menos.
> >
> > • Baixo em gorduras saturadas significa 0,5 gramas de gordura trans por porção e 1 grama ou menos de gordura saturada.
> >
> > • Baixo em colesterol significa 20 miligramas ou menos.

> ✔ Gorduras saturadas reduzidas significa que a quantidade de gorduras saturadas mais a gordura trans foi reduzida em mais de 25% da quantidade normal encontrada no produto.

> ✔ Livre significa "insignificante", não significa "nenhum".
>
> > • Livre de calorias significa menos de 5 calorias por porção.
> >
> > • Livre de gorduras significa menos de 0,5 gramas de gordura.

- Baixo em gorduras trans significa menos de 0,5 gramas de gordura trans e 0,5 de gordura saturada por porção.

- Livre de colesterol significa menos de 2 miligramas de colesterol ou menos de 2 gramas de gordura saturada.

- Livre de sódio ou livre de sal significa menos de 5 miligramas de sódio.

- Livre de açúcar significa menos de 0,5 gramas de açúcar.

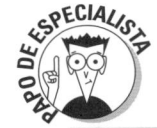

Notou que algo está faltando? Exato, não há nenhuma definição para "baixo teor de sódio" por porção. Por outro lado, uma refeição com menos de 1.000 miligramas de sódio por dia é considerada uma dieta com baixo teor de sódio.

Orgânicos: A evolução inacabada de um termo

O "orgânico", como em alimentos orgânicos, é uma palavra alimentar bastante carregada. Mas você sabe o que significa? Não fique com vergonha de dizer não. Até pouco tempo atrás, muitos profissionais da área da saúde também não sabiam.

Para um químico, orgânico significa uma substância que contém carbono, hidrogênio e oxigênio. Por este padrão químico, todas as comidas – e todos os seres humanos – são orgânicos.

Ainda assim, algumas pessoas adotaram a palavra orgânico para descrever alimentos de origem vegetal criados sem pesticidas ou substâncias químicas sintéticas, ou para descrever as aves, peixes, bois e cordeiros criados em uma dieta sem antibióticos ou outras substâncias químicas medicinais para assegurar animais saudáveis.

Mas essas descrições não foram, durante um bom período, padrões regularizados por qualquer agência federal. Portanto, a USDA se lançou para criar regularizações que pudessem definir o termo legalmente:

• Em dezembro de 1997, a USDA lançou sua primeira proposta sobre os novos padrões para alimentos orgânicos.

• Em maio de 1998, após receber mais de 280.000 comentários do público, dos agricultores e dos comerciantes da área de alimentos, a agência anunciou que, ainda que os alimentos transgênicos e irradiados fossem seguros, eles não poderiam ter o selo de alimento orgânico.

• Em outubro de 1998, a USDA lançou mais três propostas sobre como animais produzidos com comida orgânica deveriam ser tratados e como a agência iria certificar os produtos de alimentos orgânicos.

• Em outubro de 2002, a USDA implementou regras afirmando que os alimentos que levasse o selo orgânico deveriam ser cultivados sem pesticidas e criados livres de rações não-orgânicas.

Parece simples, parece bom, parece... Inacabado. Apenas quatro meses depois, em fevereiro de 2003, o Congresso passou uma lei permitindo que o gado orgânico fosse alimentado com comida não-orgânica em qualquer momento em que a comida orgânica alcançasse o dobro do valor do que a comida comum. Enquanto escrevo este livro, a confusão ainda está fluindo. Para as últimas informações, leia o jornal local ou visite www. usdabrazil.org.br/portugues para ver o que é possível descobrir. E então, mergulhe no prato. Talvez.

Listando o conteúdo

A atração a mais na tabela de informações nutricionais está na lista completa de ingredientes, na qual cada ingrediente está listado em ordem de peso no produto, sendo primeiro os mais pesados e os mais leves por último. Além disso, a tabela precisa mostrar a identidade verdadeira de alguns tipos de ingredientes conhecidos por causar reações alérgicas:

- Proteínas vegetais (proteína de milho hidrolisada ao invés da tradicional proteína vegetal hidrolisada).

- Laticínios (produtos que não sejam laticínios, como cremes para o café podem conter a proteína do leite caseinato, que vem do leite).

- FD&C amarelo n.5, o nome da substância química completa em vez de corante.

A nomeação da fonte precisa dos adoçantes (açúcar de milho mono--hidratado em vez de apenas açúcar mono-hidratado) ainda é voluntária, mas como acontece com informações sobre carnes, peixes e aves crus, os fabricantes e lojas podem responder à pressão do consumidor. (Repita o conselho: Dica! Dica!).

Escolhendo os Alimentos com Ajuda da Pirâmide e da Tabela de Informação Nutricional

A pirâmide alimentar ajuda a equilibrar refeições e lanches. Na cozinha, você pode aumentar o valor nutricional ao pensar em pratos individuais como pequenas pirâmides de alimentos. Na hora do lanche, poderá usar a pirâmide alimentar para escolher lanches que são uma parte valiosa da sua dieta do dia a dia.

Por exemplo, ainda que saiba que frutas e vegetais são bons lanches, isso não significa que esteja preso a palitos de cenoura ou a uma maçã. A pirâmide alimentar diz: "frutas e vegetais", não diz frutas cruas e vegetais crus. Sim, uma maçã fresca é ótima, mas uma maçã assada também é (100 calorias), com aroma de canela e decorada com creme azedo light (30 – 45 calorias para duas colheres de sopa). Os palitinhos de cenoura são bons. Assim como os feijões cozidos, sim feijões cozidos (140 calorias e 26 gramas de carboidratos, 7 gramas de proteína, 7 gramas de fibra alimentar e 2 gramas de gordura por uma porção de ½ xícara), considerados vegetais membro de grupo das leguminosas que possui proteína de boa qualidade, próximo da qualidade das carnes.

Quanto à tabela de informações nutricionais, você pode usá-la para comer um bolo e fazê-lo nutritivo ao comparar produtos e escolher as melhores alternativas.

Aqui está um bom exemplo: você tem uma atração irresistível a um bolo de chocolate com sorvete (muita gordura, gordura saturada, colesterol e estonteantes 230 calorias em uma porção de 1/2 xícara). Mas justo quando a sua mão estava abrindo a porta do freezer, pronta para pegar o sorvete, de repente... Com o canto do olho, você consegue ver a tabela de informação nutricional no rótulo de "sem gorduras", mas igualmente irresistível sorbet (sobremesa gelada feita de água adoçada e com sabor de frutas ou chocolate) de chocolate. O rótulo diz: "Sem gorduras, sem gorduras saturadas, sem colesterol e apenas 90 a 130 calorias por porção". Quando colocamos os rótulos lado a lado, preciso perguntar quem é o ganhador?

Uma Palavra Final Sobre Diagramas e Estatísticas

No início deste capítulo, eu o avisei que manter todos os fatos guardados poderia ser difícil. Mas agora acho que você consegue bater tudo em uma regra de ouro nutricional exemplificada pelas pirâmides alimentares e pelas tabelas de informações nutricionais: mantenha tudo sob suas devidas proporções.

Pensando sobre isso, não é uma má filosofia de vida.

Capítulo 18
Como Comer Bem Quando Comer Fora!

- -

Neste Capítulo:

▶ Navegando em um cardápio de restaurante.

▶ Pedindo sem exagerar.

▶ Encontrando favoritos nutritivos nos fast-food.

- -

C omer em restaurantes está na moda. Você não precisa cozinhar e outra pessoa lavar os pratos. O desafio é evitar que o mimo o faça dar a responsabilidade das suas escolhas alimentares a algum chef cujo coração pertence à manteiga. Este capítulo fornece estratégias para dar à sua aventura um bom senso nutricional. Você aprenderá a editar o cardápio de um restaurante com toalhas de mesa brancas (a descrição de um profissional da área sobre um restaurante chique) para equilibrar o prazer gustativo com o bom senso nutricional. E aprenderá a consumir fast-foods de maneira que ele entre em sua dieta saudável. Sem cozinhar, sem pratos e sem culpa. Quem poderia pedir mais?

Interpretando um Cardápio de Restaurante

Os restaurantes são negócios e isso significa que eles respondem à demanda do consumidor. O que os consumidores têm pedido durante anos são comidas incrementadas e porções grandes, o que significa que o conceito de um restaurante sobre uma porção, ou sobre uma alternativa saudável, está seriamente fora do compasso com o que os especialistas de nutrição recomendam. Isso significa que deveríamos parar de comer em restaurantes? Claro que não! Mas isso significa que precisará tomar cuidado quando estiver lendo um cardápio.

Identificando porções

Os restaurantes não fazem amigos ao servir pequenas porções. De fato, as porções pequenas provavelmente arruinaram a *nouvelle cuisine*, a moda de

1980 que colocava uma vagem, três ervilhas, metade do coração de uma alcachofra e um tomate cereja fatiado sobre uma folha de alface e considerava isto um prato de salada.

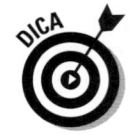

A realidade impõe que as porções dos restaurantes raramente estejam próximas dos tamanhos das porções oficiais criadas pelo Departamento de Agricultura dos Estados Unidos. Para proteger-se contra porções imensas, precisará armazenar versões das porções, da vida real, recomendadas no seu banco de memória. Para fazer isto, use um copo de medida de 250 gramas e uma balança de cozinha para praticar conceitos básicos em casa:

- ✔ Grelhe um filé pequeno ou asse um peito de frango. Use uma balança de cozinha para pesar uma porção de 90 gramas. O filé parece um maço de cartas? O que acha de uma pequena calculadora? Isto é uma porção.

- ✔ Cozinhe arroz. Quando o arroz estiver pronto, encha o copo medidor até a metade. Retire o arroz e faça uma bola. O que preferir. Isto é uma porção.

- ✔ Corte algumas verduras. Encha o copo medidor até a marca de 250 gramas. Coloque os vegetais em um prato para saladas. Isto é uma porção.

- ✔ Abra uma lata de beterraba ou de coquetel de frutas. Encha o copo medidor até a metade. Coloque as beterrabas ou as frutas em um prato. Isto é uma porção.

- ✔ Abra uma lata de refrigerante. Coloque-o em um copo medidor, até a marca de 250 gramas. Coloque em um copo. Adicione gelo. Provavelmente é mais do que teria em um restaurante chique e menos do que teria em um botequim. Sem problemas: Ainda é considerada uma porção certificada da USDA.

Agora que já tem uma ideia do que seria uma porção, você poderá cortar as sobras do prato do restaurante e levar para casa para o almoço, ou para o jantar do dia seguinte. É para isso que servem as sacolas para o cachorrinho. (Agora que tenho o meu primeiro gato, após anos convivendo com adoráveis cães, eu sei por que as pessoas sempre dizem que é para o cachorrinho: os gatos são muito espertos, tudo bem, muito frescos, para comer os restos de comida de alguém).

Peça a prova

Quando o cardápio diz: "Me coma! Sou saudável", peça para experimentar. As pessoas que fabricam e vendem alimentos processados são obrigadas por lei a fornecer tabelas com ingredientes detalhados em seus rótulos. Os restaurantes estão isentos. Eles não precisam dizer exatamente o que está no strogonoff ou na fritura de vegetais. A exceção existe quando o restaurante faz alguma alegação de saúde sobre um prato.

O restaurante pode escrever "pobre em gorduras" ou "saudável para o coração" perto do item do cardápio ou marcar a entrada com um pequeno coração vermelho para dar a entender o mesmo. Quando um restaurante faz isto, a Lei de Educação nutricional e rotulagem diz que o restaurante precisa provar essa alegação. A lei é flexível, ela não requer uma listagem de ingredientes do cardápio, mas ela diz que o restaurante pode obedecer ao tornar um caderno disponível e que realize ao menos uma das seguintes tarefas:

✔ O caderno pode listar o conteúdo nutricional de cada prato rotulado ou mostrar que o prato foi feito de acordo com a receita de uma associação profissional ou grupo dietético, como a *American Heart Association*.

✔ O caderno pode mostrar que os valores nutricionais para o prato são baseados em um guia nutricional confiável, como o volumoso Manual de Agricultura da USDA No. 8, feito de vários volumes, chegando a ter mil páginas de análise nutricional para todos os tipos de comida. Assim como nos novos e melhorados rótulos de embalagens, essa política foi designada para assegurar que qualquer comida que alegue ser saudável, o seja.

Escolhas Sábias de Cardápio

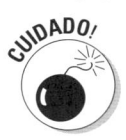

Do ponto de vista nutricional, o jantar no restaurante tem três armadilhas básicas:

✔ As porções são muito grandes.

✔ Os molhos e os acompanhamentos são muito gordurosos.

✔ As refeições possuem muitos pratos.

Não se preocupe. Exercite um pouco de cuidado e precaução e poderá pedir qualquer cardápio, assegurando que o conhecimento de agradar ao paladar não significa jogar fora todo o bom senso nutricional. A seguinte lista de estratégias pode tornar qualquer experiência em restaurantes prazerosa.

Começo simples

Defina o tom nutricional do jantar logo no início, com a sua escolha de aperitivo. Você tem duas alternativas possíveis. A primeira é optar por uma comida gordurosa e densa, como um patê de foie gras (literalmente: pasta de gordura de fígado) e então se soltar em uma onda de calorias, gorduras e colesterol até o final da refeição. Uma segunda alternativa é escolher um saboroso aperitivo sem gorduras, mas com poucas calorias, como uma sopa leve, uma salada com molho de limão ou frutos do mar, como um coquetel de camarões (10 a 30 calorias por camarão) com molho sem gorduras (molho de tomate/molho de rábano). Essa escolha permite a ingestão de mais comidas, mais tarde.

Elevando os aperitivos a entradas

Para porções menores ou para pular acompanhamentos carregados de calorias que caracterizam a maioria das entradas, peça um aperitivo como o prato principal. Um dos meus restaurantes favoritos em Nova York, uma casa mediterrânea especializada em peixes no East 40s, serve um aperitivo consistente de uma grande tigela contendo talvez 30 mexilhões ao vapor, em suas conchas em um molho de tomate fresco com pouco óleo e um pedaço crocante de pão francês para acompanhar. Quando adiciono uma taça de vinho branco seco e mais um pedaço de pão, este aperitivo se torna uma refeição completa, com menos calorias e menos gorduras do que a maioria das entradas no cardápio. E menos cara, também.

Sem gorduras no pão

Não passe manteiga no pão. Não adicione óleo também. Muitos restaurantes chiques e na moda agora servem um prato de azeite de oliva aromatizado no lugar da manteiga. É verdade, o azeite de oliva possui menos gordura saturada do que a manteiga e não possui colesterol, mas a contagem de calorias é a mesma. Todas as gorduras e óleos (manteiga, margarina, óleos vegetais) lhe fornecem 100 calorias em uma colher de sopa. **Nota**: É possível até mesmo ingerir mais calorias no óleo do que em um monte de molho.

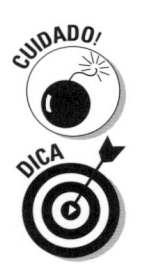

Alerta ao consumidor: Não assuma que o pão seja sem gorduras só porque não passou manteiga nele. Muitos tipos diferentes de pães já são untados. Um exemplo é a foccacia, os quadrados grossos do saboroso pão italiano. Outros exemplos são os popovers e os muffins.

Para testar o conteúdo de gordura do pão, pegue um pedaço ou coloque-o no guardanapo. Se suas mãos estiverem gordurosas ou se o pão deixar uma marca de óleo no guardanapo, então já tem a sua resposta.

Seminus: Vegetais sem molhos

Os vitorianos ferviam os vegetais até que eles se transformassem em um creme pegajoso: sem cor, sem texturas e sem sabor. Então chegou o século XX com a manteiga, o queijo e os molhos cremosos, muitas vezes assados até formar uma crosta marrom. Agora, os cozinheiros espertos de restaurantes confiam em ervas e especiarias, caldos reduzidos sem gorduras (fervidos e engrossados), combinações de saladas fora do comum e tratamentos imaginativos, como purês e espetinhos de vegetais com carne para tornar os vegetais saborosos, mas magros. O resultado? Paraíso da comida e prazer nutricional. Os sabores dos vegetais são realçados e as calorias ficam bem baixas.

Você não precisa se contentar com algo a vapor e chato, e nem mesmo com vegetais tão crus que não possuem nenhum gosto. A diferença entre uma couve-flor crua e uma couve-flor cozida a vapor durante 15 ou 20 minutos e salpicada com endro é tão vasta que pessoas que insistem em comer tudo frio deveriam ser multadas por abuso vegetal.

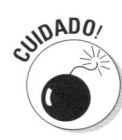

Para amadurecer as recompensas baixas em calorias, evite os pratos com vegetais rotulados como:

- Au beurre (com manteiga)

- Au gratin (com molho de queijo)

- Empanado (ovos, óleo, frito)

- À milanesa (farinha de rosca, óleo, frito)

- Frito

- Hollandaise (molho com manteiga e gemas de ovos)

- Tempura (empanado e frito)

Minimizando o prato principal

Não irei insultá-lo dizendo para evitar comidas fritas. Se estiver lendo este livro, você já sabe que a melhor escolha é algo grelhado ou assado, sem gorduras adicionais, com o suco da carne removido. Mas não consigo evitar uma nota dizendo que é possível diminuir a quantidade de gorduras de qualquer prato principal ao usar garfo e faca para aparar os vestígios de gordura visível nas costelas, na carne ou nas aves.

Outra abordagem é pedir um prato principal com carne sem a parte "principal". Ou seja, significa pedir a carne, peixe ou ave como um aperitivo pequeno e então pedir ao garçom por uma entrada com vegetais. Ou escolher todos os extras pequenos que acompanham o prato com carne, pedindo acompanhamentos vegetais em vez de uma entrada com vegetais.

Peça pequenas cebolinhas fervidas. Ervilhas com menta. Beterrabas e abóbora picadas. Cenouras caramelizadas. Espinafre sautée. Batatinhas no vapor ou assadas com uma crosta de páprica ou cominho. Quanto mais, melhor. O resultado pode não estar livre de gorduras por completo, mas com certeza possui menos calorias, menos gorduras, mais fibras alimentares e uma grande variedade de vitaminas do que uma simples carne ou frango.

Molhos à parte

Jantar em restaurantes é ótimo, portanto trate a si mesmo dentro do bom senso. Você pode comer molho béarnaise (gemas de ovos e manteiga), molho béchamel (manteiga, farinha, creme de leite), molho marrom (caldo de carne, farinha) e molho hollandaise (manteiga, gemas de ovos, suco de limão), desde que consuma dentro de quantidades razoáveis.

Peça ao garçom para trazer o molho à parte, pegue uma colher de sopa e deixe o resto de lado. Quando estiver em um restaurante italiano, a regra geral é evitar molhos com base em azeite de oliva e dar preferência ao molho de tomate. (Se o chef do lugar gosta de engordar o molho de tomate com azeite de oliva, esqueça esta regra). Muitos restaurantes agora preparam seus molhos de tomate de maneira light: bastante tomate, pouco ou nenhum azeite.

Satisfazendo o paladar doce

Após uma pesada refeição, seu corpo geralmente quer algo doce. Diminua as calorias, gorduras e assim por diante ao dividir a sobremesa com o seu companheiro de jantar. Ou escolha café sem açúcar e sem creme: as infusões expresso, grega e turca são as mais satisfatórias. Detesta café? Beba um refrigerante diet.

Descubra o Lado Saudável do Fast-Food

O fast-food pode fornecer boas comidas. Ao escolher com cuidado, poderá desfrutar de hambúrgueres enquanto ainda se encaixa nas recomendações dietéticas diárias para todas as vitaminas e minerais importantes. Um hambúrguer de fast-food em um pão, com uma salada e um milkshake pequeno e light, um copo de leite de 250 mililitros, um refrigerante pequeno ou uma simples água pode não parecer muito nutritivo, mas a versão servida em restaurantes de fast-food pode ser relativamente pobre em gorduras e relativamente rica em nutrientes valiosos.

Escolhas sábias no drive-thru

O maior problema com o fast-food são as porções muito grandes. Mais comida significa mais calorias, e mais você. Há pouco tempo, muitas pessoas entraram com processos legais acusando os restaurantes de fast-food de incitarem uma sobrealimentação o que, por sua vez, criou um sobrepeso. Pelo menos um desses processos foi rejeitado pela corte, mas isto não significa que outro não seja criado logo em seguida. Portanto, a questão do dia é: uma pessoa esperta como você deixa o cérebro na porta quando entra em um restaurante de fast-food ou você possui a inteligência para escolher com sabedoria, não importando aonde você vai para conseguir uma refeição?

Comer com sabedoria é uma habilidade que pode ser exercitada em qualquer local. Por exemplo, a Tabela 18-1 compara os valores nutritivos de três refeições básicas do McDonald's. Todas as três refeições possuem cerca de 30% de suas calorias provenientes de gorduras (ainda que todos os três pratos acumulem cerca de um terço do valor diário percentual para gordura saturada entupidora de artérias). Elas são relativamente baixas em colesterol e fornecem bastante vitamina A, vitamina C e cálcio, o construtor de ossos. E as porções são razoáveis:

- ✔ O hambúrguer é básico, pequeno e sem adicionais.

- ✔ A salada é uma salada César (sem frango) com um pacote de molho vinagrete balsâmico sem gorduras.

- ✔ O parfait é um iogurte com frutas sem granola.

- ✔ O leite é uma embalagem de 250 mililitros com leite semidesnatado.

- ✔ O refrigerante é um copo de 250 mililitros (pequeno).

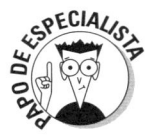

As iniciais VD significam Valor Diário, um guia nutricional sugerindo a quantidade de cada nutriente necessário a cada dia em uma dieta de 2.000 calorias. Para informações completas sobre o VD e como ele é usado em rótulos alimentares, leia o capítulo 17.

Pare! Antes de dar uma mordida nesse hambúrguer, lembre-se de que a seguinte tabela é apenas um guia. Os cardápios e ingredientes podem mudar, portanto, confira o folheto nutricional no seu paraíso dos hambúrgueres local e repita a operação todas às vezes. Nunca se sabe quando algo novo irá surgir no seu prato.

Tabela 18-1:	Refeições de Fast-Food Nutritivas? Sim!		
Nutriente (%Valor diário)	Hambúrguer, salada, leite (490 calorias)	Hambúrguer, salada (520 calorias)	Hambúrguer, salada, refrigerante pequeno (540 calorias)
Calorias da gordura	33%	30%	26%
Gordura saturada	30,5%	34%	29%
Colesterol	16%	15%	13%
Fibra Alimentar	31%	31%	31%
Vitamina A	132%	155%	122%
Vitamina C	60%	67%	56%
Cálcio	65%	45%	35%

Corporação Mcdonald's, 21 de Novembro de 2005.

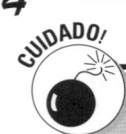

Gordura trans: o fator assustador.

Era uma vez, os restaurantes de fast-food – na verdade a maioria dos restaurantes – fritavam seus alimentos em manteiga, alimento carregado em gorduras saturadas e colesterol que entopem as artérias e aumentam os riscos de doenças cardíacas. Então, ao ser confrontados pela polícia alimentar, os restaurantes mudaram para gorduras vegetais, com menor quantidade de gorduras saturadas e nada de colesterol. Viva? Bem, não exatamente, em vez de usar óleos vegetais saudáveis para o coração, os restaurantes de fast-food algumas vezes usam gordura vegetal sólida, e isso faz uma diferença crucial. A gordura é sólida porque contém óleos vegetais hidrogenados. O capítulo 7 explica a química da hidrogenação (a adição de átomos de hidrogênio às gorduras).

Os óleos vegetais hidrogenados são ricos em ácidos graxos trans, uma forma de gordura que pode entupir as artérias tanto quanto as gorduras saturadas e o colesterol. Com as gorduras trans na mistura, um pedido de fritas pode ter tanta gordura prejudicial às artérias quanto um hambúrguer de 120 gramas. Boooo!

Encontrando os guias de ingredientes no fast-food

Os restaurantes de fast-food agora divulgam informações nutricionais. O Mcdonald's até mesmo coloca seus números nas embalagens das comidas. Se o seu restaurante local não possui folhetos em mãos ou pregados nas paredes, não se intimide: escreva, ligue, clique atrás de uma cópia. Nota: as companhias que não fornecem um endereço de correio, geralmente possuem um e-mail "fale conosco" em seus endereços de Internet.

Arby's (Fechada no Brasil)
Departamento de Negócios do Consumidor
1000 Corporate Dr.
Fort Lauderdale, FL 33334
Telefone: 800-487-2729
Web site `www.arbys.com` (Clique em "Nutrition.")

Burger King Corporation
5505 Blue Lagoon Dr.
Miami, FL 33126
Telefone: 305-378-3535
Web site `www.bk.com` (Clique em "Nutrition.")
No Brasil: `www.burgerking.com.br` (Clique em "Nutrição.")

Dunkin' Donuts (Fechado no Brasil)

Cuidado ao Consumidor
130 Royall St.
Canton, MA 02021
Telefone: 800-859-5339
Web site `www.dunkindonuts.com` (Selecione "Nutrition" em "About Us.')

KFC (Kentucky Fried Chicken) Sem site oficial no Brasil.

P.O. Box 725489
Atlanta, GA 31139
Telefone: 800-225-5532
Web site `www.kfc.com` (Clique em "Nutrition.")
No Brasil o site não possui informação nutricional.

McDonald's

2111 McDonald's Dr.
Oak Brook, IL 60523
Telefone: 877-623-3663
Web site `www.mcdonalds.com` (Selecione o seu país e clique em "Food, nutrition & Fitness" ou "Nutrição").

Pizza Hut

14841 Dallas Pkwy.
Dallas, TX 75254
Telefone: 800-948-8488
Web site `www.pizzahut.com` (Clique em "Nutrition.")
No Brasil o site não possui informação nutricional.

Subway

325 Bic Dr.
Milford, CT 06460
Telefone: 800-888-4848 ou 203-8774281
Web site `www.subway.com` (Clique em "Menu/Nutrition.")
No Brasil, `www.subway.com.br`
(Clique em informações nutricionais)

Wendy's
Departamento de Serviço ao consumidor
4288 W. Dublin-Granville Rd.
Dublin, OH 43017
Telefone: 614-764-3100
Web site `www.wendys.com` (Clique em "Food.")
No Brasil ainda não possui representantes.

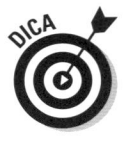

Os dedos estão muito cansados por procurar em sites separados? Leia (em inglês) `www.nutritiondata.com`, passe o mouse pelo lado direito da página e veja a lista de restaurantes de fast-food. Escolha um. Clique. Escolha o prato. Clique e então aparecerá a análise nutricional mais completa conhecida pelo homem. Ou mulher. Viva a NutritionData.com!

Parte IV
Processamento de Alimentos

"Eu substituí o tofu por olho de salamandra em todas as receitas. Agora possui o dobro de proteínas e não encolhe ao redor do calderão".

Nesta Parte...

Alguma vez já se perguntou por que os feijões verdes enlatados não são tão verdes quanto os feijões frescos? Ou por que um ovo translúcido se torna branco quando o cozinhamos? Ou por que as cenouras ficam empapadas quando as descongelamos? Ou por que a comida exposta à radiação parece ficar fresca por mais tempo? Não imagine mais. Basta mexer os olhos para a direita para saber o que acontece quando cozinhamos, congelamos, secamos ou embalamos a vácuo.

Capítulo 19
O Que É Processamento de Alimentos?

Neste Capítulo:

▶ Processando pela preservação

▶ Melhorando o sabor e a nutrição

▶ Falsificação de gorduras e adoçantes

▶ Seguindo o processo do processamento

Diga "comida processada" e a maioria pensará "pastinha de queijo". Eles estão certos, é claro. A pasta de queijo é, de fato, um alimento processado. Mas também são as batatas fritas, o atum enlatado, as ervilhas congeladas, o leite desnatado, o suco de laranja pasteurizado e os ovos mexidos. Em termos gerais, o processamento de alimentos é uma técnica que altera o estado natural dos alimentos: Tudo que seja cozido, congelado, conservado, seco e mais.

Neste capítulo, você poderá ler tudo sobre como cada forma de processamento modifica o alimento de algo vivo (animal ou vegetal) para um componente integral para uma dieta saudável, e ao mesmo tempo:

- ✔ Aumenta o tempo de vida na prateleira.
- ✔ Reduz o risco de doenças devido aos alimentos.
- ✔ Mantém ou aumenta a textura e o sabor dos alimentos.
- ✔ Aumenta o valor nutricional dos alimentos.

Que conjunto de prêmios

A Preservação de Alimentos: Cinco Métodos de Processamento

No que se refere à comida, o termo natural não se traduz necessariamente como "segura" ou "boa para ser comida". A comida estraga naturalmente quando os micróbios que moram na superfície da carne, da cenoura, do pêssego ou qualquer outro alimento se reproduzem até alcançar um nível populacional que oprime a comida.

Algumas vezes, é possível ver, sentir ou cheirar quando isso aconteceu. É possível ver o mofo crescendo no queijo, sentir como a carne ou o frango se tornam escorregadios e cheirar quando o leite fica azedo. O mofo no queijo, a sensação escorregadia na superfície da carne ou do frango e o cheiro do leite são causados por populações gigantescas de micro-organismos. Nem mesmo pense em discutir com eles: jogue a comida no lixo.

Todos os processamentos de alimentos foram projetados para prevenir o que aconteceu com o frango, com o queijo e com o leite. Seu objetivo é preservar a comida e estender seu tempo na prateleira (o período de tempo quando ainda é seguro para ser consumido e nutritivo) ao cortar o laço natural de destruição biológica. (Mas, espere: nem todos os micróbios são vilões. Nós usamos os "bons" para fermentar o leite e transformá-lo em iogurte ou queijo e para produzir vinhos e cervejas).

A redução ou limitação do crescimento de uma população de micróbios naturais nos alimentos não só prolonga a vida, mas também diminui o risco de doenças por contaminação alimentar. A segurança alimentar prolongada é uma consequência da maioria dos processamentos que mantêm os alimentos utilizáveis por mais tempo. Esta seção discute como o processamento de alimentos funciona.

Para tornar tudo simples, aqui está uma lista dos métodos usados para aumentar a vida dos alimentos. Eu explico cada método com mais detalhes no capítulo 20, capítulo 21 ou no capítulo 22.

- Métodos por temperatura
  - Cozinhar
  - Enlatar
  - Refrigerar
  - Congelar
- Controle de ar
  - Enlatar
  - Embalagem a vácuo
- Controle da umidade
  - Desidratação
  - Liofilização (um método que combina outros métodos de controle da temperatura, controle de ar e controle da umidade)
- Métodos químicos
  - Acidificação
  - Inibição do mofo
  - Salgar (sal seco ou salmoura)
- Irradiação
- Processamento em pressão alta

Tentando esclarecer a nomenclatura das comidas

Os indígenas da América Central secavam a carne para produzir o chaqui, conhecido no Brasil como charque, um nome carregado até o norte por exploradores espanhóis que o usavam para descrever as carnes secas dos índios do sudoeste, que mais tarde se tornou o nome em inglês para designar a carne seca: "Jerky".

Controle de temperatura

A exposição de alimentos a um calor forte durante um período de tempo suficiente reduz a população natural de bactérias e mata os micróbios que poderiam deixá-lo doente. Por exemplo, a pasteurização (aquecer o leite ou outros líquidos, como suco de frutas entre 62 e 68 graus Celsius durante 30 minutos) mata praticamente todas as doenças causadoras e a maioria de outras bactérias, assim como a pasteurização em alta temperatura em um curto período de tempo (72 graus Celsius durante 15 segundos).

A refrigeração também protege os alimentos. Ela funciona ao diminuir a taxa de reprodução dos micróbios. Por exemplo:

- O leite refrigerado a 10 graus Celsius, ou menos, pode permanecer fresco por até uma semana já que o frio evita que os organismos que sobreviveram à pasteurização se reproduzam.

- O frango fresco congelado a -20 graus Celsius, ou menos, pode permanecer seguro por até 12 meses (inteiro) ou nove meses (em pedaços).

Removendo a água

Assim como todos os seres vivos, os micróbios dos alimentos precisam de água para sobreviver. Desidrate o alimento e os bichinhos não se reproduzirão, o que significa que o alimento permanecerá comestível por mais tempo. Esta é a lógica por trás das passas, ameixas e do pemmican*, uma mistura de carne, gordura e frutas vermelhas adaptada dos nativos americanos da costa leste e servida aos marinheiros nos séculos 18 e 19. A desidratação (perda de água) ocorre quando o alimento é:

- Exposto ao ar e à luz do sol.

- Aquecido durante várias horas em um forno com temperatura baixa (120 graus Celsius) ou é defumado (o defumadouro age como um forno a uma temperatura baixa).

---

* Bolo / Barra concentrada em proteína e gordura.

Controlando o fluxo de ar

Assim como os micróbios precisam de água, a maioria deles também precisa de ar. A redução do suprimento de ar quase sempre reduz a população bacterial. A exceção são os anaeróbios (micro-organismos que sobrevivem sem ar), como os organismos botulínicos, que prosperam na ausência de ar. Vai entender!

Os alimentos são protegidos do ar por uma embalagem a vácuo. Um vácuo, da palavra latina vacuus significa "vazio", é um espaço sem ar. A embalagem a vácuo é feita geralmente uma bolsa plástica ou um pote de vidro da qual o ar é removido antes que ela seja selada. Quando abrimos uma embalagem a vácuo, escutamos um estalo repentino quando o vácuo é quebrado.

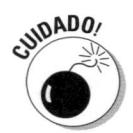

Se não houver um estalo, o selo já estava quebrado, permitindo a entrada de ar, o que significa que os alimentos no interior podem estar estragados ou podem ter sido adulterados. Não faça o teste do paladar: jogue o pacote fora, com comida e tudo.

Guerra química

Cerca de duas dúzias de substâncias químicas são usadas em aditivos alimentares ou preservantes alimentares para prevenir a deterioração. (Se a simples menção de substâncias químicas ou aditivos alimentares lhe dá calafrios, leia o capítulo 22). Aqui estão os conservantes químicos mais comuns:

- ✔ **Acidificantes:** a maioria dos micróbios não sobrevive em lugares muito ácidos, portanto, uma substância química que torne a comida ácida previne a deterioração. O vinho e o vinagre são substâncias químicas acidificantes, assim como o ácido cítrico, o conservante natural das frutas cítricas, e o ácido láctico, o ácido natural presente no iogurte.

- ✔ **Inibição do mofo:** o benzoato de sódio, o propionato de sódio e o propionato de cálcio diminuem, mas não param por completo, o crescimento de mofo nos pães. O benzoato de sódio é usado para prevenir o crescimento de mofo nos queijos, margarina e xaropes.

- ✔ **Matadores de bactérias:** o sal é hidrofílico (hidro = água, fílico = amante). Quando cobrimos carne fresca com sal, o sal retira a água da carne e das células das bactérias que moravam na carne. Pronto: a bactéria morre, a carne seca. E você terá de comer carne-seca.

Irradiação

A irradiação é uma técnica que expõe a comida a feixes de elétrons ou a radiação gama, uma luz de alta energia, mais forte que os raios-x que o médico usa para ter uma fotografia do seu interior. Os raios gama são radiação ionizada, o tipo que mata células vivas. Como resultado, a irradiação prolonga a vida útil dos alimentos ao:

- Matar os micróbios e insetos das plantas (trigo, trigo em pó, especiarias, temperos vegetais secos).

- Evita que as batatas e cebolas produzam novos brotos.

- Diminui a velocidade com a qual algumas frutas amadurecem.

- Mata organismos causadores de doenças, como a Trichinella, Salmonella, E. coli e Listeria (o organismo responsável pela recente epidemia de intoxicação alimentar devido a carnes embaladas e cortes frios).

Em 1998, a *A Food and Drug Administration* (FDA, que já aprovou a irradiação para alimentos de origem vegetal, porcos e aves) colocou seu selo de aprovação em produtos de carne vermelha fresca irradiada como uma maneira de realçar, mas não substituir, o manuseio e armazenamento seguro da carne na planta de processamento, no supermercado e sua cozinha. Já em 2005, também surgiram padrões para a irradiação de frutos do mar frescos e congelados. E não, alimentos irradiados não tornam a comida radioativa. Mas você já sabia disso, certo?

Tornando a Comida Melhor para Você

Alguns processamentos de alimentos realmente fazem a comida ter um sabor melhor, um filé bem grelhado ganha de um filé cru todas às vezes. O processamento também permite experimentar uma grande variedade de alimentos sazonais (na maioria, frutas e vegetais) durante todo o ano, o que permite que os agricultores melhorem o estado nutricional de muitos alimentos básicos, como grãos e leite, ao enriquecê-los ou alterá-los para atenderem as necessidades dos consumidores modernos.

Intensificando o sabor e o aroma

Uma vantagem do processamento de alimentos é que ele permite aproveitar algo nunca visto na natureza, como a popular e criticada, pasta de queijo. Um benefício mais mundano do processamento de alimentos é que ele intensifica o aroma e o sabor, quase sempre para melhor. Aqui está como:

✔ **A secagem concentra o sabor.** Uma ameixa possui um sabor adocicado diferente, opulento e mais intenso do que uma ameixa fresca. Por outro lado, os alimentos secos podem ser duros e difíceis de engolir, pense na carne seca.

✔ **O aquecimento aumenta o aroma ao agilizar o movimento das moléculas de aroma.** De fato, a primeira dica de jantar geralmente é o aroma que vem dos alimentos cozidos. A refrigeração possui o efeito contrário: Ela diminui o movimento das moléculas. Para sentir a diferença, cheire um prato de carne fria e outro com uma carne assada vinda direto do forno. Ou cheire dois copos de vodka, um quente e outro gelado. Um não possui aroma, já o outro possui a atração olfativa de gasolina pura. Adivinhe qual é qual. Ou poderá desistir da adivinhação e experimentar você mesmo. Nada como uma experiência!

✔ **Aquecer os alimentos intensifica os sabores.** Este desenvolvimento algumas vezes é benéfico (carne assada morna é de certa forma mais saborosa do que carne assada fria), algumas, não o é (o leite morno não é tão popular quanto a versão gelada).

✔ **Mudar a temperatura também muda a textura.** O aquecimento amacia alguns alimentos (abobrinha é um bom exemplo) e solidifica outros (pense nos ovos). A refrigeração mantém as gorduras do patê firmes, para que ele não derreta formando uma poça, no prato. O mesmo vale para a gelatina que mantém o formato do molde.

Adicionando nutrientes

A adição de vitaminas e minerais a alimentos básicos ajudou a eliminar doenças por deficiências nutricionais comuns. A prática é tão comum que você pode ter como garantido o seguinte:[*]

✔ Os pães, cereais e grãos são adicionados com vitaminas do complexo B para substituir as vitaminas perdidas quando os grãos integrais perdem a capa rica em nutrientes para fazer a farinha branca, ou o arroz branco, ou o cereal sem gérmen. Ao fazer isto estamos reduzindo o risco de doenças por deficiência de vitamina B, como beri béri e pelagra.

✔ Aos pães, cereais e grãos também são adicionados ferro para substituir o que foi perdido na moagem, para facilitar às mulheres atingir o RDA (Recommended Dietary Allowance) deste importante mineral.

✔ Todo o leite vendido nos Estados Unidos possui vitamina D adicionada para reduzir o risco de doenças por deficiência de vitamina D, como o raquitismo (entre crianças) e osteomalacia (entre adultos).

✔ As proteínas do leite livres de gorduras quando adicionadas ao leite desnatado, do qual todas as gorduras foram retiradas, torna o líquido mais cremoso e com mais cálcio, mas com menos gorduras e colesterol do que o leite integral.

---

[*] No Brasil, as farinhas de trigo e milho recebem a adição de ferro e ácido fólico. Consequentemente, os produtos originados destas (pães, macarrão, bolos...) também apresentaram benefícios da adição destes nutrientes.

Combinando os benefícios

Ao adicionar os genes de um alimento, como o milho, em outro alimento, como o tomate, pode tornar o sabor do segundo alimento melhor e fazê-lo ficar fresco por mais tempo. Pode apostar que este tema é quente, portanto, para mais informações sobre a engenharia genética presente na mesa, leia o capítulo 22.

Falsificando: Alimentos Alternativos

Em adição à seus muitos outros benefícios, o processamento de alimentos oferece a você alguns falsos substitutos para a gordura e adoçantes, mas muito apreciados. Na verdade, essa pode ser a ponta do iceberg, por assim dizer. Dois anos atrás, os britânicos lançaram o Quorn, alimento feito de fungos (isso mesmo, fungos), para um público norte-americano que não desconfiava de nada. O quorn parece ter escorregado de volta para o mundo dos mortos nutricional, mas como o processamento se torna mais aventureiro, quem sabe que pratos maravilhosos e estranhos se encontram mais além da entrada para o mundo da fantasia nutricional? Dum-de-dum-dum ...

Alimentos alternativos nº. 1: Gorduras falsas

A gordura carrega sabores desejáveis e torna as comidas mais "ricas". Mas ela também é rica em calorias e algumas gorduras (como o tipo saturado descrito no capítulo 7) que podem entupir as artérias. Uma maneira para lidar com esse problema é eliminar a gordura dos alimentos, como no leite desnatado. Outra maneira é se dirigir ao laboratório de alimentos e criar um substituto com nenhuma ou com poucas calorias e não obstrutivo, como o Olestra/Olean ou o Simplesse.

Olestra/Olean

O Olestra/Olean é um composto sem calorias feito de açúcar e óleos vegetais. O Olestra é indigesto, o que significa que ele não adiciona nutrientes aos alimentos, como gorduras ou colesterol. Infelizmente, enquanto avança pelo trato intestinal, é provável que ele pegue e retire alguns nutrientes solúveis em gorduras, como a vitamina A, a vitamina D e a vitamina E. Além disso, o consumo excessivo de alimentos feitos com Olestra pode causar diarreia.

Em 1996, a FDA aprovou o uso de Olestra em salgadinhos, como os chips de batatas. Naquela época, a embalagem pedida pela agência afirmava que Olestra poderia causar cólicas abdominais e produzir diarreia. Na primavera de 1998, um comitê de assessoria alimentar membro da FDA reafirmou a decisão original da agência de que e Olestra seria seguro para o uso em salgadinhos. O comitê concluiu que os efeitos gastrointestinais da alternativa à gordura e seus efeitos sobre a habilidade para absorver vitaminas solúveis em gorduras não era significativo para afetar a saúde pública. Em Agosto de

2003, a FDA, após uma revisão científica de vários estudos conduzidos após a venda de alimentos com Olestra, concluiu que a afirmação não era mais necessária.

Mas há sempre algo em um ingrediente alimentar muito ruim que possui algumas virtudes redentoras. Em 2004, os pesquisadores da *University of Cincinnati* e da *University of Western Australia* trataram um paciente com cloracne (uma condição da pele causada pela exposição à substância química tóxica dioxina) com um regime de chips de batatas feitos com Olestra. O resultado? A pele do paciente ficou limpa e o nível de dioxinas no corpo diminuíram. In-crí-vel!

Para mais informações sobre as atividades da *FDA Center For Food Safety and Applied Nutrition*, que conduziu os testes analisando o Olestra, visite o site (em inglês): `vm.cfsan.fda.gov`.

Simplesse

O simplesse é um substituto da gordura com poucas calorias usado em alimentos processados. Ele é feito ao aquecer e misturar proteínas das claras de ovos e/ou leite em pequenas bolas que tem o sabor parecido ao da gordura. Simplesse possui uma ou duas calorias por grama contra as 9 calorias por grama das gorduras ou óleos de verdade. O Simplesse não é recomendado para crianças pequenas, pois elas precisam dos ácidos graxos essenciais encontrados em gorduras de verdade, e o uso pode ser problemático para pessoas que sejam:

- ✔ Sensíveis ao leite (a embalagem em um alimento com Simplesse deve levar a palavra "leite").

- ✔ Sensível a ovos.

- ✔ Que estejam em dietas com poucas proteínas (por exemplo, pacientes com doenças renais).

Alimentos alternativos nº2: Substitutos do açúcar

Aqui está um fato científico. A maioria dos adoçantes foi descoberta por acidente em laboratórios onde os pesquisadores tocavam um papel, ou um lápis, e então colocavam os dedos na boca para descobrir que: "Eureca! É doce". Como Harold Mcgee escreveu na primeira edição do seu maravilhoso "*On Food and Cooking*" (em inglês pela Collier Books, 1988): "Estas histórias nos fazem imaginar sobre os padrões de higiene nos laboratórios".

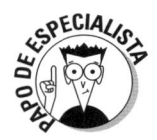

Já que os adoçantes não são absorvidos pelo corpo e não fornecem nutrientes, os cientistas os chamam por um nome adequado: adoçantes não-nutritivos. Os mais conhecidos (listados aqui por ordem de descoberta e/ou aprovação da FDA) são:

- **Sacarina (Sweet'n Low):** Este adoçante sintético foi descoberto por acidente (a síndrome dos dedos na boca) na Johns Hopkins em 1879. A proibição da sacarina foi proposta em 1977, após ela ser ligada a cânceres da vesícula em ratos. No entanto, ela ainda está no mercado e os diabéticos que usaram sacarina durante anos não mostram níveis excessivos de câncer da vesícula. Além disso, um rótulo com um aviso ainda assim pode aparecer em produtos adoçados com sacarina, indicando que ela é um cancerígeno suave a roedores. Em Dezembro de 1998, o comitê executivo do Programa Nacional de Toxicologia (NTP) recomendou que a sacarina saísse da lista de suspeitos cancerígenos a humanos, mas este passo ainda não foi dado. **Nota**: a maioria pensa que a sacarina é muito doce, mas se comer um brócolis, é provável que pense que a sacarina é amarga. Leia o capítulo 15 para saber o porquê.

- **Ciclamatos:** Eles surgiram (no dedo de alguém, é claro) em 1937, na Universidade de Illinois. Eles estavam ligados a cânceres em animais e laboratórios e foram banidos nos Estados Unidos (1969), mas não no Canadá e em muitos outros países. Nunca houve nenhuma evidência de efeitos nocivos em seres humanos atribuídos aos ciclamatos, que estão disponíveis para o uso como um adoçante de mesa no Canadá. Nos Estados Unidos, o FDA ainda está reconsiderando a sua proibição.

- **Aspartame (Equal, NutraSweet):** Outra descoberta por acidente (1965), o aspartame é uma combinação de dois aminoácidos, o ácido aspártico e a fenilalanina. O problema do aspartame é que durante a digestão, ele se quebra e se transforma em seus ingredientes constituintes. O mesmo acontece quando o aspartame é exposto ao calor. Isto é um problema para aqueles nascidos com fenilcetonúria (PKU), um defeito metabólico caracterizado pela falta da enzima necessária para digerir a fenilalanina. O excesso de aminoácidos pode se acumular no cérebro e no tecido nervoso, levando ao retardo mental em crianças pequenas.

- **Sucralose (Splenda):** A sucralose foi descoberta em 1976 e é um adoçante não-calórico feito do açúcar. Mas o seu corpo não reconhece que existem carboidratos ou açúcares e a manda para o trato intestinal sem modificá-la. Mais de cem estudos científicos conduzidos durante um período de 20 anos comprovaram sua segurança e o FDA aprovou o seu uso em uma variedade de alimentos, incluindo alimentos assados, doces, produtos substitutos de laticínios e sobremesas congeladas.

- **Acessulfame-K (Sunett):** A letra K é o símbolo químico para potássio e este adoçante artificial, com uma estrutura química parecida à da sacarina, é encontrado em alimentos assados, chicletes e outros produtos alimentícios. Em 1998, o FDA aprovou o seu uso em refrigerantes, cujo tempo de vida parece prolongar.

- **Neotame:** Este adoçante solúvel em água é derivado de aminoácidos (os blocos construtores da proteína, o nutriente que estrela o capítulo 6). Em 2002, o FDA aprovou o Neotame para seu uso como um adoçante de mesa (o que você coloca no café), assim como seu uso em geleias e compotas, caldas, pudins, gel, frutas, sucos de frutas e em bebidas não-alcoólicas. Até então, mais de 113 estudos em animais e em seres humanos não mostraram nenhum efeito adverso.

✓ **Tagatose (Naturlose, Shugr):** um pó branco feito de lactose, o açúcar do leite. Em 2003, o FDA aprovou o uso da tagatose em cereais, refrigerantes, sobremesas congeladas, doces, chicletes e coberturas de bolos. Mesmo que a tagatose possa causar irritações gástricas (gases e diarreia), ela pode servir como uma ajuda para a digestão.

A Tabela 19-1 compara o conteúdo calórico e o poder adoçante do açúcar e dos adoçantes. Para a comparação, o açúcar possui 4 calorias por grama.

Tabela 19-1:	Comparando os Adoçantes Com o Açúcar	
Adoçante	**Calorias por grama**	**Doçura relativa com o açúcar ***
Açúcar	4	
Sacarina	0	200 – 700 vezes mais doce que o açúcar
Ciclamatos	0	30 – 60 vezes mais doce que o açúcar
Aspartame	4**	160 – 200 vezes mais doce que o açúcar
Sucralose	0	600 vezes mais doce que o açúcar
Acessulfame-k	0	150 – 200 vezes mais doce que o açúcar
Tagatose	1,5**	Similar ao açúcar
Neotame	0	7.000 – 13.000 vezes mais doce que o açúcar

* O intervalo de doçura reflete estimativas de várias fontes.

** O aspartame tem 4 calorias por grama e tagatose 1.5, mas você precisa de tão pouco para obter um sabor doce que pode contar com o conteúdo calórico como 0.

Última Palavra: Siga o Pássaro

Você pode somar a essência do processamento de alimentos ao seguir a trilha de uma galinha, da fazenda até a sua mesa. (Os vegetarianos podem pular esta seção).

A primeira luta do frango contra o processamento acontece logo após a sua morte. Eles são depenados e enviados para o processador de alimentos ou para o supermercado, embalado em gelo para diminuir a decomposição natural das bactérias. Na fábrica de alimentos o frango pode ser fervido e enlatado por inteiro, ou fervido e cortado em pedaços e enlatado em porções pequenas, como atum, ou fervido em um caldo de frango para ser enlatado ou desidratado em cubos de caldo, ou cozinhado com verduras e enlatado como frango a la king, ou frito e congelado em pedaços inteiros, ou assado, fatiado, e congelado em jantar de frango, ou... você entendeu (se não tiver entendido, veja a Figura 19-1).

Quando compramos um frango fresco (cru) em vez de um cozido, você realiza rituais parecidos no próprio frango. Primeiro, o frango vai para a geladeira ou freezer, então para o forno para cozinhar, uma segurança de que não fiquem bactérias contaminando a mesa do jantar, ou você, e então ele volta para a geladeira com os restos. No final, o frango foi processado. E você o comeu. Este é o objetivo desta história.

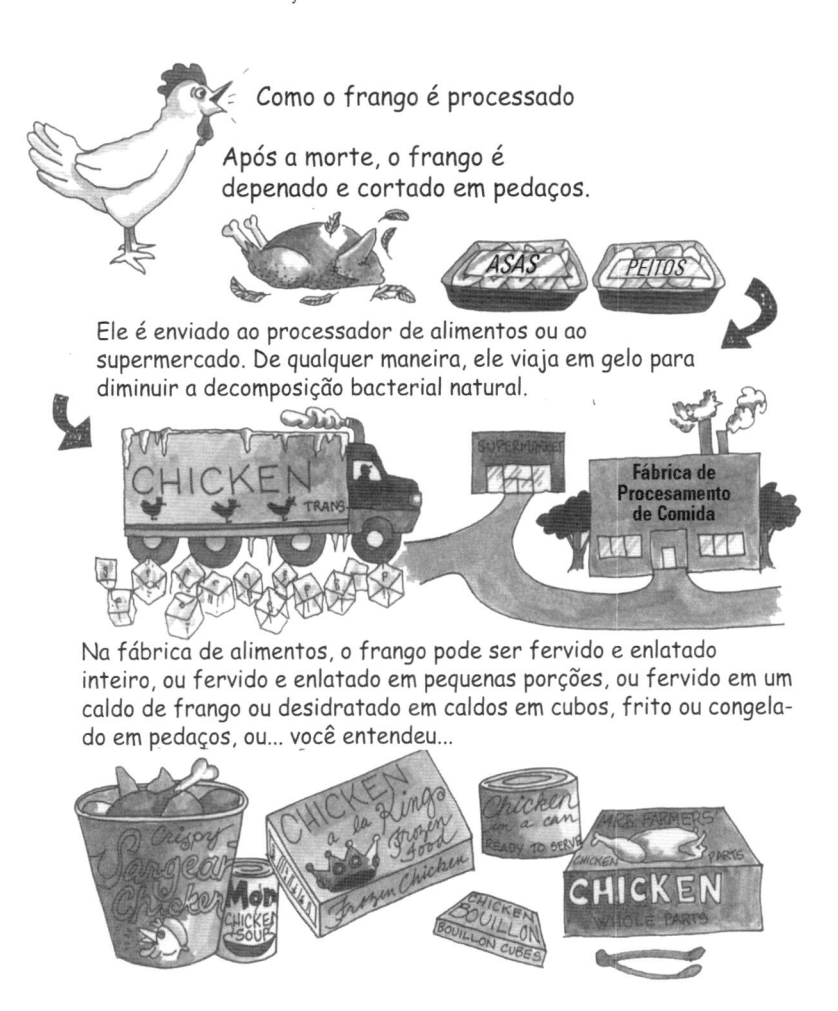

Figura 19-1:
Da fazenda até a sua mesa: o processamento do frango.

Capítulo 20
Cozinha e Nutrição

Neste Capítulo:

▶ Descobrindo maneiras diferentes de cozinhar os alimentos

▶ Mudando os alimentos através da cocção

▶ Escolhendo as plantas perfeitas

▶ Preservando os nutrientes dos alimentos cozidos

Pode apostar que o primeiro jantar cozido foi um acidente envolvendo algum pobre animal passeando e um relâmpago que – zap! – grelhou o animal até deixá-lo ao ponto. Então, um homem das cavernas atraído pelo aroma fez a primeira avaliação de um restaurante: "Hummm".

Após aquela vez, o que faltava era apenas um passo, um pulo, em um sentido antropológico, até os fogões a gás, grelhas elétricas e fornos micro-ondas. Este capítulo explica como essas tecnologias úteis afetam a segurança, o valor nutricional, a aparência, o sabor e o aroma dos alimentos que você come.

Para mais, muito mais detalhes sobre o quê e como cozinhar, leia *Cozinha Básica Para Leigos*, tradução da 3ª edição (lançado pela Alta Books e escrito por Bryan Miller, Marie Rama, Eve Adamson e Wolfgang Puck), uma compilação apurada, com instruções fáceis de serem seguidas sempre presentes em livros grandes com capa amarela e preta.

O Que Está Cozinhando?

Desde que o homem descobriu o fogo e como controlar o cozimento, em vez de ter de esperar por um relâmpago repentino, a raça humana confiou em três maneiras simples para o aquecimento dos alimentos:

✔ **Uma chama de fogo:** basta segurar o alimento sobre o fogo, ou debaixo dele, ou colocar uma grelha em cima do fogo. A bobina de aquecimento elétrico é uma variação do século XX da chama de fogo.

✔ **Ar quente:** se coloca a comida em uma caixa fechada (um forno) e o ar do interior do forno é aquecido para criar um calor seco com altas temperaturas.

✔ **Líquido quente:** se submerge o alimento em um líquido quente ou se suspende o alimento sobre o líquido para que ele cozinhe no vapor liberado na superfície.

Cozinhar os alimentos envoltos, como no papel alumínio, combina dois métodos: Fogo aberto (a grelha) e ar quente (o forno) e o vapor dos próprios sucos dos alimentos (líquido quente).

Aqui estão os métodos básicos usados para cozinhar alimentos com calor gerado por fogo ou bobina elétrica:

Chama Aberta	*Ar Quente*	*Líquido Quente*
Grelhar	Assar	Ferver
Torrar		Fritar
		Poché
		Ao vapor
		Ensopado
		Cozinhar lentamente

Cozinhando com ondas eletromagnéticas

Os fornos a gás ou elétricos geram energia termal (calor) que aquece e cozinha os alimentos. Um forno micro-ondas gera energia eletromagnética (micro-ondas) produzida por um dispositivo chamado de magnetron (Figura 20-1).

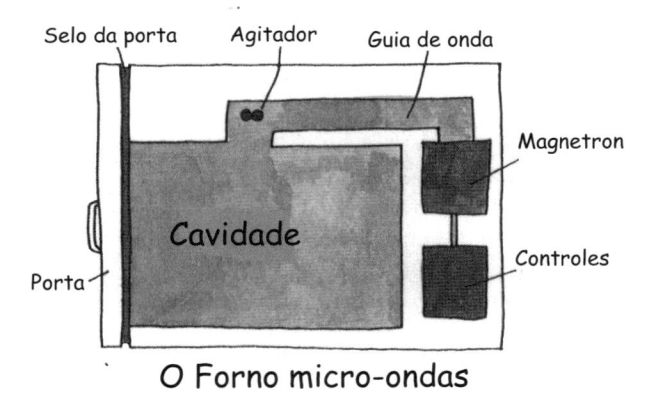

O Forno micro-ondas

Figura 20-1:
O forno micro-ondas típico.

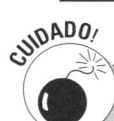

Qual é a temperatura da água fervente?

A água é uma molécula ($H2O$) composta de três átomos: dois átomos de hidrogênio e um átomo de oxigênio. Quando a água é exposta a uma energia (calor), algumas das moléculas da água vaporizam-se (ou se separam dos seus componentes gasosos). Esses vapores se juntam em minúsculos bolsões no fundo de uma vasilha (panela), na qual a água está contida. O aquecimento contínuo energiza os vapores e eles começam a empurrar, contra a água.

Para romper através da superfície da água, os vapores precisam adquirir energia suficiente para igualar a força (pressão) da atmosfera (ar), empurrando a água para baixo. A temperatura na qual isso acontece é chamada de ponto de ebulição.

Ao nível do mar (elevação: 0 metros), a atmosfera é mais pesada (possui mais oxigênio) do que em elevações mais altas. É por isso que respiramos com facilidade em Miami, Flórida (elevação: 3 metros) do que no topo da montanha Mckinley, no Alasca (elevação: 6.200 metros).

O ar mais pesado do nível do mar exerce maior pressão contra a superfície da água da panela, portanto, para que a água borbulhe é necessária mais energia (mais calor).

No nível do mar, o ponto de ebulição da água é de 100 graus Celsius. Como regra geral, o ponto de ebulição da água diminui 0,56 graus Celsius para cada aumento de 152 metros na altitude acima do nível do mar. Em outras palavras, a uma altitude 152 metros acima do nível do mar, o ponto de ebulição da água é de 99,4 graus Celsius, a 304 metros de altura seria 98,9 graus Celsius.

A seguinte tabela mostra os pontos de ebulição aproximados para a água em cidades norte-americanas específicas, em específicas altitudes.

Altitude	Lugar	Ponto de ebulição Celsius
Nível do mar	Atlantic City	100
152 metros	Austin	99,4
1.520 metros	Denver	94,4
1.828 metros	Cheyenne	93,3
2.133 metros	Santa Fe	92,2

The World Almanac and Book of Facts 1994 (Mahwah, NJ: World Almanac, 1993)

Nota: A velocidade da ebulição da água não afeta a temperatura, uma ebulição lenta (poucas bolhas) é tão quente quanto uma ebulição rápida (muitas bolhas).

As micro-ondas transmitem energia que agitam as moléculas de água dos alimentos. As moléculas de água pulam como crianças hiperativas, produzindo fricção, o que por sua vez produz o calor que cozinha a comida. O prato que contém a comida dentro do forno de micro-ondas geralmente se mantém frio, pois possui menos moléculas de água.

Evaporando os contaminadores

Muitos micro-organismos naturais dos alimentos são inofensivos ou até mesmo benéficos. Por exemplo:

- *Os lactobacilos* (lacto = leite, bacilos = bactéria em forma de bastão) são usados para digerir os açúcares do leite e para transformar o leite em iogurte.

- *Os fungos não-tóxicos* transformam o leite em queijo gorgonzola ou roquefort. As faixas azuis do queijo são fungos seguros e comestíveis.

Alguns organismos, no entanto, carregam o risco da intoxicação gastrintestinal. Por exemplo:

- *O Clostridium botulinum* (c. botulinum) um organismo prejudicial que prolifera na ausência de ar (como em alimentos enlatados e sem acidez), produz a toxina potencialmente fatal que causa o botulismo.

- *O Campylobacter jejuni* (c. jejuni) que floresce nas aves e carnes cruas e no leite não pasteurizado, foi ligado à Síndrome Guillain-Barré, uma doença paralítica que, algumas vezes, se segue a um resfriado.

Está surpreso em descobrir que, a cada ano, vários milhões de norte-americanos sofrem de diarreia e outros sintomas mais sérios de intoxicação alimentar após ingerir alimentos contaminados com tal organismo? Dê uma olhada em algumas das incidências de intoxicação alimentar nos Estados Unidos:

- Em 2003 apenas, a USDA estimou que 1.341.813 casos de intoxicação alimentar eram devido à Salmonella.

- Desde 1995, a *Food and Drug Administration* já rastreou ao menos 19 acidentes, 409 casos de doenças relatadas e duas mortes ligadas à alface fresca e outras verduras frescas contaminadas por organismos causadores de doenças que foram transmitidos pela exposição a esgotos e resíduos animais.

- No inverno de 1998-1999, foi constatado que os norte-americanos estavam sofrendo doenças e mortes causadas pelo consumo de carnes embaladas contaminadas com Listeria monocytogenes.

  O incidente foi problemático já que os produtos contaminados (carnes embaladas) foram feitos para serem servidos frios. A única maneira de reduzir o risco seria aquecer os cortes de carne frios, exceto com as salsichas, que precisam ser fervidas ou grelhadas (nunca cozinhadas no forno micro-ondas) para alcançar uma temperatura interna segura de 74 graus Celsius.

  Nota: Durante a gravidez, o feto cuja mãe tenha consumido alimentos contaminados com Listeria pode sofrer danos ou, em casos extremos, pode morrer.

- Crianças e adultos morreram neste país ao consumir carnes mal passadas contendo Escherichia coli 0157:h7 (algumas vezes chamada de patogenicidade E.coli).

Convertendo Fahrenheit e Celsius

Psst! Aqui está como converter as temperaturas de Fahrenheit (F) para Celsius (C) e de volta:

1. Graus em Celsius = $\dfrac{(graus\ F - 32)}{9}$ x 5

   Por exemplo, para converter o ponto de ebulição da água em Fahrenheit (212 graus) para o ponto de ebulição da água em Celsius (100 graus C):

   $$\dfrac{(212 - 32) \times 5}{9} = 100$$

2. Graus em Fahrenheit = $\dfrac{(graus\ C) \times 9}{5} + 32$

   Por exemplo, para converter o ponto de ebulição da água em Celsius (100 graus C) para o ponto de ebulição da água em Fahrenheit (212 graus F):

   $$\dfrac{(100 \times 9)}{5} + 32 = 212$$

Ainda que apenas o aquecimento de alimentos a temperaturas mostradas na Tabela 20-2 não seja uma proteção garantida contra doenças alimentares, o cozimento dos alimentos por completo e a manutenção deles quentes (ou o fato de esfriá-los com rapidez) faz com que muitos organismos perigosos sejam destruídos após o cozimento, ou ainda, a taxa sob a qual eles se reproduzem é diminuída reduzindo o risco. A Tabela 20-2 lista alguns patógenos comuns (organismos causadores de doenças) ligados a doenças alimentares e os alimentos que os abrigam. A Tabela 20-2 mostra as temperaturas de cozimento recomendadas e seguras para vários alimentos. Use um termômetro culinário para assegurar-se de haver alcançado as temperaturas recomendadas. Como alguns fatores parecem ser mais complicados do que o são, leia as instruções que vem com o termômetro para garantir que esteja fazendo tudo certo. Certo?

Duas horas – e está fora!

Os micro-organismos prosperam em alimentos a temperaturas entre 4 e 60 graus Celsius (a temperatura de cozimento que anula muitos, mas nem todos, os vilões).

Para uma segurança máxima, siga a Regra das Duas Horas da USDA/FDA: Após cozinhar o alimento a uma temperatura apropriada, nunca permita que ele repouse em temperaturas entre 4 graus e 60 graus Celsius por mais de duas horas.

Mais perguntas sobre a segurança dos alimentos? Ligue ou clique:

- USDA Meat and Poultry Hotline Phone 800-535-4555 E-mail: mphotline.fsis@usda.gov
- FDA Seafood Hotlilne Phone 800-332-4010
- Food Safety and Information Service web site: www.fsis.usda.gov
- Food Safety Network at the University of Guelph (Canada) Phone 866-503-7638 Web site www.foodsafetynetwork.ca/en/
- ANVISA central de atendimento 0800-6429782, web site: www.anvisa.gov.br

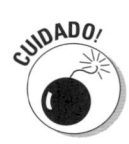

Ainda que os patógenos (organismos causadores de doenças) dos alimentos também sejam vilões – todos que comem alimentos que os carregam parecem adoecer – eles são mais perigosos para os muito jovens, os muito velhos e aqueles cujo o sistema imunológico tenham sido enfraquecidos por uma doença, ou por uma medicação.

Tabela 20-1:	Organismos Causadores de Doenças nos Alimentos
O Bicho	**Onde Encontrá-lo**
Campylobacter jejuni	Carnes e aves cruas, leite não-pasteurizado
Clostridium botulinum	Alimentos enlatados mal processados ou peixe defumado embalado a vácuo.
Clostridium perfringens	Alimentos feitos com aves ou carnes
E. coli	Carne vermelha crua
Listeria monocytogenes	Carne vermelha e frutos do mar crus, leite cru e alguns tipos de queijos
Bactérias de Salmonella	Aves, carnes, ovos, alimentos secos, laticínios
Staphylococcus aureus	Cremes, saladas (ou seja, salada de ovos, de frango e de atum)

Tabela 20-2:	Qual Temperatura é Segura?
Este Alimento...	**É Feito (Seguro para o Consumo) Quando a Temperatura de Cozimento Interno é de...**
Ovos e Pratos com Ovos	
Ovos	Cozido até que a gema e a clara estejam firmes
Pratos com ovos	71 C
Carne Moída e Misturas de carnes*	
Peru, frango	74 C
Vitela, carne vermelha, cordeiro, porco	74 C
Carne Vermelha Crua*	
Mal passada	63 C
Ao ponto	71 C
Bem passada	76 C
Porco Fresco	
Ao ponto	71 C
Bem passado	76 C

Este alimento...	É Feito (seguro para o consumo) Quando a Temperatura de Cozimento Interno é de...
Aves	
Frango inteiro	82 C
Peru inteiro	82 C
Peito de aves assado	76 C
Coxas de aves, asas	Cozinhar até que os sucos fiquem transparentes
Recheio (cozinhado na ave)	74 C no termômetro inserido no centro do recheio**
Pato e ganso	82 C
Presunto	
Fresco (cru)	71 C
Pré-cozido (reaquecido)	60 C

* O hambúrguer mal passado é uma grande fonte do organismo potencialmente fatal E. coli 0157:H7. Para que o alimento seja seguro, a temperatura interna da carne deve chegar aos 74 graus Celsius.

** Após o cozimento da ave, o recheio deve ser removido imediatamente e armazenado em separado, na geladeira.

USDA Food Safety and Inspection Service: "A Quick Consumer Guide to Safe Food Handling". Home and Garden Bulletin, No. 248 (Agosto de 2005).

Fazendo a Diferença: Como o Cozimento Afeta os Alimentos

Ao cozinhar a comida mudamos o olfato, aparência, gosto e cheiro. De fato, a apetitosa textura da comida, sua cor opulenta, seu sabor intenso e o delicioso aroma são todos produtos, sim, isso mesmo: do cozimento.

Cozinhe até ficar macio: Mudando as texturas

A exposição ao calor altera as estruturas das proteínas, das gorduras e dos carboidratos, mudando a textura dos alimentos (a maneira como as partículas de alimento são ligadas, para que a comida seja macia ou dura). Em outras palavras, o cozimento pode amolecer cenouras crocantes e transformar um filé em uma sola de sapato.

Proteínas

As proteínas são feitas de moléculas muito compridas que algumas vezes se dobram em estruturas parecidas com o acordeão (veja o capítulo 6 para mais detalhes sobre as proteínas). Ainda que o aquecimento dos alimentos não diminua o seu valor nutricional, ele:

- ✔ Quebra as moléculas de proteína em fragmentos menores.

- ✔ Faz com que as moléculas de proteína se desdobrem e formem novas ligações com outras moléculas de proteína.

- ✔ Junta as proteínas.

Precisa de um exemplo? Considere o ovo. Quando cozinhamos um, as longas moléculas de proteína presentes nas claras se desdobram, formando novas ligações com outras moléculas de proteína e se conectando a uma rede que endurece para expulsar a umidade, assim, as claras de ovos endurecem e se tornam opacas. A mesma reação de desdobramento e expulsão transforma as carnes das aves em algo firme e branco e faz a gelatina endurecer. Quanto mais aquecer as proteínas, mais forte a ligação se torna, e mais dura ou mais sólida a comida se tornará.

Para ver isso funcionando, quebre dois ovos: um batido e cozido sozinho e um batido com leite e então cozido. A adição de um líquido (leite) dificulta a retirada de umidade pela rede de proteínas. Portanto, o ovo com o leite cozido é mais macio do que o ovo simples.

Gorduras

O calor derrete a gordura, que pode escorrer dos alimentos, diminuindo a soma calórica. Além disso, o cozimento quebra os tecidos conjuntivos – o quadro de apoio do corpo, que inclui um pouco de tecido adiposo (gorduroso) – tornando os alimentos mais macios e flexíveis. É possível perceber isso com clareza ao cozinhar peixes. O peixe se quebra em flocos quando está pronto porque seu tecido conjuntivo foi destruído.

Quando a carne e as aves são armazenadas após o cozimento, suas gorduras continuam a mudar, dessa vez recolhendo o oxigênio do ar. As gorduras oxidadas possuem um gosto um pouco mais rançoso, mais conhecido como sabor de reaquecido. É possível diminuir, mas não prevenir, esta reação ao cozinhar e armazenar carnes, peixes e aves sob um manto de alimentos ricos em antioxidantes, substâncias químicas que previnem outras substâncias químicas de reagirem com o oxigênio. A vitamina C é um antioxidante natural, portanto, molhos e marinadas feitas com tomates, frutas cítricas, tortas de cerejas ou blueberries diminuem a oxidação natural das gorduras em alimentos cozidos ou armazenados.

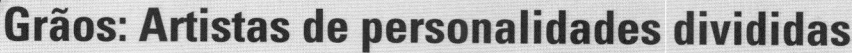

Grãos: Artistas de personalidades divididas

Durante o cozimento, os grãos, como o milho, têm personalidades divididas: metade proteína, metade carboidratos complexos. Quando fervemos uma espiga de milho, a dança da quebra, do desdobramento e das ligações (as moléculas quebram suas ligações, as proteínas se desdobram e as moléculas formam novas ligações). Ao mesmo tempo, os grânulos de amido do carboidrato começam a absorver a umidade e a amaciar.

O truque para preparar um milho perfeito é controlar esse processo, removendo o milho da água quando os grânulos de amido tiverem absorvido umidade suficiente para amaciar o núcleo, mas antes que a rede de proteínas tenha se firmado.

É por isso que os livros de receitas recomendam um curto espaço de tempo na panela. Mas, se for uma pessoa que goste do milho duro, deixe-o ferver durante 15 minutos, 30 minutos, julgue por si mesmo.

Carboidratos

O cozimento possui diferentes efeitos sob carboidratos simples e complexos (se está confuso sobre os carboidratos, leia o capítulo 8). Quando aquecidos:

- Os açúcares simples como a sacarose, ou os açúcares presentes na superfície da carne e das aves, caramelizam ou derretem e ficam marrons. (Pense no caramelo).

- O amido, um carboidrato complexo, se torna mais absorvente, e é essa a razão pela qual as massas se expandem e se amaciam na água fervente.

- Algumas fibras alimentares (gomas, pectinas, hemicelulose) se dissolvem, portanto, os vegetais e frutas amaciam quando cozidos.

As duas últimas reações, absorção e paredes celulares dissolvidas, podem melhorar o valor nutricional dos alimentos ao tornar os nutrientes dentro das células, anteriormente endurecidas, mais disponíveis ao corpo.

Um efeito menos benéfico do aquecimento dos carboidratos surgiu no início de 2002 quando os pesquisadores suecos causaram um alvoroço nutricional com o anúncio de que a exposição de carboidratos de amido, como batatas e pão, ao calor elevado do forno ou da fritura produz acrilamidas, uma família de substâncias químicas conhecidas por causar câncer em ratos. Tudo piorou quando os cientistas do *City of Hope Câncer Research Center* (Los Angeles) disseram que as acrilamidas poderiam desencadear mudanças celulares, causando câncer em seres humanos. Mas uma análise de 2003, de um estudo com 987 pacientes com câncer e 538 "controles" saudáveis conduzida por pesquisadores da *Harvard School of Public Health* e pelos Departamentos de Oncologia-Patologia e de Epidemiologia médica no *Karolinska Instituet*, em Estocolmo, não mostra evidências de um risco aumentado de câncer de bexiga, intestino ou rim entre os adoradores de frituras ou torradas. E em Junho de 2004, um grupo de especialistas do *National Toxicology Program of the National Institute of Environmental Health Sciences* afirmou que o nível de acrilamidas em uma dieta americana normal, mesmo aquela que inclua carboidratos assados ou fritos, é muito baixo para ser cancerígena. Alguém aceita batatas fritas na torrada?

Em um encontro do seguimento patrocinado pela ONU, em Genebra, um grupo internacional muito importante de cientistas da área alimentícia confirmou a descoberta de Estocolmo sobre as acrilamidas nos carboidratos, mas não conseguiu concordar sobre que decisão tomar, além de criar um novo estudo, o que aconteceu com rapidez. No final do ano, os cientistas de cozinha concordaram que quantidades moderadas de batatas fritas eram seguras. E nutritivas, também. A batata mais saudável, isto é verdade, é aquela que não foi frita, mas ainda que tenha sido frita, 30 gramas de batatas fritas ainda assim podem entregar até 12% do RDA de vitamina C, até 7% do RDA de ácido fólico, 4% do RDA de ferro e mais de um grama de fibra alimentar. Em outras palavras, como parte de uma dieta variada, a batatinha ainda está liberada. O problema é: Você tem certeza que consegue comer apenas uma? Ou duas? Ou...

Intensificando o sabor e o aroma

O calor desfaz as substâncias químicas do sabor e do aroma. Como resultado, os alimentos mais cozidos possuem um sabor e um aroma mais intenso do que os alimentos crus. Um bom exemplo são os óleos de mostarda que

---

Cheeseburguers para a sua saúde: Uma história quente

Quando comemos gorduras, as moléculas delas se quebram em substâncias químicas conhecidas como radicais livres, fragmentos de moléculas que se juntam para formar compostos potencialmente cancerígenos. Estes compostos são produzidos em quantidades mais elevadas quando expostos a um calor mais elevado, o corte normalmente seguro gira em torno de 260 graus Celsius. A gordura queimada ou o óleo fumegante, por exemplo, possuem mais dejetos do que a gordura derretida ou o óleo quente.

Como resultado, muitos nutricionistas recomendam não comer a camada crocante, dourada e absolutamente deliciosa dos alimentos, em especial das carnes queimadas, em 1998 eles constataram em tentativas de ligá-las a um risco mais elevado de câncer de mama em mulheres. É claro, a teoria ainda precisa ser provada e assim como tudo o que é verdade na nutrição moderna, a história parece ser mais complicada do que parecia em um primeiro momento.

Por quê? Por que em 1996, Martha Belury, da Purdue University descobriu que os cheeseburgers – sim, eles mesmos... Grelhados, fritos, tostados, como seja – são ricos em CLA (diminutivo para ácido linoleico conjugado dienoico), uma forma de ácido graxo essencial (um tópico sobre o qual falo no capítulo 7).

No laboratório de Belury, o CLA diminuiu ou reverteu cânceres de pele, mama e estômago em ratos nos três estágios de desenvolvimento de tumores: No início, quando a célula começa a ser danificada, no meio do processo, quando as células pré-cancerígenas se multiplicavam para formar tumores, e no final, quando os tumores começavam a aumentar e a se espalhar para os outros órgãos.

Se esse benefício se estende a seres humanos, ninguém ainda sabe, mas ele me lembra do filme de Woody Allen, O Dorminhoco, onde o herói acorda em algum lugar no futuro para descobrir que os sanduíches de carne enlatada eram algo saudável. Não dá para inventar isto!

dão aos vegetais crucíferos, como o repolho e a couve-flor, o seu odor particular (alguns podem chamá-lo de fedor). Quanto mais cozinhar estes vegetais, pior será o cheiro. Por outro lado, o calor destrói o dissulfeto de dialilo, a substância química que dá ao alho seu sabor característico. Portanto, os alhos cozidos possuem um sabor e um odor mais suaves do que na versão crua.

Alteração da paleta: Cores alimentares

Os *carotenoides*, os pigmentos naturais vermelhos e amarelos que tornam as cenouras e as batatas doces laranjas e os tomates vermelhos, são praticamente impermeáveis ao calor ou à acidez ou alcalinidade dos líquidos de cozimento. Não importa o tempo de cozimento, os carotenoides permanecem vivos e alegres.

Não é possível dizer o mesmo dos outros pigmentos presentes nos alimentos: Os outros pigmentos que tornam os alimentos vermelhos, verdes ou brancos reagem – em geral, para pior – ao calor, a ácidos (como vinho, vinagre ou molho de tomate), e a substâncias químicas básicas (alcalinas) (como água mineral ou fermento em pó e água). Aqui está um breve resumo das mudanças de cor que podem ser esperadas quando cozinhamos:

- Beterrabas e abóbora são coloridas por pigmentos chamados *antocianinas*. Os ácidos tornam estes pigmentos mais vermelhos. As soluções alcalinas fazem as antocianinas passarem de vermelho a um roxo azulado.

- As batatas, couve-flor, arroz e cebolas brancas são desta cor, pois contém pigmentos chamados de *antoxantinas*. Quando as antoxantinas são expostas a substâncias químicas (água mineral ou bicarbonato de sódio), elas ficam amarelas ou amarronzadas. Os ácidos podem prevenir esta reação. Ferva a couve-flor em suco de tomate, enxágue-os e terá: couve-flor branca!

- Os vegetais verdes são coloridos pela *clorofila*, um pigmento que reage com ácidos na água fervente (ou no próprio vegetal) para formar a *feofitina*, um pigmento marrom. A única maneira para acabar com esta reação é proteger os vegetais dos ácidos. Os cozinheiros antigos adicionavam bicarbonato de sódio, mas ele aumenta a perda de certas vitaminas (veja "Protegendo os nutrientes nos alimentos cozidos", mais tarde, neste capítulo) e amacia os vegetais. O cozimento rápido e uma temperatura elevada, ou em grandes quantidades de água, (diluem o ácido) diminuem as mudanças de cor.

- O vermelho natural das carnes frescas se deve à *mioglobina* presente no tecido muscular e à *hemoglobina* presente no sangue. Quando a carne é aquecida, as moléculas de pigmentos são modificadas ou quebradas em fragmentos. Elas perdem oxigênio e ficam marrons ou, após um longo cozimento, ganham o aspecto acinzentado de carnes ao vapor. A mudança inevitável é mais notável na carne vermelha do que na carne de porco ou de vitela, pois a carne vermelha já é naturalmente vermelha.

Vermelho, azul e vermelho de novo

A seguinte experiência permite ver as mudanças de cores na sua frente. Junte:

- 1 lata pequena de beterrabas fatiadas
- 1 panela
- 3 tigelas de vidro pequenas
- 1 xícara de água
- 1 colher de chá de bicarbonato de sódio
- 3 colheres de sopa de vinagre branco

Coloque as tigelas de vidro na banca da cozinha. Abra a lata. Remova seis fatias de beterrabas. Coloque duas fatias na primeira tigela de vidro e quatro fatias na panela. Coloque o resto em uma caixinha e guarde para o jantar. Não há razão para se perder beterrabas!

Misture o bicarbonato de sódio na água e adicione esta solução alcalina na panela. Aqueça durante quatro minutos, mas não coloque um fogo muito alto: a solução faz espuma. Apague o fogo. Remova as beterrabas da panela. Coloque duas fatias na segunda e na terceira tigela.

Ignore a segunda tigela. Adicione o vinagre (um ácido) na terceira tigela. Espere dois minutos. Agora olhe. As beterrabas da primeira tigela (direto da lata) deveriam estar vermelhas. Os compostos alcalinos escurecem as cores, portanto, as beterrabas da segunda tigela, vindas do banho de bicarbonato de sódio deveriam ter uma cor azul marinho. Os ácidos revertem à reação, portanto, as beterrabas na terceira tigela, com vinagre adicionado, deveriam começar a ficar vermelhas mais uma vez. Ainda não?

Adicione outra colher de sopa de vinagre.

A química não é algo impressionante?

Utensílios de Cozinha: Como Panelas e Frigideiras Afetam os Alimentos

Uma panela é uma panela, certo? De jeito nenhum! De fato, sua escolha de panelas pode afetar o valor nutricional dos alimentos ao:

- Adicionar nutrientes aos alimentos.

- Diminuir a perda natural de nutrientes durante o cozimento.

- Aumentar a perda de nutrientes durante o cozimento.

Além disso, algumas panelas tornam os sabores e aromas naturais dos alimentos mais intensos, o que, por sua vez, pode tornar a comida mais – ou menos – apetitosa. Continue lendo para descobrir como uma panela pode mudar a comida. E vice-versa.

Cobre e claras de ovos: Um time químico

Quando batemos uma clara de ovo, as proteínas se desdobram, formam novas ligações e criam uma rede que segura o ar no interior. É por isso que as claras líquidas se transformam em uma espuma estável.

É possível bater claras de ovos com sucesso em uma tigela de vidro ou de cerâmica – fria e livre de qualquer traço de gordura, incluindo gemas de ovos, capaz de impedir que as proteínas se liguem. Mas a melhor escolha é o cobre: Os íons (partículas) que saem da superfície se ligam e estabilizam a espuma. (Os íons de alumínio estabilizam, mas escurecem as claras).

Mas, espere. O cobre não é tóxico? (Veja o capítulo 11). Sim, mas a quantidade obtida em ocasionais batidas de claras é tão pequena que chega a ser insignificante e seguro.

Alumínio

O alumínio é leve e conduz bem o calor. Isso é bom. Mas, o metal:

- Torna algumas substâncias químicas aromáticas mais intensas (em particular, nos vegetais crucíferos: repolho, brócolis, couve-de-bruxelas e assim por diante).

- Ele descama, transformando os alimentos brancos (como a couve-flor ou as batatas) em amarelos ou amarronzado.

Cobre

As panelas de cobre aquecem de maneira constante e uniforme. Para tirar vantagem desta propriedade, muitas panelas de alumínio ou de aço inoxidável são feitas com uma camada de cobre colocada entre o metal, no fundo da panela. Mas o cobre por si só é um metal que pode causar envenenamentos. É por isto que as panelas de cobre são forradas com estanho ou aço inoxidável. Sempre que cozinhar com cobre, verifique o revestimento da panela periodicamente. Se ela estiver danificada, ou seja, se puder ver o meio alaranjado do cobre através do forro prata, conserte a panela ou descarte-a.

Cerâmica

A melhor virtude da simples terracota (a argila laranja parecida ao tijolo vermelho) é a sua porosidade, uma maneira elegante de se dizer que as fôrmas de terracota permitem que o excesso de vapor escape enquanto segura a umidade o suficiente para tornar o pão macio e o frango suave.

As vasilhas de cerâmica decoradas são algo diferente. Por um lado, o esmalte torna a forma menos porosa, portanto, a carne ou a ave cozida em uma panela de cerâmica esmaltada é cozida ao vapor em vez de assar. O resultado prático: uma superfície empapada em vez de crocante.

E o que é preocupante: alguns pigmentos usados para pintar ou esmaltar as fôrmas contém chumbo. Para selar a decoração e prevenir que o chumbo entre em contato com a comida, as fôrmas esmaltadas são assadas em um forno. Se as fôrmas forem assadas em um forno que não é quente o suficiente, ou se não forem assadas durante o período de tempo correto, o chumbo irá passar através das cerâmicas quando estiverem em contato com alimentos ácidos, como sucos de frutas ou alimentos marinados em vinho ou vinagre.

As cerâmicas feitas nos Estados Unidos, Japão e Grã-Bretanha geralmente são consideradas seguras, mas pensando em uma proteção máxima, é preciso prevenir. A menos que a fôrma venha com uma etiqueta ou folheto dizendo especificamente que é seguro contra ácidos, não a use para cozinhar ou armazenar alimentos. E sempre lave as cerâmicas decoradas à mão: o uso repetido da lavadora pode gastar a superfície.

Utensílios esmaltados

As panelas esmaltadas são feitas de metal coberto com porcelana, uma fina porcelana translúcida. O esmaltado aquece mais devagar e menos uniforme do que o metal sozinho. Uma superfície esmaltada de boa qualidade resiste à descoloração e não reage com os alimentos. Mas ela pode lascar e é facilmente marcada ou arranhada por utensílios de cozinha que não sejam de madeira ou plástico. Se a superfície lascar e você conseguir ver o metal que há por baixo, descarte a panela para que os metais não contaminem os alimentos.

Vidro

O vidro é um material neutro que não reage com os alimentos. Deve-se tomar duas precauções com o vidro:

- Não use uma panela de metal e vidro no forno micro-ondas. O metal bloqueia as micro-ondas. Mais importante ainda, ele pode causar um arco elétrico: um surto elétrico repentino que pode danificar o forno e dar um grande susto em você.

- Lembre-se que o vidro quebra, algumas vezes podendo sujar todo o chão. Você é uma pessoa que deixa os objetos caírem? Evite o vidro.

Ferro

Assim como o alumínio, as panelas de ferro são um item que possuem boas e más notícias. O ferro conduz bem o calor e permanece quente durante mais tempo do que as outras panelas. Ele é fácil de limpar. Ele dura para sempre e lança íons de ferro nos alimentos, o que pode melhorar o valor nutricional das refeições.

Em 1985, os pesquisadores de nutrição da *Texas Tech University*, em Lubbock, se lançaram na medição do conteúdo de ferro presente nos alimentos cozinhados em panelas de ferro. Entre suas descobertas: O ensopado de carne (0,7 miligramas de ferro em cada 100 gramas cruas) pode acabar contendo até 3,4 miligramas de ferro em cada 100 gramas, após ser cozinhado um pouco mais de uma hora em uma panela de ferro.

Nossa! Aqui está o lado negativo. O ferro que se desprende da panela sob a forma do mineral é impossível de ser absorvido pelo corpo. Além disso, mais ferro não é necessariamente melhor. Ele estimula a oxidação (prejudicial ao corpo) e pode contribuir para o armazenamento excessivo em pessoas portadoras de hemocromatose, uma condição que leva ao acúmulo de ferro que pode danificar os órgãos internos.

Aliás, cheguei a mencionar que musculação é uma maneira de descrever a experiência de cozinhar com panelas de ferro? Elas são muito, muito pesadas.

Antiaderente

As superfícies antiaderentes são feitas de plástico (politetrafluoretileno para ser exato, cuja sigla é PTFE) e endurecedores: substâncias químicas que tornam a superfície mais dura. Desde que a superfície esteja intacta e sem arranhões, a superfície antiaderente não reage com os alimentos.

As panelas antiaderentes são a felicidade para aqueles que estão em dieta. Elas permitem o cozimento sem a adição gorduras, mas ao usá-las também poderá estar esvaziando a carteira. Elas arranham com facilidade. A menos que apenas use colheres de madeira ou de plástico, sua panela pode terminar com uma aparência como se as galinhas estivessem ciscando por ali.

Nota: as panelas e frigideiras riscadas não são prejudiciais à saúde. Se engolir pequenos pedaços de revestimento antiaderente, eles passarão pelo corpo sem serem digeridos.

No entanto, quando a superfície antiaderente fica muito quente, elas podem:

- ✔ Se separar do metal ao qual está ligada (nas laterais e no fundo da panela).

- ✔ Emitir uma fumaça sem odor.

Se a cozinha não for ventilada, você poderá sofrer de febre de fumos do polímero: sintomas parecidos ao de uma gripe, mas sem efeitos a longo prazo. Para prevenir isso, mantenha a chama do fogão moderada e deixe as janelas abertas.

Aço inoxidável

O aço inoxidável é uma liga, uma substância composta de dois ou mais metais. Suas virtudes são a sua dureza e durabilidade, seu ponto negativo é sua má condução de calor. Além disso, a liga inclui níquel, um metal ao qual muitos são sensíveis. Finalmente, o aço inoxidável não é realmente inoxidável. Quando exposto ao calor, ele desenvolve uma característica multicolorida: a descoloração "arco-íris". Os alimentos com amidos, como as massas e as batatas, podem escurecer a panela. O sal não dissolvido pode corroer a superfície. Sinto muito por isso!

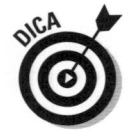

Se a panela de aço inoxidável tiver um arranhão fundo o suficiente para expor a camada interior sob a superfície brilhante, então os metais da liga podem contaminar a comida. Portanto, jogue a panela fora.

Plástico e papel

O plástico derrete e o papel queima, então é óbvio que não podemos usar embalagens de plástico ou de papel em um forno com uma chama (gás) ou em uma fonte de aquecimento (elétrico). Mas, é possível usá-los no forno micro-ondas? Pode apostar! Desde que escolha um plástico apropriado.

Quando os pratos de plástico ou as embalagens de plástico são aquecidos no forno micro-ondas, eles podem emitir compostos potencialmente cancerígenos que podem migrar para a comida. Para reduzir a exposição a esses compostos, o Serviço de inspeção e segurança alimentar do Departamento de Agricultura dos Estados Unidos diz que precisamos escolher embalagens plásticas rotuladas como "para uso no forno micro-ondas". As bolsas plásticas finas, potes de margarina e tigelas são convenientes, mas: muito inseguras. A *American Plastic Council* também oferece três dicas de bom senso para usar o tipo certo de plásticos no forno micro-ondas:

- ✔ Siga as instruções da embalagem plástica. Se não disser "pode ser usado no micro-ondas", então ela não pode ser usado. Por exemplo, o isopor e outras embalagens de comida para a viagem raramente são permitidas no micro-ondas, portanto, coloque a comida em uma embalagem diferente antes de reaquecer a comida.

- ✔ As bandejas para refeições no micro-ondas são designadas para serem usadas apenas uma vez, após aquecer a comida, descarte a bandeja.

- ✔ Quando cobrir os alimentos para evitar salpicos, use apenas embalagens plásticas feitas para o micro-ondas.

Como a *Food and Drug Administration* exige que os plásticos seguros para o uso no micro-ondas atendam a padrões de segurança rigorosos, estudos repetidos mostram que não há nenhum efeito prejudicial devido a mínimas perdas. Por outro lado, se até mesmo a menor das perdas o deixa de cabelo em pé, sempre é possível utilizar pratos de vidro ou de cerâmica, feitos para serem usados no forno micro-ondas. Deixe o prato à prova de salpicos com papel manteiga, ou papel toalha, apropriada para o uso em forno micro-ondas.

Para mais informações sobre o forno micro-ondas, visite o site da Internet (em inglês) do Serviço de Inspeção e segurança alimentar da USDA em www.fsis.usda.com ou no *American Plastics Council*, em www.americanplasticscouncil.org (consulte a seção *Plastics & Food Storage Safety* e clique em "*Plastics: Revolutionizing American Mealtime*" ou simplesmente digite "*microwave*" no campo de busca e siga os resultados).

Protegendo os Nutrientes dos Alimentos Cozidos

Mito: Todos os alimentos crus são mais nutritivos do que os cozidos.
Fato: Alguns alimentos (como carnes, aves e ovos) são perigosos quando consumidos crus (ou mal cozidos). Outros alimentos são menos nutritivos quanto estão crus, pois contêm substâncias que destroem ou anulam outros nutrientes. Por exemplo, os feijões crus contêm inibidores de enzimas que interferem no trabalho de enzimas que permitem ao corpo digerir proteínas. O cozimento destrói o inibidor de enzimas.

Mas não há como negar que alguns nutrientes são perdidos quando os alimentos são cozidos. Estratégias simples, como cozinhar ao vapor em vez de ferver ou grelhar em vez de fritar, podem reduzir a perda de nutrientes quando estiver cozinhando.

Mantendo os Minerais

De maneira geral, os minerais não são afetados pelo calor. Cozidos ou crus, os alimentos possuem a mesma quantidade de cálcio, fósforo, magnésio, ferro, zinco, iodo, selênio, cobre, manganês, cromo e sódio. A única exceção a esta regra é o potássio, o qual, ainda que não seja afetado pelo calor ou pelo ar, escapa dos alimentos no líquido de cozimento.

As vitaminas voláteis

Com exceção da vitamina K e da vitamina B niacina, muito estáveis nos alimentos, muitas vitaminas são sensíveis e destruídas com facilidade quando expostas ao calor, ar, água ou gorduras (óleos de cozinha). A Tabela 20-1 mostra quais nutrientes são sensíveis a estas influências.

Tabela 20-3:	O Que Retira os Nutrientes dos Alimentos?			
Nutriente	**Calor**	**Ar**	**Água**	**Gordura**
Vitamina A	X			X
Vitamina D				X
Vitamina E	X	X		X
Vitamina C	X	X	X	
Tiamina	X		X	
Riboflavina			X	
Vitamina B6	X	X	X	
Ácido Fólico	X	X		

(Continua)

Tabela 20-3:	(Continuação)			
Nutriente	**Calor**	**Ar**	**Água**	**Gordura**
Vitamina B12	X		X	
Biotina			X	
Ácido Pantotê-nico	X			
Potássio			X	

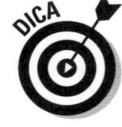

Para evitar tipos específicos de perda de vitaminas, tenha em mente as seguintes dicas:

✔ **As vitaminas A, E e D:** para reduzir a perda das vitaminas solúveis em gorduras A e E, cozinhe com pouco óleo. Por exemplo, asse ou grelhe o fígado, alimento rico em vitamina A, sem óleo, ao invés de fritar. O mesmo vale para os peixes ricos em vitamina D.

✔ **Vitaminas do complexo B:** as estratégias que conservam as proteínas na carne e nas aves durante o cozimento também funcionam para conservar as vitaminas B, que vazam no líquido de cozimento ou no suco: Use o líquido de cozimento em sopas ou em molhos. Cuidado: Não diminua o tempo de cozimento ou use temperaturas mais baixas para diminuir a perda da vitamina B12, sensível ao calor, das carnes, peixes ou aves. Esses alimentos e seus sucos precisam ser cozidos por completo para assegurar que sejam seguros para o consumo.

Não lave os grãos (arroz) antes de cozinhar a menos que o pacote recomende que faça isso (alguns tipos de arroz não precisam ser lavados). Uma única lavagem de arroz pode retirar até 25% de tiamina (vitamina B1). Torre ou asse bolos e pães somente até a crosta ficar dourada, para preservar as vitaminas B sensíveis ao calor.

✔ **Vitamina C:** para reduzir a perda da vitamina C, solúvel em água e sensível ao oxigênio, cozinhe frutas e vegetais na menor quantidade possível de água. Por exemplo, quando cozinhamos uma xícara de repolho em quatro xícaras de água as folhas chegam a perder até 90% do seu conteúdo de vitamina C. Reverta a proporção: uma xícara de água para quatro xícaras de repolho e estará guardando mais de 50% da vitamina C.

Sirva os vegetais cozidos com rapidez: Após 24 horas na geladeira, os vegetais perdem 25% do seu conteúdo de vitamina C, após dois dias, a perda pode chegar até a metade.

Os tubérculos (cenouras, batatas e batatas-doces) assados ou fervidos por inteiro, com suas peles, retém aproximadamente 65% do seu conteúdo de vitamina C.

Capítulo 21

O Que Acontece Quando os Alimentos São Congelados, Enlatados, Secos ou Plastificados

Neste Capítulo:

▶ Congelando os alimentos com segurança

▶ Inventando os alimentos enlatados

▶ Explicando a antiga arte de desidratação dos alimentos

▶ Usando radiação para proteger os alimentos

O ar frio, ar quente, falta de ar e raios radioativos: todos podem ser usados para tornar os alimentos comestíveis por períodos mais longos de tempo ao reduzir, ou eliminar, os danos causados pela exposição ao ar ou aos organismos (micróbios) que vivem nos alimentos.

Os métodos descritos neste capítulo possuem algo importante em comum: Quando usados corretamente, cada processo pode criar um aumento drástico no tempo de prateleira dos alimentos. O lado negativo? Nada é perfeito, portanto, ainda precisamos verificar os alimentos para termos certeza de que o tratamento de preservação conseguiu preservá-los bem. As seguintes páginas lhe dizem como.

Conforto Frio: Refrigerando e Congelando

Manter os alimentos frios, algumas vezes muito frios, diminui ou suspende a atividade de micróbios preocupados em digerir a comida antes que você o faça.

Ao contrário do calor, que na verdade mata a maioria dos micróbios (veja o capítulo 20), o resfriamento ou congelamento dos alimentos não mata todos os micróbios, o frio reduz a população microbiana até certo nível, dependendo da microflora presente e irá acalmá-los durante algum tempo. Por exemplo, os *esporos de fungos* (organismos fúngicos hibernadores) se aconchegam dentro da comida congelada para dormir, assim como muitos ursos o fazem dentro de uma fria caverna. Quando a primavera chega, os ursos voltam à vida, descongele a comida e o fungo fará o mesmo.

A duração de tempo no qual os alimentos permanecem seguros na geladeira ou no freezer varia de alimento para alimento e, em algum aspecto, depende da embalagem (quanto melhor a embalagem, maior o tempo de congelamento). A Tabela 21-1 fornece um guia útil sobre os limites de um armazenamento frio. Esses intervalos dependem do frescor dos alimentos para começar e da manutenção de uma temperatura constante pela geladeira ou pelo freezer. Sempre que essas condições não são seguidas, os alimentos poderão estragar com mais rapidez. Use o senso comum: Se o alimento parece questionável, jogue-o fora sem experimentar.

Tabela 21-1:	Por Quanto Tempo os Alimentos Permanecem Seguros em Armazenamento Frio	
Alimento	**Geladeira (5°C)**	**Freezer (-18°C)**
Ovos		
Frescos, na casca	3 semanas	Não congelar
Gemas e claras cruas	2 – 4 dias	1 ano
Cozidos	1 semana	Não congela bem
Ovos líquidos pasteurizados ou substitutos de ovos, após abertos	3 dias	Não congela bem
Ovos líquidos pasteurizados ou substitutos de ovos, fechados	10 dias	1 ano
Maionese, Comercial		
Jarro aberto	2 meses	Não congelar
Jantares, Ensopados Congelados		
Com a embalagem original, pronto para servir	Não refrigerar: manter congelado	3 – 4 meses
Produtos Embalados a Vácuo		
Porco recheado e costelas de cordeiro, peitos de frango com molho	1 dia	Não congela bem
Refeições cozidas de estabelecimentos	1 – 2 dias	Não congela bem

Jantares comerciais embalados a vácuo com o selo USDA, lacrados	2 semanas	Não congela bem
Sopas e Ensopados		
Com vegetais ou carnes	3 – 4 dias	2 – 3 meses
Carnes Moídas e Carnes para Ensopados		
Hambúrguer e outras carnes para ensopados	1 – 2 dias	3 – 4 meses
Peru, vitela, porco, cordeiro e misturas moídas	1 – 2 dias	3 – 4 meses
Salsichas e Lanches***		
Salsichas, abertas	1 semana	Em embalagem para freezer, 1 – 2 meses
Salsichas, lacradas	2 semanas	Em embalagem para freezer, 1 – 2 meses
Lanches, abertos	3 – 5 dias	Em embalagem para freezer, 1 – 2 meses
Lanches, lacrados	2 semanas	Em embalagem para freezer, 1 – 2 meses
Bacon e Linguiças		
Bacon*	7 dias	1 mês
Linguiça crua – porco, boi, peru	1 – 2 dias	1 – 2 meses
Alimentos defumados	7 dias	1 – 2 meses
Linguiça – pepperoni, carne seca	2 – 3 semanas	1 – 2 meses
Presunto, Carne Enlatada		
Carne embalada com sucos*	5 – 7 dias	Drenado e embalado, 1 mês
Presunto, embalado, embalagem diz para manter refrigerado	6 – 9 meses	Não congelar
Presunto, cozido – inteiro	7 dias	1 – 2 meses
Presunto, cozido – metade	3 – 5 dias	1 – 2 meses
Presunto, cozido – fatias	3 – 4 dias	1 – 2 meses
Carne Fresca		
Filés – boi	3 – 5 dias	6 – 12 meses
Costelas – porco	3 – 5 dias	4 – 6 meses
Costelas – cordeiro	3 – 5 dias	6 – 9 meses

Alimento	Geladeira (5°C)	Freezer (-18°C)
Assado – boi	3 – 5 dias	6 – 12 meses
Assado – cordeiro	3 – 5 dias	6 – 9 meses
Assado – porco, vitela	3 – 5 dias	4 – 6 meses
Variedade de carnes – língua, cérebro, fígado, rins, coração, tripas	1 – 2 dias	3 – 4 meses
Restos de carnes		
Carne cozida e pratos com carne	3 – 4 dias	2 – 3 meses
Molho e caldo	1 – 2 dias	2 – 3 meses
Aves frescas		
Frango frito	3 – 4 dias	4 meses
Pratos com frango cozido	3 – 4 dias	4 – 6 meses
Pedaços de frango, simples	3 – 4 dias	4 meses
Pedaços de frango cobertos com caldo ou molho	1 – 2 dias	6 meses
Nuggets de frango	1 – 2 dias	1 – 3 meses

* Siga a data da embalagem

**Cuidado: Quando o alimento ainda está na data e for refrigerado, sempre ferva ou grelhe as salsichas até alcançar uma temperatura interna de 74°C.

Food Safety and Inspection Service, "A Quick Consumer's Guide to Safe Food Handling", Home and Garden Bulletin, No. 248 (U.S. Department of Agriculture, Agosto de 1995).

Como o congelamento afeta a textura dos alimentos

Quando a comida congela, a água dentro de cada célula forma pequenos cristais que podem danificar paredes celulares. Quando a comida é descongelada, o líquido dentro das células vaza, tornando a comida descongelada mais seca do que uma comida fresca.

Pode-se notar que a carne que foi congelada, por exemplo, é mais seca do que um bife fresco. Os queijos secos, como o cheddar, se tornam quebradiços. O pão também seca. É possível reduzir a perda de umidade ao congelar o alimento em uma envoltura para freezer, assim o alimento terá uma chance de reabsorver a umidade perdida que ainda se encontra na embalagem.

Não é possível restaurar o efeito crocante dos vegetais, efeito originário das paredes celulares endurecidas pelas fibras. Após os cristais de gelo penetrarem nas paredes celulares, os vegetais (cenouras são um bom exemplo) se tornam moles. A solução? Remova as cenouras e outras verduras crocantes, como o repolho, antes de congelar o ensopado.

O que é essa mancha marrom no meu hambúrguer?

A queimadura de freezer é uma mancha marrom e seca que acontece quando a umidade evapora da superfície de um alimento congelado. Como a queimadura de freezer muda a composição de gorduras na superfície dos alimentos, como carnes e aves, ela pode causar algumas mudanças no sabor também.

Para prevenir uma queimadura de freezer, embale os alimentos em papel para freezer ou em papel alumínio e coloque-os em uma sacola plástica. Quanto mais ar conseguir manter fora, menos manchas marrons o alimento irá desenvolver.

Recongelando comidas congeladas

A palavra oficial do Departamento de Agricultura dos Estados Unidos é a de que é possível recongelar alimentos congelados, desde que o alimento ainda tenha cristais de gelo ou esteja frio ao toque.

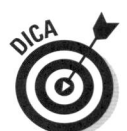

A minha palavra não oficial, e pessoal, confesso que me sinto mais segura quando simplesmente jogo fora a parte parcialmente congelada de comida que sei que não irei usar. Eu tenho desconfiança de alimentos congelados com molhos, como um macarrão com queijo, porque me parece ter bolsões escondidos de alimentos congelados onde as bactérias estão festejando enquanto falamos. Pode me chamar de medrosa, se quiser, mas em minha opinião, esta regra é mais fácil: Parcialmente descongelado? No lixo.

Comidas Enlatadas – Afastando os Contaminantes

Os alimentos são enlatados ao aquecer o que deve ir dentro da lata e então, selados para manter o ar e os micróbios no exterior. Depois da selagem, a lata é reaquecida. Assim como os alimentos cozidos, os alimentos enlatados estão sujeitos a mudanças na aparência e no conteúdo nutricional. O aquecimento dos alimentos muitas vezes muda a sua cor e textura (veja o capítulo 20). Ele também destrói um pouco de vitamina C. Mas enlatar destrói com eficiência uma variedade de patógenos e desativa enzimas que poderiam causar uma deterioração contínua da comida.

Uma variação moderna da lata é a sacola de plástico ou de alumínio selada, conhecida como retort pouch. Os alimentos selados nesta bolsa são aquecidos, mas por um período de tempo mais curto do que o necessário para enlatar. Como resultado, o método faz um melhor trabalho na preservação do sabor, na aparência e na vitamina C, sensível ao calor.

A lata ou bolsa selada também protege os alimentos da deterioração causada. pela luz ou pelo ar, portanto, o selo precisa permanecer intacto. Quando o selo é rompido, o ar passa para dentro da lata, ou da bolsa, estragando os alimentos.

A essência dos alimentos enlatados

A técnica de enlatar alimentos em embalagens de vidro foi descoberta (dependendo da sua fonte) em 1809 ou 1810 por Nicholas Appert, um francês que notou que se ele selasse os alimentos em uma embalagem enquanto ela estava aquecendo, esses alimentos ficariam comestíveis por mais tempo, muito mais tempo, do que um alimento fresco. De acordo com Harold McGee, autor de "On Food and Cooking: The science and Lore of the Kitchen", um maravilhoso guia sobre a tecnologia alimentícia, houve uma vez em que uma lata de 114 anos de idade contendo carne foi servida, sem fazer ninguém passar mal. Para ser justa, preciso dizer que ninguém disse: "Nossa, como isto está bom".

De acordo com os famosos primeiros fatos de Joseph Nathan Kane (H.W. Wilson Company), a primeira comida enlatada – salmão, ostras e lagostas – foi introduzida em 1819, pelos nova-iorquinos Ezra Daggett e Thomas Kensett. Quatro anos mais tarde, Daggett e Kensett criaram uma patente para "preservar substâncias animais em latas". O inventor nova-iorquino J. Osterhoudt mais tarde patenteou a primeira lata com abridora-chave em 2 de Outubro de 1866. (Na maioria dos exemplares, as abridora-chave foi substituída por puxadores de aba). A primeira cerveja em lata (da Gottfried Krueger Brewing Company of Newark, New Jersey) foi vendida em 24 de Janeiro de 1935, em Richmond, Virginia. Pop!

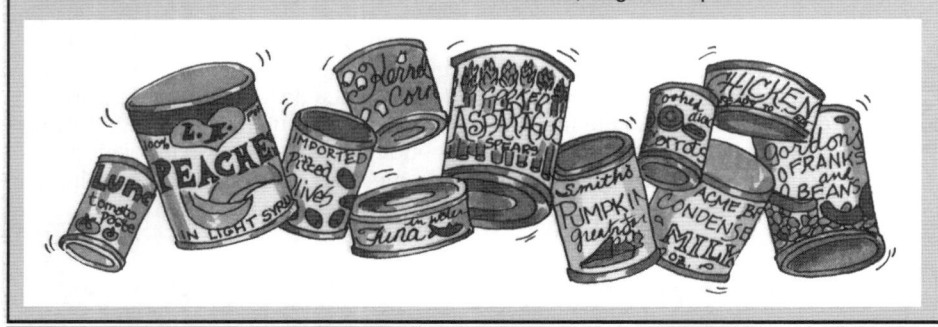

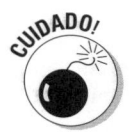

Um perigo mais sério associado com alimentos enlatados foi o botulismo, uma forma potencialmente fatal de intoxicação alimentar causada ao não aquecer os alimentos em temperaturas altas o suficiente ou durante o tempo necessário para matar todas as bactérias de Clostridium botulinum (ou C. botulinum). O enlatamento está baseado em temperaturas e tempos necessários para destruir os esporos de C. botulinum. O C. botulinum é um organismo anaeróbico (ana = sem, aeróbico = ar) que prospera na ausência de oxigênio, uma condição ideal para uma lata selada. Os esporos de botulinum não destruídos pelo calor durante o processo de enlatamento podem produzir uma toxina que pode matar paralisando os músculos do coração e os músculos que o permitem respirar.

Para evitar alimentos enlatados potencialmente perigosos não compre, armazene ou use qualquer lata que esteja:

- Inchada, isto indica que há bactérias crescendo dentro da lata e estão produzindo gás.

- Danificada, enferrujada ou amassada ao longo da borda, pois uma ruptura na lata permite que o ar entre e pode promover um crescimento de organismos (outros, além do botulinum).

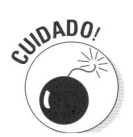

Alerta ao consumidor: Nunca, nunca, nunca experimente qualquer alimento de uma lata inchada ou danificada "apenas para ver se ainda está bom". Se duvidar, jogue fora.

Alimentos Secos: Não Há Vida sem Água

A secagem protege os alimentos ao remover a umidade que as bactérias, fungos e leveduras precisam para sobreviver. A secagem é uma técnica antiga, usada para produzir as famosas tâmaras do deserto e a carne seca das planícies norte-americanas.

Secar os alimentos à maneira antiga significa colocá-los no sol e esperar que sequem por conta própria. Secar os alimentos à maneira moderna significa colocar o alimento em uma prateleira e empregar ventiladores para secar rápido os alimentos a uma temperatura baixa, sob pressão a vácuo.

Outra forma de secagem é por atomização. A *atomização* é uma técnica usada para secar líquidos, como leite, ao soprar os líquidos (em gotículas muito pequenas) em uma câmara onde as gotículas se secam em um pó que pode ser reconstituído (pode voltar a ser líquido) ao adicionar água. O café instantâneo é um produto seco por atomização. Assim como os chás instantâneos e todas as variedades de bebidas de frutas instantâneas.

Como a secagem afeta o valor nutricional dos alimentos

Como sempre, a exposição ao calor, ou ao ar (oxigênio), reduz o conteúdo de vitamina C do alimento, portanto, os alimentos secos possuem menos vitamina C do que os alimentos frescos.

Um bom exemplo é a ameixa e a ameixa seca:

- ✔ Uma ameixa fresca, de tamanho médio, pesando 66 gramas sem o caroço, possui 6 miligramas de vitamina C, 7 a 8% da Ingestão Dietética Recomendada para um adulto saudável.

- ✔ Uma quantidade equivalente (66 gramas) de ameixas secas não-cozidas (baixa umidade) possui apenas 1,3 miligramas de vitamina C.

Mas, espere! Antes de chegar a uma conclusão de que o fresco sempre é mais nutritivo do que o seco, acrescente estes dados ao seu banco de memória: As frutas secas possuem menos água do que as frutas frescas. Isto significa que seu peso reflete mais nas frutas sólidas. Apesar de a secagem destruir um pouco de vitamina C, a remoção de água concentra o que sobrou, junto com todos os outros nutrientes, calorias a mais, fibras alimentares e vitaminas e minerais resistentes ao ar em um espaço menor.

Como resultado, os alimentos secos possuem uma maior vantagem nutricional do que os alimentos frescos. Mais uma vez, considere a ameixa e a ameixa seca:

✔ Uma ameixa fresca, de tamanho médio e sem caroço, pesando 66 gramas fornece 35 calorias, 0,1 miligramas de ferro e 670 UI (67 RE) de vitamina A. O que é UI? O que é RE? (Leia o capítulo 4).

✔ 66 gramas de ameixas secas possuem aproximadamente 193 calorias, 2 miligramas de ferro e 952 UI (72 RE) de vitamina A. Em outras palavras, se está tentando emagrecer, precisará estar atento ao fato de que ainda que as frutas secas sejam pobres em gorduras e ricas em nutrientes, elas também são ricas em calorias.

Quando as frutas secas podem ser perigosas para a saúde

Muitas frutas contêm uma enzima (polifenoloxidase) que escurece a polpa das frutas quando elas são expostas ao ar. Para prevenir o escurecimento das frutas durante a secagem, as frutas são tratadas com compostos sulfúricos conhecidos como sulfitos. Os sulfitos – dióxido de enxofre, bissulfito de sódio, metabissulfito de sódio – podem causar sérias reações alérgicas em indivíduos sensíveis. Para mais informações sobre sulfitos, leia o capítulo 22.

Irradiação: Um Tópico Quente

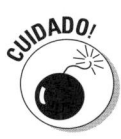

A irradiação é uma técnica que expõe a comida a feixes de elétrons ou a radiação gama, uma luz de alta energia, mais forte que os raios-x que o médico usa para ter uma fotografia do seu interior. Os raios gama são radiação ionizada, o tipo de radiação que mata células vivas. A radiação ionizada pode esterilizar os alimentos ou ao menos prolongar a vida útil ao:

✔ Matar os micróbios e insetos das plantas (trigo, trigo em pó, especiarias, temperos vegetais secos).

✔ Matar organismos causadores de doenças no porco (Trichinella), nas aves (Salmonella) e carne moída (patogênico E. coli).

✔ Prevenir que batatas e cebolas brotem durante o armazenamento.

✔ Diminuir a velocidade com a qual algumas frutas amadurecem.

A irradiação não muda a aparência ou o sabor dos alimentos. Ela não muda a textura dos alimentos. Ela não torna os alimentos radioativos. Ela, no entanto, altera a estrutura de algumas substâncias químicas presentes nos alimentos, quebrando moléculas para formar novas substâncias chamadas de produtos radiolíticos (radio = radiação, lítico = quebra).

Os alimentos irradiados são prejudiciais?

Muitas organizações científicas, incluindo o Institute of Food Technologists com 27.000 membros e o International Expert Committee on the Wholesomeness of Irradiated Foods (que inclui representantes dos Estados Unidos, da International Atomic Energy Agency e da Organização Mundial da Saúde), acreditam que a irradiação seja uma arma segura e importante na luta contra a intoxicação alimentar causada por contaminação microbial e parasita.

A Food and Drug Administration têm aprovado vários usos de irradiação alimentar desde 1963. Além disso, a irradiação é aprovada em mais de 40 produtos alimentares em mais de 37 países em todo o mundo.

Alguns consumidores, no entanto, continuam desconfiados, com medo de serem expostos à radiação (isto é impossível, não há resíduos radioativos presentes nos alimentos irradiados) ou que PRUs (Produtos radiolíticos únicos) – compostos produzidos apenas quando os alimentos são irradiados – possam mais tarde ser considerados prejudiciais. Por enquanto, os alimentos irradiados parecem seguros, mas é justo apontar que a história dos alimentos irradiados ainda está se desdobrando, uma situação que pode deixar as pessoas desconfortáveis. Por exemplo, a decisão da FDA de 2003 para permitir carne moída irradiada no National School Lunch Program iniciou debates em muitos distritos escolares, vários – incluindo Los Angeles e o distrito de Columbia – simplesmente baniram alimentos irradiados de seus cardápios.

Ao redor do mundo, todos os alimentos irradiados são identificados com este símbolo internacional. Caso isto não seja suficiente para entender a mensagem, a embalagem precisa carregar as palavras "tratado por irradiação" ou "tratado com irradiação". A única exceção são os alimentos produzidos comercialmente que contenham alguns ingredientes irradiados, como temperos. O símbolo ou frase não é exigido, por exemplo, na embalagem de uma pizza congelada temperada com orégano irradiado.

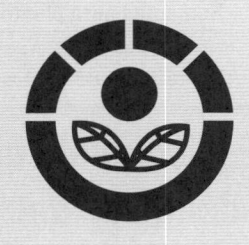

Cerca de 90% de todos os compostos identificados como produtos radiolíticos também são encontrados em alimentos crus, esquentados, ou armazenados que não tenham sido expostos à radiação ionizada. Alguns poucos compostos, chamados de produtos radiolíticos (PRUs) são encontrados apenas em alimentos irradiados.

É possível obter respostas online para as perguntas mais comuns sobre irradiação alimentar no site da Internet sustentado pelo *Centers for Disease Control* (CDC): `www.cdc.gov/ncidod/dbmd/diseaseinfo/foodirradiation.htm`

A tabela 21-2 mostra quando certos alimentos irradiados foram considerados seguros nos Estados Unidos.

A Tabela 21-2 mostra quando certos alimentos irradiados foram considerados seguros nos Estados Unidos.

Tabela 21-2:	Alimentos Aprovados para Irradiação nos Estados Unidos
Alimento	**Data de aprovação**
Trigo, farinha de trigo	1963
Batatas brancas	1964
Porco	1986
Frutas e vegetais (frescos)	1986
Ervas, especiarias, temperos vegetais	1986
Aves (frescas, congeladas)	1990 (FDA), 1992 (USDA)*
Ração para animais e/ou animais domésticos	1995
Carnes (cruas, refrigeradas, congeladas)	1997 (FDA), 2000 (USDA)*
Frutos do mar (frescos, congelados)	1999**
Produtos de carne/aves prontos para comer, sem refrigeração	1999**
Ovos frescos (na casca)	2000
Sementes para plantar	2000

*Tanto a FDA como a USDA precisam aprovar o tratamento de carnes e aves.

** Aplicação aguardando a aprovação da FDA.Federal Centers for Disease Control

---

Essa comida ainda está boa para comer?
Entendendo as datas nas embalagens alimentares

Os seguintes termos podem ajudá-lo a entender se precisa verificar se o alimento ainda está comestível ou se precisa jogá-lo no lixo.

✔ **Vender até:** a última data na qual o alimento pode ser oferecido para a venda. Se armazenado de maneira apropriada, os alimentos mais perecíveis como o leite, o queijo e as carnes embaladas, permanecem seguros por alguns dias após a data "vender até".

✔ **Melhor se usado até ou Use até:** se refere ao sabor e qualidade do alimento, não à sua segurança, a recomendação do fabricante da última data na qual o alimento tenha o melhor sabor.

✔ **Expira em ou Não consumir depois de:** A última data na qual o produto fornece o maior valor nutricional ou funciona melhor (por exemplo, a última data na qual uma levedura ou fermento funcione, fazendo o pão ou bolo crescer).

✔ **Embalagem devida:** termo usado em ovos vindos de instalações inspecionadas pela USDA para mostrar a data em que os ovos foram embalados. A data é escrita na forma de um número variando desde 1 (1 de Janeiro) até 365 (31 de Dezembro – exceto em um ano bissexto, naturalmente). Os ovos de plantas inspecionadas pela USDA também podem carregar uma data de validade.

Capítulo 22
Comendo Melhor Graças à Química

Se este capítulo o espanta, você não está sozinho. Mais pessoas, como você, podem levantar a mão ou o braço inteiro, se pensam que quando falamos de alimentos, o natural é bom e as substâncias químicas são más. Ponto final. Mas isto não é necessariamente verdade.

Este capítulo é sobre os ingredientes naturais e sintéticos e os processos tecnológicos que ajudam a tornar os alimentos mais nutritivos, a melhorar a aparência, sabor e textura deles e a mantê-los frescos por mais tempo. O objetivo é explicar que sem esses produtos e processos, os seres humanos ainda teriam de coletar (ou matar) o jantar fresco de todos os dias para servi-lo com rapidez, antes que ele estragasse.

E, sim, este capítulo é sobre processos novos e diferentes, como a engenharia genética (discutida na seção "Procurando além dos aditivos: Alimentos que a natureza nunca produziu", no final deste capítulo). Experimente. Você poderá gostar.

Explorando a Natureza (e Ciência) dos Aditivos Alimentares

O que são aditivos alimentares? Aqui está uma definição muito simples: Os aditivos alimentares são substâncias adicionadas aos alimentos. A lista de aditivos alimentares comuns inclui:

▪ ✔ Nutrientes

- ✔ Corantes

- ✔ Sabores e Realçadores do sabor

- ✔ Conservantes

Os aditivos alimentares podem ser naturais ou sintéticos. Por exemplo, a vitamina C é um conservante natural. O butilhidroxianisol (BHA) e o butilhidroxitolueno (BHT) são sintéticos. Muitos acreditam que os aditivos naturais sejam mais seguros do que os ingredientes sintéticos, talvez porque a palavra "sintético" pareça ser um sinônimo de "substância química", um tipo de palavra assustadora. Além disso, os aditivos sintéticos muitas vezes possuem nomes impossíveis de serem pronunciados e entendidos, o que os torna ainda mais ameaçadores.

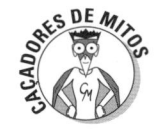

De fato, tudo neste mundo é feito de substâncias químicas: Nossos corpos, o ar que respiramos, o papel no qual o livro foi impresso, e os óculos através dos quais está lendo isto, sem mencionar cada pedacinho de comida que comemos e cada gole de bebida que bebemos.

Para assegurar a nossa segurança, os aditivos alimentares naturais e sintéticos usados nos Estados Unidos são provenientes do grupo de substâncias conhecidas como "Geralmente Reconhecida como Segura" (GRAS).

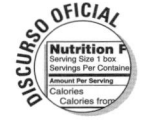

Todos os aditivos na lista GRAS:

- ✔ São aprovados pela *Food and Drug Administration* (FDA), o que significa o reconhecimento pela agência de que o aditivo é seguro e eficiente.

- ✔ Deve ser usado apenas em quantidades limitadas e específicas.

- ✔ Devem ser usados para satisfazer uma necessidade específica em produtos alimentares, como proteção contra mofos.

- ✔ Deve ser eficiente, o que significa que eles precisam manter a segurança e o frescor.

- ✔ Deve estar listado de modo exato na embalagem.

Adicionando nutrientes

Um exemplo de um aditivo alimentar benéfico é a vitamina D, adicionada em praticamente todo leite vendido nos Estados Unidos. A maioria dos produtos de cereais e pães é fortificada com vitaminas do complexo B, ferro e outros minerais essenciais para repôr o perdido quando os grãos integrais são moídos para produzir a farinha branca. Alguns dizem que seria melhor apenas continuar com os grãos integrais. Mas a adição de vitaminas e minerais em farinhas brancas melhora um produto que muitos gostam mais. Outro exemplo de nutriente usado como aditivo alimentar é o cálcio encontrado em alguns sucos de laranja comerciais.

Alguns nutrientes também são úteis. Por exemplo, a vitamina C é um antioxidante que diminui a deterioração dos alimentos e previne reações químicas destrutivas. Os fabricantes precisam adicionar uma forma de vitamina C (*ácido ascórbico*) ao bacon para prevenir a formação de potenciais compostos cancerígenos.

Adicionando cores e sabores

Os corantes, os aromatizantes e os realçadores de sabor dão aos alimentos uma aparência e um sabor melhor. Assim como os outros aditivos alimentares, estes três podem tanto ser naturais como sintéticos.

Cores

Os corantes fazem os alimentos terem uma aparência melhor. Um exemplo de um corante natural é o beta-caroteno, um pigmento natural amarelo presente em muitas frutas e vegetais. O beta-caroteno é usado para fazer a margarina (por natureza, branca) ficar parecida com uma manteiga cremosa e amarela. Outro corante natural é o urucum, um pigmento amarelo-rosa originário de uma árvore tropical, a clorofila é um pigmento verde presente em plantas verdes, o carmim, um extrato avermelhado de cochonilha (um pigmento dos besouros esmagados), o açafrão, uma erva amarela e a cúrcuma, uma especiaria amarela.

Um exemplo de corante sintético é o FD&C Azul Nº. 1, um pigmento azul claro feito do alcatrão de carvão e usado em refrigerantes, gelatina, tintas de cabelo, pós para o rosto, entre outros produtos. E, sim, conforme os cientistas descobriam novos efeitos sobre os pigmentos de alcatrão, incluindo o fato de que algumas são cancerígenas, muitos desses corantes foram banidos para o uso nos alimentos, mas ainda são permitidos nos cosméticos.

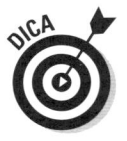

Para evitar este pigmento por completo, leia a embalagem e escolha os alimentos feitos com corantes naturais.

Sabores e saborizantes

Todo cozinheiro digno de seu armário de condimentos conhece ingredientes saborizantes naturais, em especial os naturais mais básicos: Sal, açúcar, vinagre, vinho e sucos de frutas.

Os saborizantes artificiais reproduzem os sabores naturais. Por exemplo, uma colher de chá de suco de limão fresco na batedeira dá ao cheesecake certo "*Je ne sais quoi*" (a frase em francês que significa: "não sei o que" – algo especial), mas o saborizante artificial de limão também funciona da mesma maneira. É possível adoçar o café matinal com açúcar natural ou com um adoçante artificial chamado de sacarina. (Para mais informações sobre adoçantes, leia o capítulo 19).

Os realçadores de sabor são produtos um pouco diferentes. Eles intensificam o sabor natural dos alimentos em vez de adicionar um novo sabor. O realçador de sabor mais conhecido é o glutamato monossódico (MSG), muito usado nos pratos asiáticos. O MSG pode iniciar dores de cabeça e outros sintomas em pessoas sensíveis ao tempero.

Sopa de letrinhas: Entendendo os corantes artificiais

Quando lemos a embalagem de um alimento, remédio ou cosmético contendo corantes artificiais, você poderá ler as letras F, D e C – como em FD&C Amarelo Nº. 5 5. A letra F significa Food (alimento em inglês). A letra D significa Drugs (remédios). A letra C significa Cosmetics (cosméticos). Um aditivo cujo nome inclui todas as três letras pode ser usado em alimentos, remédios e cos-

méticos. Um aditivo sem a letra F está restringido a ser usado em remédios e cosméticos ou apenas para uso externo (tradução: Nada que possa ser ingerido). Por exemplo, D&C Verde Nº. 6. É um corante azul-esverdeado usado em óleos capilares e pomadas, o FD&C Azul Nº. 2 É um corante azul claro usado em xampus, assim como em geleias e em cereais.

Adicionando conservantes

A deterioração dos alimentos é um fenômeno natural. O leite azeda. O pão cria mofo. As carnes e as aves apodrecem. Os vegetais perdem a umidade e murcham. As gorduras se tornam rançosas. Os primeiros três tipos de deterioração são causados por micróbios (bactérias, fungos e leveduras). As duas últimas acontecem quando o alimento é exposto ao oxigênio (ar).

Todas as técnicas de conservação – cozimento, resfriamento, enlatados, congelados, secagem – previnem a deterioração ao diminuir o crescimento de organismos que moram nos alimentos ou ao proteger os alimentos dos efeitos do oxigênio. Os conservantes químicos fazem, em essência, o mesmo:

- *Os antimicrobianos* são conservantes naturais ou sintéticos que protegem os alimentos ao diminuir o crescimento de bactérias, fungos e leveduras.

- *Os antioxidantes* são conservantes naturais ou sintéticos que protegem os alimentos ao prevenir que as moléculas dos alimentos se misturem com o oxigênio (ar).

A Tabela 22-1 traz uma lista representativa de algumas substâncias químicas comuns e os alimentos nos quais elas são encontradas.

Tabela 22-1:	Preservativos nos Alimentos
Conservante	Encontrado em...
Ácido ascórbico	Salsichas, carnes
Ácido Benzoico	Bebidas (refrigerantes), sorvetes, assados
BHA (butilhidroxianisol)	Chips de batatas e outros alimentos
BHT (butilhidroxitolueno)	Chips de batatas de outros alimentos

Conservante	Encontrado em...
Propionato de cálcio	Pães, queijos processados
Isoascorbato	Carnes e outros alimentos
Ascorbato de sódio	Carnes e outros alimentos
Benzoato de sódio	Margarina, refrigerantes

Ruth Winter, A Consumer's Dictionary of Cosmetic Ingredients (New York: Crown, 1996).

Nomeando alguns outros aditivos presentes nos alimentos

Os químicos usam uma variedade dos seguintes tipos de aditivos naturais ou químicos para melhorar a textura dos alimentos, para mantê-los suaves ou para prevenir a separação de misturas:

- Os emulsificantes, como a lecitina ou o polissorbato, evitam que os líquidos mais sólidos, como o pudim de chocolate, se separe em, bem, líquidos e sólidos. Eles também evitam que dois líquidos inimigos, como o óleo e a água, se separem, tornando o molho para saladas cremoso.

- Os estabilizantes, como os alginatos (ácido algínico) derivados das algas marinhas, fazem que alimentos como o sorvete tenham uma aparência mais macia, cremosa e encorpada na boca.

- Os espessantes são gomas e amidos naturais, como a pectina de maçã ou o amido de milho, que encorpam os alimentos.

- Os texturizantes, como o cloreto de cálcio, evitam que os alimentos, como as maçãs, tomates ou batatas enlatadas, se tornem moles.

Ainda que muitos desses aditivos sejam derivados de alimentos, o benefício real deles é estético (a comida parece melhor e possui um sabor melhor), não nutricional.

Determinando a segurança de aditivos alimentares

A segurança de qualquer substância química aprovada para uso como aditivo alimentar está baseado sobre se ela é:

- Tóxica
- Cancerígena
- Alergênica

O enigma nitrato/nitrito

Alguns conservantes são como uma faca de dois gumes: bons e ruins ao mesmo tempo. Por exemplo, os nitratos e os nitritos são conservantes eficientes que previnem o crescimento de organismos causadores de doenças nas carnes curadas. Mas quando eles alcançam o estômago, os nitratos e os nitritos reagem com compostos naturais de amônia, chamados de aminos, formando nitrosaminas, substâncias conhecidas por causar câncer em animais alimentados com quantidades de nitrosaminas mais elevadas do que aquelas encontradas em qualquer alimento humano.

E adivinhe? Evitar os alimentos com nitratos e nitritos adicionados não funciona e ainda assim teremos que lidar com as nitrosaminas.

As beterrabas, o aipo, a berinjela, a alface, os rabanetes, o espinafre: todos eles contêm nitratos e nitritos naturais. Quando os nitratos e nitritos se encontram no estômago, eles produzem – isso mesmo! – nitrosaminas.

Para retirar os nitratos e nitritos adicionados em alimentos como carnes curadas, a USDA, reguladora de carnes, peixes e aves, exige que os fabricantes adicionem um composto antioxidante de vitamina C, como ascorbato de sódio, ou uma vitamina E antioxidante (um tocoferol). As vitaminas antioxidantes previnem a formação de nitrosaminas enquanto melhoram os poderes antimicrobiais dos nitratos e nitritos.

Definindo toxinas

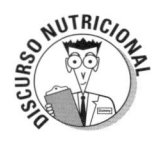

Uma *toxina* é um veneno. Algumas substâncias químicas, como o cianeto, são tóxicas (venenosas) em doses muito, muito pequenas. Outras, como o ascorbato de sódio (uma forma de vitamina C) não são tóxicas, mesmo em doses muito grandes. Todas as substâncias químicas presentes na lista GRAS (Geralmente Reconhecidos como Seguros) são consideradas não tóxicas em quantidades permitidas em alimentos. Aliás, você percebeu que os dois exemplos, o cianeto e a vitamina C, são substâncias químicas naturais?

Explicando os agentes cancerígenos

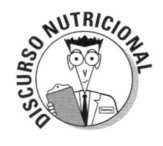

Um agente *cancerígeno* é uma substância causadora de cânceres. Em 1958, o congressista de Nova York, James Delaney, propôs e o Congresso ratificou a Lei de Alimentos, Remédios e Cosméticos que baniu dos alimentos qualquer substância química sintética que causasse câncer (em animais ou em seres humanos) quando ingerida em qualquer quantidade.

Desde então, a única exceção à cláusula Delaney foi a sacarina, que havia sido isenta em 1970. Ainda que saibamos que a ingestão de grandes quantidades do adoçante artificial possa causar câncer de vesícula em animais, nenhuma ligação parecida pode ser encontrada em cânceres humanos. Além disso, a sacarina fornece benefícios claros àqueles impossibilitados de ingerir açúcar. Nota: Em 1977, o Congresso exigiu que todos os produtos contendo sacarina carregassem um aviso: "O uso deste produto pode ser prejudicial à sua saúde. Este produto contém sacarina, determinada como causadora de cânceres em animais de laboratório." Esta exigência foi anulada em 2000, não existem mais avisos.

Enquanto este livro está sendo escrito, a cláusula Delaney ainda está vigente, mesmo que muitos cientistas, incluindo especialistas em câncer, considerem-na antiquada, pois ela impõe um padrão impossível de risco zero e se aplica apenas a substâncias químicas sintéticas. A cláusula Delaney não se aplica a substâncias químicas naturais, mesmo aqueles conhecidos por causarem cânceres, como as aflatoxinas, venenos produzidos por fungos que crescem em amendoins.

Listando alérgenos

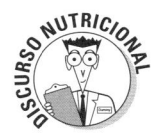

Os alérgenos são substâncias que acionam reações alérgicas. Alguns alimentos, como os amendoins, contêm alérgenos naturais que podem provocar reações alérgicas fatais.

Os exemplos mais conhecidos de aditivos alimentares alergênicos são os sulfitos, um grupo de conservantes que:

- Evita que as frutas e vegetais claros (maçãs, batatas) se tornem escuras quando expostas ao ar.

- Previne que os frutos do mar (camarão e lagosta) desenvolvam pontos negros.

- Reduz o crescimento de bactérias no vinho e cerveja fermentados.

- Branqueia os amidos alimentares.

- Torna as massas mais fáceis de serem manuseadas.

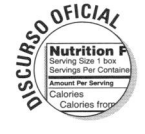

A seguir está uma lista de alimentos que podem conter sulfitos. (Veja também a Figura 22-1).

- Cerveja
- Cerejas ao Maraschino
- Bolos, biscoitos e tortas
- Melado
- Cidra
- Batatas (desidratadas, pré-cortadas, sem casca)
- Condimentos
- Camarões

- Frutas secas
- Misturas para sopas
- Sucos de frutas
- Chá
- Geleias e compotas
- Vegetais (enlatados)
- Molhos
- Sucos vegetais
- Vinhos

Ruth Papazian, "Sulfites" (FDA Consumer, December 1996).

Os sulfitos são seguros para a maioria de pessoas, mas não para todas. De fato, a FDA estima que uma em cada 100 pessoas seja sensível a essas substâncias químicas. Entre aqueles com asma, o número chega a ser cinco entre cada 100 pessoas. Para aqueles sensíveis aos sulfitos, até mesmo quantidades minúsculas podem causar uma séria reação alérgica e os asmáticos podem desenvolver problemas respiratórios ao apenas inalar a fumaça de alimentos tratados com sulfitos.

A FDA tentou banir os sulfitos dos alimentos, mas perdeu um caso na corte criado pelos fabricantes de alimentos que queriam usar o aditivo. Para proteger aqueles sensíveis aos sulfitos, a FDA criou regras para o uso seguro desses conservantes. As regras ditaram uma proibição total de sulfitos em alimentos de bufês e uma exigência de que os sulfitos estejam listados nas embalagens de qualquer alimento ou bebida com mais de dez partes de sulfitos para cada milhão de partes de alimento (10 ppm). Essas regras, além da informação da mídia sobre os riscos dos sulfitos, levaram a uma diminuição dramática no número de reações ao sulfito.

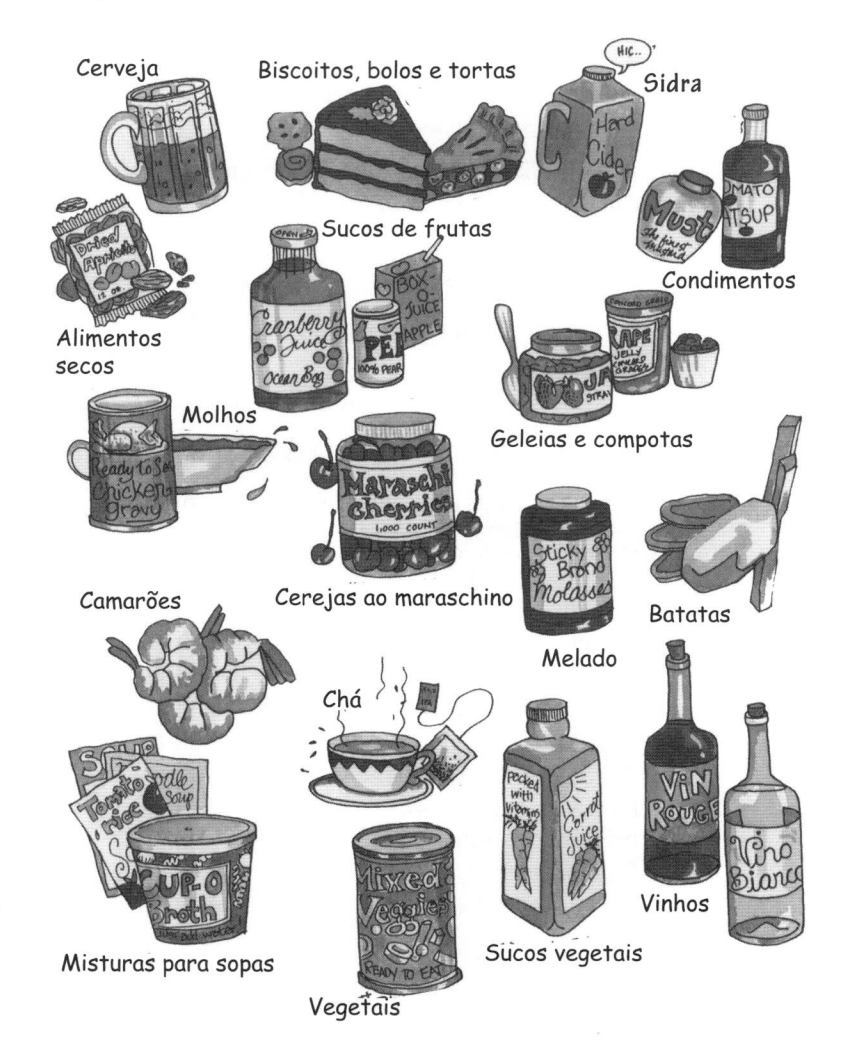

Figura 22-1: Onde pode haver sulfitos!

Procurando Além dos Aditivos: Alimentos que a Natureza Nunca Produziu

Os alimentos transgênicos, também conhecidos como alimentos geneticamente modificados, são aqueles com genes a mais, adicionados de maneira artificial através de processos laboratoriais. Assim como os conservantes, os realçadores de sabor e outras substâncias químicas usadas nos alimentos, os genes – que podem ser provenientes de plantas, animais ou micro-organismos, como bactérias – são usados para que os alimentos sejam:

- Mais nutritivos

- Mais saborosos

- Mais resistentes a doenças e insetos

A engenharia genética também pode ajudar plantas e animais a crescerem mais rápido e a ficarem maiores, aumentando o suprimento de alimentos. E pode permitir a produção de alimentos com remédios, já incluídos nos alimentos (Leia o capítulo 26).

A grande pergunta é: Os alimentos transgênicos são seguros? Nossa, dá para criar uma briga sobre esta pergunta! A melhor resposta pode ser que apenas o tempo dirá. Como você pode imaginar, muitas pessoas comuns não esperam para descobrir. Para elas, os alimentos transgênicos simplesmente são inaceitáveis, caracterizados como "frankomidas" (como no monstro do Dr. Frankenstein).

Para que os consumidores possam fazer uma escolha clara – "sim, eu gostaria de comprar o alimento transgênico" ou "Não, eu não gostaria" – a União Europeia exige que as embalagens dos alimentos especifiquem a presença de qualquer ingrediente transgênico. Nos Estados Unidos, a FDA atualmente exige avisos nas embalagens alertando os consumidores sobre elementos transgênicos apenas quando se refere a um alérgeno inesperado, como genes do milho em tomates ou mudanças no conteúdo nutricional do alimento.

Se os avisos na embalagem são importantes para a maioria de consumidores, ou se a maioria dos consumidores está inclinada a aceitar os alimentos transgênicos parece depender do entrevistado. A *International Food Information Council* (IFIC), um grupo comerciário da indústria alimentícia, aceita as atuais regras sobre avisos nas embalagens. O *Center for Science in the Public Interest* (CSPI), um grupo de advogados baseado em Washington, quer ver as palavras "geneticamente alterado" em todos os alimentos que tenham sido alterados geneticamente. O CSPI também quer que a FDA crie uma regra exigindo que todos os comerciantes de alimentos notifiquem a agência por adiantado quando introduzir um novo alimento transgênico, uma política que já está em vigor quando se trata de alimentos de animais geneticamente alterados.

Naturalmente, cada organização levantou uma pesquisa para apoiar o seu ponto de vista. Por exemplo, uma pesquisa da IFIC afirma que cerca de dois terços (61%) de norte-americanos esperam que a tecnologia alimentícia consiga produzir alimentos de melhor qualidade e com um melhor sabor. A pesquisa competidora da CSPI diz, "Não tão rápido". A diferença se encontra nas perguntas. As perguntas da pesquisa da IFIC enfatizam os benefícios da biotecnologia enquanto que as perguntas da pesquisa da CSPI tendem a mostrar os inconvenientes. Aqui está um par de perguntas de questões comparáveis das pesquisas da CSPI e da IFIC:

1. Pergunta

Versão da CSPI: As embalagens dos alimentos deveriam dizer se o alimento foi geneticamente modificado? 70% (Sim)

Versão da IFIC: Você é a favor ou contra a política da FDA (atual de rotulagem)? 59% (São a favor)

2. Pergunta

Versão da CSPI: Você compraria alimentos rotulados como "transgênicos"? 43% (Sim)

Versão da IFIC: Você compraria um alimento se ele tivesse sido modificado geneticamente para ter um sabor melhor ou aparência mais fresca? Ou para que ele permanecesse mais fresco? 54% (Sim)

Em outras palavras, apesar de uma leve resistência na exploração de um novo território nutricional, os norte-americanos parecem intrigados com a promessa de inovações alimentares e estão dispostos a dar uma chance. Após isto, a prova estará no pudim geneticamente modificado.

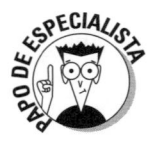

Para ler a pesquisa da CSPI, clique em `www.cspinet.org`, escolha "Reports" e desça até "National Opinion Poll on Labeling of Genetically Engineered Foods". Para ler a pesquisa da IFIC, digite isto no campo de pesquisa: `ific.nisgroup.com/research/upload/200SBiotechSurvey.pdf`

Parte V
Alimentos e Medicina

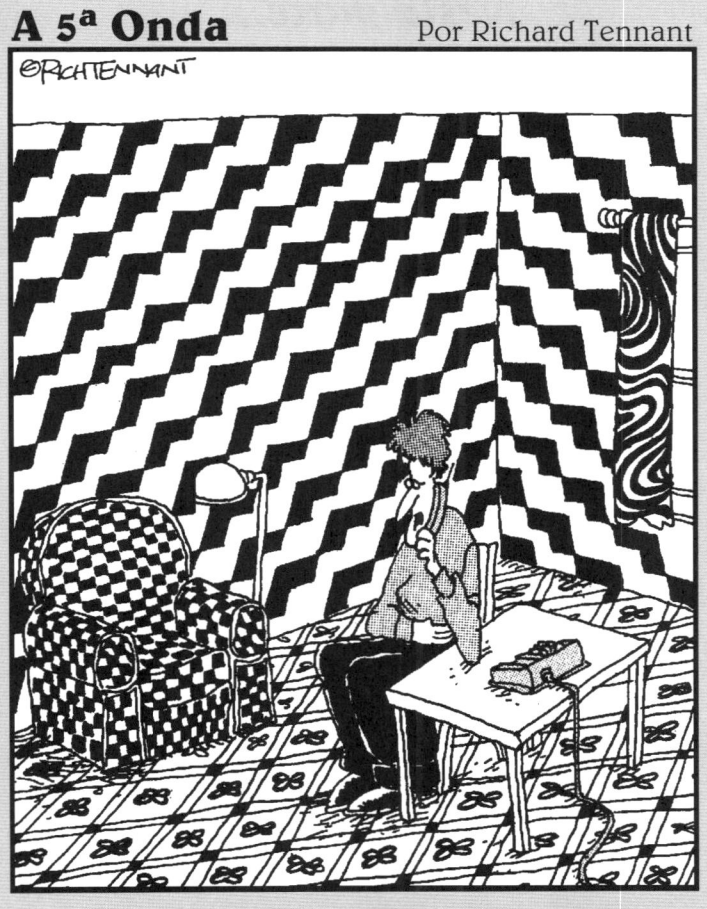

" Doutor, estou com náuseas e me sinto desorientado. Você acha que isto é uma reação a algo que comi?"

Nesta parte...

Como é possível que uma civilização (a sua) que possui antibióticos, analgésicos e descongestionantes ainda sirva caldo de galinha para curar os resfriados, café para as dores de cabeça e chocolate para um coração partido? Porque eles funcionam!

Os alimentos e a medicina são parceiros naturais. Algumas vezes eles brigam (o termo técnico seria interações entre medicamentos e alimentos), mas é mais frequente – como você descobrirá nesta parte – que eles andem de mãos dadas pela estrada para manter o seu corpo em excelente forma.

Capítulo 23

Quando os Alimentos Causam Problemas de Saúde

....

Neste Capítulo:

▶ Revelando o que é uma alergia alimentar

▶ Encontrando alimentos mais prováveis de desencadearem reações alérgicas

▶ Descobrindo se você é alérgico a algum alimento

▶ Explorando as diferenças entre as alergias alimentares e a intolerância alimentar

....

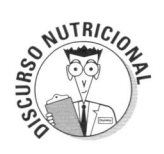

De acordo com a *Food Allergy & Anaphylaxis Network* (FAAN) ao menos 11,4 milhões de norte-americanos são portadores de alergias alimentares (também conhecidas como hipersensibilidade alimentar), este número inclui mais crianças que adultos, pois muitas alergias da infância parecem desaparecer com a idade.

Portanto, você pode estar se perguntando, se as alergias tendem a desaparecer, por que eu preciso ler um capítulo inteiro sobre elas? Boa pergunta. Eu tenho duas boas respostas. Em primeiro lugar, as alergias alimentares que não desaparecerem podem provocar reações, variando desde algo trivial (um nariz entupido no dia seguinte) e podendo chegar a algo bastante perigoso (parada respiratória imediata). Em segundo lugar, uma pessoa com alergias alimentares está propensa a ser alérgica a outros fatores, como poeira, pólen ou ao gato da família. E uma pessoa avisada sobre as alergias alimentares é uma pessoa prevenida contra o resto, certo? Certo.

Descobrindo Mais Sobre as Alergias Alimentares

O sistema imunológico foi projetado para proteger o corpo de invasores nocivos, como as bactérias. Algumas vezes, no entanto, o sistema responde a substâncias normalmente consideradas inofensivas. A substância que provoca o ataque é chamada de alérgeno e as substâncias que atacam o alérgeno são chamadas de anticorpos.

Uma alergia alimentar pode provocar uma resposta enquanto o corpo lança anticorpos para atacar proteínas específicas do alimento. Quando isso acontece, algumas reações físicas incluem:

- Urticária
- Inchaço do rosto, língua, lábios, pálpebras, mãos e pés
- Coceira
- Erupções
- Dores de cabeça, enxaquecas
- Diarreia, algumas vezes com sangue
- Espirros, tosse
- Asma
- Dificuldades respiratórias causadas pelo reforço dos tecidos (inchaço) da garganta.
- Perda de consciência (choque anafilático)

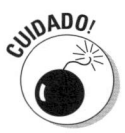

Se você é sensível a um alimento específico, pode ser que não possa comer o alimento para evitar a reação. Por exemplo, pessoas sensíveis a amendoins podem desenvolver urticárias ao apenas tocar um amendoim ou manteiga de amendoim e podem sofrer reações fatais após apenas comer um chocolate que tenha passado pelo maquinário da fábrica que anteriormente continha amendoins. As pessoas sensíveis aos frutos do mar, peixes e frutos do mar, são conhecidas por desenvolver problemas respiratórios após inalar vapores ou névoa produzida ao cozinhar o peixe.

Entendendo como uma reação alérgica ocorre

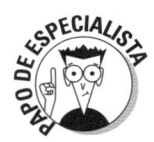

Quando comemos um alimento contendo uma proteína à qual você é sensível, o sistema imunológico lança anticorpos que pegam uma carona nos glóbulos brancos chamados basófilos. Os basófilos circulam através do corpo, dando aos anticorpos a chance para se desligarem e se juntarem a células do sistema imunológico, chamadas de mastócitos.

Os basófilos e os mastócitos produzem, armazenam e lançam histamina, uma substância química do corpo natural que causam os sintomas, como coceiras, inchaços, e erupções, associados às reações alérgicas. Sim, é por isso que algumas pílulas contra alergias são chamadas de anti-histamínicos. Quando os anticorpos carregados pelos basófilos e mastócitos entram em contato com os alérgenos dos alimentos, boom! Você tem uma reação alérgica.

Investigando os dois tipos de reações alérgicas

O corpo pode reagir a um alérgeno de uma maneira entre duas, de imediato ou mais tarde:

- As reações imediatas são mais perigosas, pois elas envolvem um inchaço rápido do tecido, algumas vezes em segundos após o contato com o alimento em questão.

- As reações demoradas, que podem ocorrer entre 24 a 48 horas após a exposição ao alimento, são em geral mais suaves, talvez uma leve tosse ou congestão nasal causada por tecidos inchados.

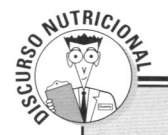

Dialeto das alergias

Você acha que tem alergias. Agora precisa saber sobre o dialeto das alergias. Estas palavras e definições (um glossário das alergias, se preferir) podem ajudá-lo a entender o que acontece com as alergias:

Alérgeno: qualquer substância que desencadeia uma reação alérgica (veja "antígeno", neste box).

Anafilaxia: uma reação alérgica com potencial de risco à vida que envolve muitos sistemas corporais, criando uma cascata de efeitos colaterais começando com uma repentina coceira e depois surgindo inchaços dos tecidos nas passagens de ar que podem levar a dificuldades respiratórias, queda da pressão sanguínea, perda de consciência e morte.

Anticorpo: uma proteína presente no sangue que reage a um antígeno ao tentar torná-lo inofensivo.

Antígeno: uma substância que estimula uma resposta do sistema imunológico, um alérgeno é um tipo específico de antígeno.

Basófilos: uma célula dos glóbulos brancos que carrega o igE e lança histamina.

ELISA: é a sigla para enzimaimunoensaio, um teste usado para determinar a presença de anticorpos no sangue, incluindo anticorpos para alérgenos específicos.

Histamina: a substância lançada pelo sistema imunológico (especificamente por basófilos e mastófilos) que produz os sintomas da reação alérgica, como coceiras e inchaços.

Intolerância: uma reação adversa não alérgica a alimentos.

igE: uma abreviação para imunoglobulina E, o anticorpo que reage aos alérgenos.

Mastófilos: uma célula do tecido corporal que lança histamina.

RAST: uma abreviação para teste radioalergosorvente, um teste sanguíneo usado para determinar se você é alérgico a certos alimentos.

Urticária: o nome médico para as erupções.

American Academy of Allergy & Immunology, International Food Information Council Foundation, "Understanding Food Allergy" (April 1995).

A maioria das reações alérgicas é desagradável, mas suave. No entanto, entre 150 a 200 pessoas morrem a cada ano nos Estados Unidos devido a severas reações a alergias alimentares.

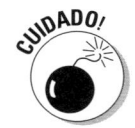

Ligue para o 911* imediatamente se você, um amigo ou um parente, mostrar qualquer sinal de uma reação alérgica, incluindo uma reação alérgica a algum alimento que afete a respiração.

Está tudo em família: Herdando alergias alimentares

A tendência das alergias, ainda que não seja a alergia em particular, é que elas sejam herdadas. Se algum dos seus pais possui uma alergia alimentar, o risco de sofrer do mesmo problema é duas vezes maior do que se nenhum dos seus pais fosse alérgico a alimentos. Se sua mãe e seu pai têm alergia a alimentos, o risco de você também ter é quatro vezes maior.

Considerações Sobre os Alimentos com Maior Probabilidade para Causar Alergias

Aqui está algo para considerar: Mais de 90% de todas as reações alérgicas a alimentos são causadas por apenas oito alimentos (veja a Figura 23-1):

- ✔ Leite
- ✔ Ovos
- ✔ Amendoins
- ✔ Nozes
- ✔ Alimentos de soja
- ✔ Trigo
- ✔ Peixe
- ✔ Frutos do mar

---

* No Brasil ligar para SAMU 192.

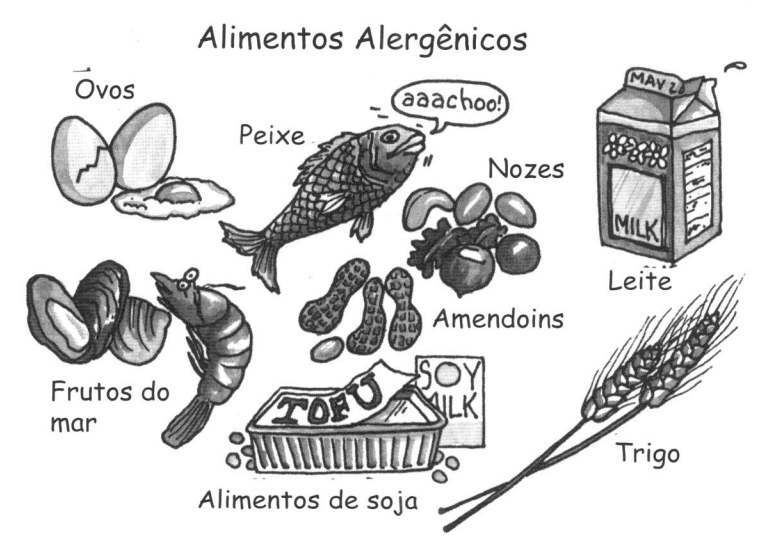

Figura 23-1: Estes alimentos podem iniciar uma reação alérgica.

Projete a lei (livre de amendoins) e ela surgirá

No mundo real, ter uma alergia a amendoins pode afetar a sua habilidade para aproveitar simples prazeres, como um jogo de baseball onde amendoins são vendidos. Então, imagine a alegria dos pais em New Britain, Connecticut, onde o time local Eastern League (os Rock Cats) decidiu separar uma seção especial com 138 lugares sem comidas durante sua temporada de 2002 para os fanáticos de baseball que eram alérgicos a amendoins e suas famílias em um jogo entre os Rock Cats e os New Haven Ravens.

Os Rock Cats e o Food Allergy & Anaphylaxis Network, um grupo nacional de advocacia de consumo com 250 membros na área de Hertford, aderiram à causa, pois como o assistente do gerente geral dos Rock Cats John Willi disse: "Nenhuma criança deveria ser privada de uma experiência com os Rock Cats".

Outros times menores da liga, como o North Carolina Hickory Crawdads, o West Michigan Whitecaps e o St. Paul (Minnesota) Saints reservaram seções sem amendoins durante ao menos um jogo durante as temporadas de 2001, 2002, 2003, 2004 e 2005.

Mas com exceção do Texas Rangers que experimentou uma seção sem amendoins em um jogo por temporada, as grandes ligas ainda estão reticentes. Escreva ou mande um e-mail para o seu clube local para pressioná-los a se unirem ao time antialergia. Vá. Agora. Rebata!

Dietas de eliminação

Como pessoas diferentes são sensíveis a alimentos diferentes, existem vários tipos de dietas de eliminação. As três dietas listadas aqui eliminam grandes grupos de alimentos conhecidos por causarem reações alérgicas em muitas pessoas. O médico irá escolher uma que pareça ser mais útil no seu caso.

Dieta Nº.1: Sem carne vermelha, porco, frango, leite, centeio ou milho.

Dieta Nº. 2: Sem carne vermelha, cordeiro, arroz ou leite.

Dieta Nº. 3: Sem cordeiro, aves, centeio, arroz, milho ou leite.

The Merck Manual, 16th ed. (Rahway, NJ: Merck Research Laboratories 1992).

Testes: Identificando Alergias Alimentares

Para identificar o culpado pela alergia alimentar, o médico pode sugerir uma dieta de eliminação. O regime remove da dieta os alimentos conhecidos por causar reações alérgicas em muitas pessoas. Então, em certo momento, os alimentos são reintroduzidos. Se reagir a um, bingo! Isto é uma dica para o que desencadeia a resposta imunológica.

Para se ter absoluta certeza, o médico pode desafiar o sistema imunológico ao introduzir alimentos em uma forma (talvez em uma cápsula) que nem ele, nem você, poderiam identificar como um alimento específico. Ao fazer isso ele está descartando qualquer possibilidade de que sua reação tenha sido causada por um estímulo nervoso, ou seja, visão, paladar ou olfato do alimento.

Dois testes mais sofisticados, o ELISA (teste imunoenzimático) e o RAST (teste radioalergosorvente), podem identificar os anticorpos para alérgenos específicos no sangue. Mas estes dois testes raramente são pedidos.

Como Enfrentar Alergias Alimentares

Após saber que é alérgico a um alimento, a melhor maneira para evitar uma reação alérgica é evitar o alimento. Infelizmente, a tarefa pode ser mais difícil do que parece já que o ingrediente culpado pode estar escondido: amendoins no molho de pimenta ou caviar ("ovos de peixes") no molho.

Algumas vezes o ingrediente "escondido" pode estar escondido no rótulo do alimento que usa códigos químicos para os alérgenos. Exemplo? O que acha de "soro" ou "caseína" ou "lactoglobulina" para "leite". Felizmente, no verão de 2004, o Congresso passou e o presidente assinou a Lei de Proteção aos Consumidores e Rotulagem alimentar dos alérgenos. Desde Janeiro de

2006, todos os rótulos alimentares precisam usar palavras simples para os oito alérgenos alimentares mais comuns. Adeus "soro", "caseína" e "lacto-globulina". Olá, leite. Já era tempo.

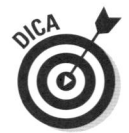

Se você é alguém com alergias alimentares com potencial risco de vida (ou outro alérgeno, como veneno de vespas) o seu médico pode sugerir que carregue uma seringa cheia com epinefrina, uma droga que neutraliza as reações. Também é possível portar uma etiqueta que o identifique como uma pessoa com um problema alérgico sério. Uma companhia que fornece essas etiquetas é a Fundação Internacional Medic-Alert, uma firma com mais de quarenta anos localizada em Turlock, California. O telefone 24 horas para o Medic-Alert é 888-633-4298 (Nos estados Unidos) e 209-668-3333 (ligações do exterior).

A indústria alimentícia leva as alergias alimentares tão a sério que a Associação Nacional dos Restaurantes juntou forças com a *American Academy of Allergy, Asthma & Immunology*, a *Food Allergy & Anaphylaxis Network* e a *International Food Information Council Foundation* (IFIC) para produzir um cartaz mostrando alimentos alergênicos e dando orientações sobre como ajudar em uma emergência alérgica. O cartaz foi feito para ser pendurado nas cozinhas de restaurantes. Você pode querer visitar os seguintes sites da Internet para mais detalhes sobre alergias alimentares:

- The American Academy of Allergy, Asthma & Immunology (`www.aaai.org`)

- The Food Allergy & Anaphylaxis Network (`www.foodallergy.org`)

Reconhecendo Outras Reações Corporais a Alimentos

As reações alérgicas não são a única maneira que o corpo encontra para registrar um protesto contra certos alimentos.

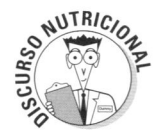

A *intolerância* alimentar é um termo usado para descrever reações comuns, naturais e não alérgicas, o que significa que essas reações não envolvem a produção de anticorpos pelo sistema imunológico. Algumas reações comuns de intolerância alimentar são:

- **Uma reação alimentar metabólica:** Esta resposta é uma inabilidade para digerir certos alimentos, como gorduras ou lactose (o açúcar natural do leite). As reações alimentares metabólicas podem produzir gás, diarreia ou outros sinais de irritação gástrica e são um traço hereditário.

- **Uma reação física para uma substância química específica:** O corpo pode reagir a algo como as substâncias laxativas presentes nas ameixas ou glutamato monossódico (MSG), o realçador de sabores muitas vezes encontrado na culinária asiática. Ainda que algumas pessoas sejam mais sensíveis que outras a essas substâncias químicas, a reação delas é uma reação física e não envolve o sistema imunológico.

✔ **O corpo responde a gatilhos fisiológicos:** Quando estamos com medo, com ansiedade ou muito agitados, o corpo se torna mais veloz, secretando hormônios que aceleram a batida cardíaca e a respiração, aceleram a passagem de alimentos pela barriga e fazem esvaziar os intestinos e a bexiga. O processo completo, chamado de reação de estresse agudo, prepara o corpo para se defender, tanto para lutar quanto para correr. Em um nível mais prosaico, uma forte reação a alimentos pode causar diarreia. Isto não é uma alergia, são os seus hormônios.

✔ **Uma mudança no humor e/ou comportamento:** Alguns alimentos, como o café, contêm substâncias químicas, como a cafeína, que possuem um efeito no humor e no comportamento, mas isto é o tema do capítulo 24. Vire a página e ele é seu.

Capítulo 24
Alimentos e Humor

Neste Capítulo:

▶ Descobrindo os efeitos dos alimentos no cérebro.

▶ Usando os alimentos para aumentar a vigilância.

▶ Diminuindo a tensão: alimentos que acalmam.

▶ Planejando refeições com alimentos modificadores do humor.

A bra as cortinas. Apague as luzes. Aproxime-se. Agora vamos falar sobre algo que os nutricionistas nunca escreveram: Os alimentos podem fazê-lo se sentir bem. E não me refiro apenas às sensações simples, boas e mornas, que se seguem a uma refeição. Eu me refiro ao tipo de sensações como: "me levante quando estiver cansado e me acalme quando estiver agitado", que geralmente associamos com drogas alteradoras de humor pesadas.

Por que a maioria dos livros de nutrição ignora este tema? Sinceramente, não sei. Mas o lado bom de escrever este livro é que ele me dá a oportunidade de passar longe de um monte de informações que talvez você nunca lesse.

Portanto, aqui está um capítulo sobre o humor e os alimentos. O capítulo nomeia algumas das substâncias químicas comuns, naturais e alteradoras do humor que existem nos alimentos, explica como essas substâncias químicas funcionam e apresenta algumas estratégias simples para aumentar a eficiência delas. Sente-se, abra uma caixa de chocolates, tome uma taça de vinho, faça um expresso e aproveite.

Como as Substâncias Químicas Afetam o Humor

O *humor* é uma sensação, um estado emocional interno que pode afetar a maneira como você vê o mundo. Por exemplo, se o seu time ganha o campeonato, sua felicidade pode durar dias, deixando-o tão feliz que você ignora aborrecimentos pequenos, como encontrar uma multa no carro porque o parquímetro expirou enquanto almoçava. Por outro lado, se você se sente triste porque o projeto no qual gastou seis meses preparando não funcionou, seu desapontamento pode durar tempo suficiente para fazer seu trabalho parecer inútil ou seu programa de televisão chato.

Na maior parte do tempo, após balançar de uma maneira ou de outra, o humor volta de novo ao normal. Você desce do seu momento alto ou se recobra do desapontamento e a vida volta ao normal algo bom aqui, algumas notícias ruins ali, mas no total, algo nivelado.

De vez em quando, no entanto, o seu humor pode enlouquecer. A felicidade pela vitória do time pode chegar a um ponto onde você se encontrará correndo de loja em loja comprando coisas que não pode pagar, ou sua tristeza pela falha no trabalho se aprofunda em uma depressão que rouba a felicidade de todo o resto. Este estado desagradável, um humor fora de controle, é chamado de transtorno do humor.

Cerca de um, em cada quatro seres humanos (mulheres com maior frequência que os homens) sofrem de alguma forma de transtorno do humor durante sua vida. Oito ou nove pessoas entre 100 vivem um transtorno do humor clínico, um transtorno do humor tão sério a ponto de ser diagnosticado como uma doença.

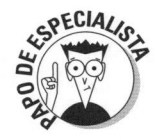

Os dois humores mais comuns são a felicidade e a tristeza. Os dois transtornos de humor mais comuns são a *depressão clínica*, um período prolongado de tristezas intensas e a *mania clínica*, um período prolongado de uma alegria intensa. A depressão clínica em particular é chamada de transtorno unipolar, a depressão clínica mais a mania clínica são chamadas de transtorno bipolar.

Hoje, os cientistas identificaram substâncias químicas naturais do cérebro que afetam o humor e possuem um papel nos transtornos de humor. O corpo produz um grupo de substâncias químicas chamadas de neurotransmissores, responsáveis por permitir às células cerebrais mandarem mensagens. Três neurotransmissores importantes são:

- Dopamina
- Noradrenalina
- Serotonina

A dopamina e a noradrenalina são substâncias químicas que o fazem se sentir alerta e energético. A serotonina é uma substância química que o faz se sentir suave e calmo.

Algumas formas de mania e depressão clínicas parecem ser avarias na habilidade corporal para manusear estas substâncias químicas. Os remédios conhecidos como antidepressivos ajustam o humor ao tornar os neurotransmissores mais disponíveis ao cérebro ou ao permitir que o cérebro os use com maior eficiência. As medicações usadas para tratar os transtornos de humor incluem:

- **Antidepressivos tricíclicos:** estes fármacos são nomeados assim devido a sua estrutura química: Três grupos de átomos em forma de anel (tri = três, cílico = anel). Eles aliviam os sintomas ao aumentar a disponibilidade da serotonina. Um tricíclico bem conhecido é a amitriptilina (Cristália).

- ✔ **Inibidores seletivos da recaptação da serotonina (ISRS):** estes remédios diminuem a reabsorção da serotonina pelo corpo, para que uma maior quantidade da substância química fique disponível ao cérebro. Relata-se que os ISRS tenham menos efeitos colaterais do que os tricíclicos. Dois ISRS conhecidos são a fluoxetina (Prozac) e a paroxetina (Paxil).

- ✔ **Inibidores da monoamina oxidase (inibidores da MAO):** estes remédios diminuem a destruição natural do corpo da dopamina e outros neurotransmissores para que eles fiquem disponíveis ao cérebro. Fenelzina (Nardil) e tranilcipromina (Parnate) são inibidores da MAO.

- ✔ **Lítio:** as ações precisas desta droga continuam desconhecidas, mas ela pode aumentar a disponibilidade de serotonina e diminuir a disponibilidade de noradrenalina.

- ✔ **Um grupo de substâncias químicas não relacionadas entre si e entre outros grupos de antidepressivos:** alguns são conhecidos por regular a disponibilidade de serotonina, outros trabalham de uma maneira que ainda não foi identificada. Este grupo inclui a bupropiona (Zetron) e sertralina (Zoloft).

Como os Alimentos Afetam o Humor

Bom dia! É hora de acordar, sair da cama e andar dormindo até a cozinha para beber uma xícara de café.

Boa tarde! É hora para uma dose moderada de whisky ou vinho para aliviar as tensões do dia.

Boa dor! Seu namorado a deixou. É hora de chocolates, muito chocolate, para aliviar a dor.

Boa noite! É hora de leite com biscoitos para facilitar a ida ao mundo dos sonhos.

Durante séculos, milhões de pessoas usaram estes alimentos nestas situações, seguros em seu conhecimento de que cada alimento faria sua mágica no humor. Hoje, a ciência moderna sabe o porquê. Ao descobrir que as emoções estão ligadas à produção e uso de certas substâncias químicas cerebrais, os cientistas de nutrição puderam identificar as substâncias químicas naturais presentes nos alimentos capazes de mudar a maneira como nos sentimos ao:

- ✔ Influenciar a produção de neurotransmissores.

- ✔ Ligar-se a células cerebrais e mudar a maneira como as células se comportam.

- ✔ Abrir caminhos nas células cerebrais para que outras substâncias químicas alteradoras do humor possam entrar.

As próximas seções descrevem as substâncias químicas presentes nos alimentos mais comuns por afetar o humor.

Álcool

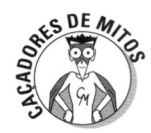

O álcool é o relaxante natural mais usado. Ao contrário da crença geral, o álcool é um depressivo, não um elevador de humor. Se você se sente amigável e exuberante após um drinque, a razão não é porque o álcool está acelerando o cérebro, é porque o álcool relaxa o controle, os sinais cerebrais que normalmente lhe diriam para não colocar uma lâmpada na cabeça ou para não tirar as roupas em público.

Para mais informações sobre os efeitos do álcool em praticamente todos os órgãos e sistema corporal, vá ao capítulo 9. Aqui neste capítulo basta dizer que, muitas pessoas acham que quando o álcool é tomado em moderação – definido como um drinque para as mulheres e dois para os homens – e com outros alimentos, ele pode mudar o humor de tenso para relaxado.

Anandamida

A anandamida é um *canabinoide*, uma substância química que se liga aos mesmos receptores cerebrais que pegam ingredientes parecidos na fumaça da maconha. O cérebro produz um pouco de anandamida de forma natural, mas também conseguimos absorver quantidades muito pequenas da substância química a partir do (o que mais?) chocolate. Além disso, o chocolate contém duas substâncias químicas parecidas à anandamida que diminuem a decomposição da anandamida produzida no cérebro, intensificando seus efeitos. Talvez seja por isso que comer chocolate o deixe relaxado. Mas não relaxado o suficiente para transportá-lo para cadeia ou fazer a polícia federal confiscar a sua barra: apenas o suficiente para limpar as lágrimas do amor perdido. (Não se preocupe, você precisaria de, no mínimo, 12 quilos de chocolate de uma só vez para sentir qualquer efeito parecido ao da maconha).

Cafeína

Acho que não preciso contar que a cafeína é um leve estimulante que:

- ✔ Aumenta a pressão sanguínea.
- ✔ Acelera os batimentos cardíacos.
- ✔ Acelera a queima de calorias.
- ✔ Faz que urinemos com maior frequência.
- ✔ Faz o trato intestinal mover a comida com maior rapidez pelo corpo.

Tampouco preciso dizer que a cafeína é um elevador do humor. Ainda que ela aumente o nível de serotonina, o neurotransmissor calmante, ela também se liga a receptores específicos (lugares na superfície das células cerebrais), geralmente reservados para outro tranquilizador natural, a adenosina. Quando a cafeína ocupa o lugar da adenosina, as células cerebrais se tornam mais ativas a estimulantes, como barulhos e luz, fazendo-o falar e pensar mais rápido. Ultimamente, os atletas que ingeriam cafeína antes de um evento relataram que ela também aumenta o desempenho em algumas competições de resistência.

No entanto, o modo como reagimos à cafeína é algo muito individual. Alguns podem beber sete xícaras de café comum ("com cafeína") e ainda permanecem calmos durante todo o dia e dormem como bebês durante à noite. Outros, como eu, por exemplo, tendem a dar pulinhos com o descafeinado. Ou como meu marido costuma dizer: "O que era esse borrão que passou pela sala?". Talvez aqueles que se mantenham calmos tenham suficientes receptores cerebrais para acomodar tanto a adenosina como a cafeína, ou talvez eles sejam mais sensíveis à adenosina, que consegue se juntar às células do cérebro. Ninguém sabe ao certo.

De qualquer forma, os efeitos estimulantes da cafeína podem durar entre uma até sete horas. Sei que poderei contar com uma noite sem sono quando tiver tomado um café de verdade (em vez do descafeinado) após às cinco da tarde. Expresso no jantar? Ficarei acordada até os pássaros começarem a cantar, na manhã seguinte. A Tabela 24-1 lista algumas fontes alimentares comuns da cafeína.

Tabela 24-1:	Alimentos que Fornecem Cafeína
Alimento	**Quantidade de Cafeína (mg)**
Xícaras de 150 mililitros	
Café regular, coado	80 – 150
Café regular, instantâneo	40 – 108
Café descafeinado	1 – 6
Chá	20 – 110
Chá instantâneo	25 – 60
Cacau	2 – 50
Lata de 360 mililitros	
Refrigerantes	30 – 72
Embalagem com 240 mililitros	
Leite achocolatado	2 – 7
Porção de 30 gramas	
Chocolate ao leite	1 – 15
Chocolate meio-amargo	5 – 35
Chocolate amargo	26

George M. Briggs e Doris Howes Calloway; Nutrition and Physical Fitness, 11 edição (New York: Holt, Rinehart and Winston, 1984), Current Medical Diagnosis and Treatment, 36 ed. (Stamford, CT: Appleton and Lange, 1997).

Triptofano e glicose

O triptofano é um aminoácido, o grupo de substâncias químicas conhecido por serem os blocos construtores das proteínas (veja o capítulo 6). A glicose, o produto final do metabolismo de carboidratos, é o açúcar que circula no sangue, o combustível básico que faz o corpo funcionar (veja o capítulo 8). O clássico calmante de leite e biscoitos deve seu poder ao time de triptofano mais glicose.

Comece com o fato de que os neurotransmissores dopamina, noradrenalina e serotonina são feitos a partir dos aminoácidos tirosina e triptofano, encontrados em alimentos proteicos, como o leite. A tirosina é o ingrediente mais importante da dopamina e noradrenalina, os neurotransmissores da vigilância. O triptofano é o ingrediente mais importante da serotonina, o neurotransmissor calmante.

Todos os aminoácidos navegam no cérebro como pequenos trens, em pequenas estradas de ferro químicas. Mas a mãe natureza – uma festeira! – ordenou os interruptores para que o cérebro abra caminho para a agitada tirosina chegue primeiro e para que o relaxado triptofano chegue por último. É por isso que uma refeição rica em proteínas aumenta a vigilância.

Para mover o trem do triptofano para frente, é necessária a glicose, o que significa que precisaremos de alimentos com carboidratos, como os biscoitos. Quando comemos carboidratos, o pâncreas libera insulina, o hormônio que permite metabolizar carboidratos e produzir glicose. A insulina também mantém a tirosina e outros aminoácidos circulando no sangue para que os trens de triptofano viajem em bastantes trilhos abertos, até o cérebro. Com mais triptofano chegando, o cérebro pode aumentar a produção da relaxante serotonina. É por esta razão que uma refeição de massas, cheia de amido (o amido é composto de cadeias de moléculas de glicose, como explicado no capítulo 8) o deixa calmo, relaxado e bem consigo mesmo.

Os efeitos dos açúcares simples, como a sacarose (açúcar de mesa) são mais complicados. Se comer açúcares simples com o estômago vazio, os açúcares serão aborvidos com rapidez, criando um rápido aumento da secreção de insulina, o hormônio necessário para metabolizar carboidratos. O resultado é um rápido aumento na quantidade de açúcar circulando no sangue, uma condição conhecida como hiperglicemia (hiper = alto, glicemia = açúcar no sangue) que pode fazê-lo se sentir tenso em vez de calmo. No entanto, quando ingeridos com o estômago cheio, como a sobremesa após uma refeição completa, os açúcares simples são absorvidos lentamente e podem causar o efeito calmante geralmente ligado aos carboidratos complexos (alimentos com amido).

Portanto, alguns alimentos como carne, peixes e aves o deixam mais alerta. Outros, como massas, pães, batatas, arroz e outros grãos o acalmam. O efeito dos alimentos depende da habilidade deles para alterar a quantidade de serotonina disponível no cérebro. (Veja a Figura 24-1)

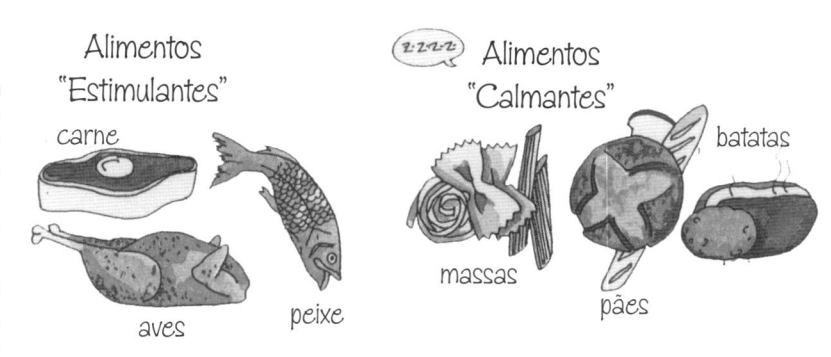

Figura 24-1:
Alguns alimentos podem acalmá--lo enquanto outros podem deixá-lo mais alerta.

Feniletilamina (PEA)

A feniletilamina, algumas vezes abreviada como PEA, é uma substância química natural que o corpo lança quando está apaixonado, fazendo-o sentir-se bem o tempo todo. Um grande alvoroço aconteceu no final da década de 1980 quando os pesquisadores descobriram que o chocolate, a comida dos apaixonados, era uma ótima fonte de PEA.

De fato, muitos acreditam que a PEA esteja relacionada à reputação do chocolate como comida dos apaixonados e da consolação. É claro, para sermos justos, o chocolate contém cafeína, um elevador de humor, a teobromina, um estimulante muscular e a anandamida, um canabinoide (veja a discussão sobre a anandamida, anteriormente neste capítulo). O que mais poderíamos dizer, além de: "Por favor, poderia passar a caixa de chocolates para este lado da mesa?".

Usando os Alimentos para Controlar o Humor

Nenhum alimento mudará a sua personalidade ou alterará um transtorno de humor. Mas alguns podem trazer um ânimo a mais ou um momento de calmaria ao seu dia, aumentar a eficiência em certas tarefas, torná-lo mais alerta ou dar um empurrão até a linha de chegada.

Cuidado! Remédios no trabalho

Algumas substâncias químicas alteradoras do humor presentes nos alimentos interagem com remédios. Como pode ter adivinhado, os dois exemplos mais notórios são a cafeína e o álcool.

- A cafeína torna os analgésicos, como a aspirina e o paracetamol, mais eficientes. Por outro lado, analgésicos sem prescrição médica e remédios para resfriados já contém cafeína. Se tomar a pílula com uma xícara de café, poderá aumentar a ingestão de cafeína para além do desejado.

- O álcool não deve ser consumido com a maioria de remédios, pois ele aumenta os efeitos sedativos ou calmantes de alguns remédios, como anti-histamínicos e analgésicos e altera a taxa de absorção.

Sempre pergunte ao seu farmacêutico sobre interações entre remédios e alimentos (poderá ler mais sobre isto no capítulo 25) quando preencher uma prescrição. Para produtos sem prescrição médica, leia a embalagem com cuidado.

A palavra de ordem é equilíbrio:

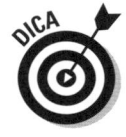

- Uma xícara de café de manhã é uma levantada na vigilância. Sete xícaras de café em um dia pode fazer suas mãos tremerem.

- Um drinque alcoólico geralmente é uma maneira segura para relaxar. Três podem ser desastrosos.

- Um peito de frango grelhado (carne branca, sem pele) para o café da manhã – sim, no café da manhã – em um dia em que precisa estar de pé antes do almoço pode deixá-lo afiado como uma faca.

- Tem um almoço de negócios importante? Peça amidos sem gorduras ou óleos: uma massa com tomates frescos e manjericão, sem óleo ou queijo, arroz com vegetais ou arroz com frutas. O objetivo é obter os carboidratos calmantes sem comer alimentos ricos em gorduras que retardam o pensamento e o fazem sentir-se sonolento.

Neste caso, assim como em outros aspectos de uma vida saudável, o objetivo é assegurar que você use a ferramenta, neste caso, a comida, não o contrário.

Capítulo 25

Alimentos e Interações Medicamentosas

*O*s alimentos nutrem o corpo. Os remédios curam ou aliviam o que o aflige. Poderíamos pensar que ambos trabalhariam juntos em perfeita harmonia para proteger o corpo. Algumas vezes, eles o fazem. Em certas ocasiões, no entanto, os alimentos e os remédios brigam como boxeadores em um ringue. O remédio evita que o corpo absorva ou use nutrientes dos alimentos ou a comida (ou nutriente) evita que você se beneficie de certos remédios.

A frase médica para esse triste estado é reação adversa. Este capítulo descreve várias interações adversas e mostra algumas estratégias simples que permitem dar um curto-circuito nelas.

Como os Alimentos e as Interações Medicamentosas Acontecem

Quando comemos, os alimentos se movimentam da boca para o estômago até o intestino delgado, onde os nutrientes que o mantém forte e saudável são absorvidos pela sua corrente sanguínea e distribuídos pelo corpo. Tome um remédio pela boca e ele seguirá quase o mesmo caminho da boca para o estômago, onde ele será dissolvido e passado até o intestino delgado para ser absorvido. Não há nada fora do comum nisso.

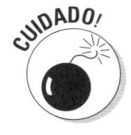

O problema, no entanto, acontece quando um alimento ou um remédio freia este processo de uma maneira que impeça seu corpo de usar tanto o remédio quanto o alimento (veja a Figura 25-1). Muitas possibilidades existem:

✔ Alguns remédios ou alimentos mudam a acidez natural do trato digestivo causando uma absorção de nutrientes menos eficiente. Por exemplo, o corpo absorve ferro melhor quando o estômago está ácido. A ingestão de antiácidos reduz a acidez estomacal e a absorção de ferro.

✔ Alguns remédios ou alimentos mudam a taxa em que a comida se movimenta pelo trato digestivo, o que significa que absorvemos mais ou menos de um nutriente ou remédio em particular. Por exemplo, ao comer ameixas (um alimento laxativo) ou ao tomar um laxante estamos acelerando o movimento e assim os alimentos e remédios passam mais rápido pelo corpo, tendo menos tempo para absorver o remédio ou os nutrientes.

✔ Alguns remédios e nutrientes se ligam uns aos outros para formar compostos insolúveis que o corpo não consegue quebrar. Como resultado, absorvemos menos remédios e menos nutrientes. O exemplo mais conhecido: O cálcio se liga ao antibiótico tetraciclina e assim os dois saem do corpo.

✔ Alguns remédios e nutrientes possuem estruturas químicas parecidas. Ao ingerir ambos ao mesmo tempo estará enganando o corpo a absorver ou a usar o nutriente em vez do remédio. Um bom exemplo é a varfarina, um remédio que evita que o sangue coagule, e a vitamina K, um nutriente que faz o sangue coagular. Ao ingerir muitas verduras ricas em vitamina K estará neutralizando o efeito intencional da varfarina.

✔ Alguns alimentos contêm substâncias químicas que podem diminuir ou intensificar os efeitos colaterais naturais de alguns remédios. Por exemplo, a cafeína presente no café, no chá e nos refrigerantes reduz os efeitos sedativos dos anti-histamínicos e de alguns antidepressivos, mas aumenta o nervosismo, a insônia e as tremedeiras comuns em algumas pílulas para emagrecer e remédios para o resfriado contendo cafeína ou um descongestionante (um ingrediente que limpa um nariz entupido temporariamente).

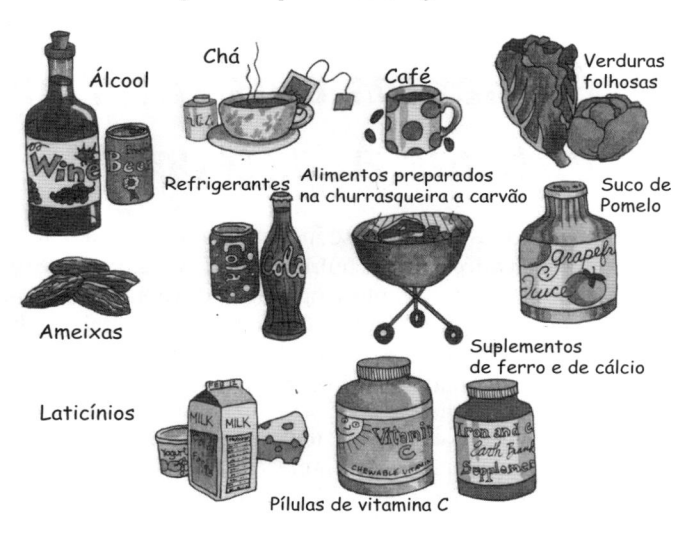

Figura 25-1: Alguns alimentos podem afetar a maneira como o corpo interage com remédios.

Guerras Alimentares: Remédios versus Nutrientes versus Remédios

Algumas vezes, as combinações de alimentos e drogas interagindo são assombrosas. Ou, como o próximo parágrafo sugere, de tirar o fôlego.

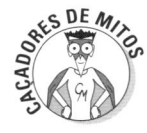

Aqui está um bom exemplo: Todos sabem que os portadores de asma podem achar difícil dar uma respiração profunda ao redor de uma churrasqueira. O culpado é a fumaça, certo? Sim. E não. A verdade: Ao respirar fumaça irritamos as passagens aéreas. Mas o fato é que comer alimentos coccionados com carvão acelera a eliminação de teofilina pelo corpo, um remédio muito usado contra a asma, reduzindo a habilidade dele para proteger contra os chiados. Tome o remédio, coma a comida e termine com chiados. Eita.

Outro problema em potencial é o suco de frutas. As bebidas ácidas (refrigerantes, assim como os sucos de frutas) podem anular a ação de antibióticos, como a eritromicina, a ampicilina e a penicilina.

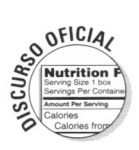

O suco de pomelo é outro fator de acidez. Na metade da década de 1990, enquanto os pesquisadores rastreavam os efeitos de bebidas alcoólicas no remédio para pressão sanguínea, felodipina (Splendil), eles encontraram o *Efeito Grapefruit*, uma redução drástica na habilidade para metabolizar e eliminar certos remédios. O suco de grapefruit contém substâncias que suprimem a eficiência do CYP 3A4, uma enzima intestinal necessária para transformar os remédios em substâncias solúveis em água para que elas possam ser eliminadas pelo corpo. Sem a enzima, não é possível eliminar o remédio. O resultado pode ser um aumento drástico na quantidade de medicamentos no corpo, causando efeitos colaterais desagradáveis. A lista de remédios que interagem com o suco de grapefruit agora foi aumentada para além da felodipina, incluindo um segundo remédio para a pressão arterial, a nifedipina (Adalat, Dilaflux), e, entre outros, os remédios contra o colesterol, a lovastatina (Mevacor), pravastatina (Zocor), e o anti-histamínico loratadina (Claritin): o remédio imunodepressor ciclosporina e saquinavir (Invirase), um inibidor da protease (enzima) usado para tratar o HIV. Aliás, se você se sentir um pouco agitado após beber um suco de grapefruit com o café da manhã, talvez seja porque o suco também interage com a cafeína. Quem poderia saber?

Os diuréticos o fazem urinar mais vezes, aumentando a eliminação do mineral potássio. Para compensar a perda, os especialistas sugerem a adição de batatas, bananas, laranjas, espinafre, milho e tomates na dieta. Consumir menos sódio (sal) enquanto estiver usando diuréticos os torna mais eficientes e diminui a perda de potássio.

Os anticoncepcionais orais parecem reduzir a habilidade para absorver vitaminas do complexo B, incluindo o ácido fólico. Ao ingerir grandes quantidades de aspirina ou outros AINEs (anti-inflamatórios não esteroides), como ibuprofeno, poderá iniciar uma perda sem dor, lenta, mas contínua de pequenas quantidades de sangue do revestimento do estômago, podendo causar uma anemia por deficiência de ferro.

O uso contínuo de antiácidos feitos com compostos de alumínio pode acarretar em uma perda do mineral construtor de ossos, o fósforo, que se liga ao alumínio e é eliminado do corpo. Os laxantes aumentam a perda de minerais (cálcio e outros) nas fezes.

Os remédios contra as úlceras cimetidina (Tagamet) e ranitidina (Antak) podem causar vertigens. Estes remédios reduzem a acidez estomacal, o que significa que o corpo absorve o álcool com maior eficiência. De acordo com os especialistas da *Clínica Mayo*, a ingestão de medicamentos contra a úlcera com álcool dobra o efeito do álcool, ou seja, se beber uma cerveja sentirá o efeito de duas.

O objetivo, é claro, é ler a embalagem e consultar o médico ou farmacêutico sobre qualquer interação em potencial entre o remédio e os alimentos sempre que estiver sob medicação.

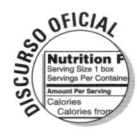

Finalmente, consideremos os suplementos nutricionais. As vitaminas e minerais presentes nos suplementos nutricionais são simplesmente alimentos reduzidos a seus nutrientes básicos, portanto, as interações entre os remédios e os suplementos não são uma surpresa. A Tabela 25-1 lista algumas interações comuns entre remédios e vitaminas/minerais. (Para mais informações sobre os suplementos, leia o capítulo 5).

Tabela 25-1:	Nutrientes e Medicamentos Combatentes
Você Absorve Menos	**Quando Ingere**
Vitamina A	Antiácidos de alumínio
	Bisacodil (laxante)
	Colestiramina (diminui colesterol)
	Fenfluramina (emagrecedor)
	Óleo mineral (laxante)
	Neomicina (antibiótico)
Vitamina D	Bisacodil (laxante)
	Colestiramina (diminui colesterol)
	Óleo mineral (laxante)
	Neomicina (antibiótico)
Vitamina K	Bisacodil (laxante)
	Colestiramina (diminui colesterol)
	Óleo mineral (laxante)
	Neomicina (antibiótico)

Você Absorve Menos	Quando Ingere
Vitamina C	Aspirina
	Barbitúricos (soníferos)
	Cortisona e drogas esteroides relacionadas
Tiamina	Antiácidos (cálcio)
	Aspirina
	Cortisona e drogas esteroides relacionadas
Riboflavina	Pílulas anticoncepcionais
Ácido Fólico	Aspirina
	Colestiramina (diminui colesterol)
	Penicilina
	Fenobarbital, primidona, fenotiazinas (remédios contra convulsões)
	Sulfas
Vitamina B12	Colestiramina (diminui colesterol)
	Neomicina (antibiótico)
Cálcio	Cortisona e drogas esteroides relacionadas
	Diuréticos
	Antiácidos de magnésio
	Neomicina (antibiótico)
	Laxantes de fósforo
	Tetraciclina (antibiótico)
Fósforo	Antiácidos de alumínio
Magnésio	Anfotericina B (antibiótico)
	Diuréticos
	Tetraciclina (antibiótico)
Ferro	Aspirina e outros anti-inflamatórios não-esteroides
	Antiácidos de cálcio
	Suplementos de cálcio (com as refeições)
	Colestiramina (diminui o colesterol)
	Neomicina (antibiótico)
	Penicilina (antibiótico)
	Tetraciclina (antibiótico)
Zinco	Diuréticos

James J. Rybacki, The Essential Guide to Prescription Drugs 2002 (New York: Harper Collins, 2001); Brian L. G. Morgan, The Food and Drug Interaction Guide (New York: Simon and Schuster, 1986); Eleanor Noss Whitney, Corinne Balog Cataldo, and Sharon Rady Rolfes, Understanding Normal and Clinical Nutrition, 4th ed. (Minneapolis/St. Paul: West Publishing, 1994).

Evitando Interações Alimentares e Medicamentosas Adversas

Quando comprar um remédio sem prescrição médica ou quando receber uma nova prescrição, leia a bula. Deixe-me repetir isto: Leia A Bula. Os avisos e interações muitas vezes estão logo ali na embalagem. Se não estiverem, pergunte ao médico ou farmacêutico se existe a necessidade de se evitar qualquer alimento específico enquanto estiver ingerindo o remédio. Vá em frente, pergunte.

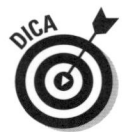

Ou você poderá gastar algumas notas para ter a sua própria cópia do "The Essential Guide to Prescription Drugs 2006", (New York: Harper Collins, 2006), a última edição do livro listado como uma das fontes para as tabelas deste capítulo. O livro é barato, fácil de ler e confiável. Vá em frente.

Usando Alimentos para Melhorar o Desempenho dos Remédios

Nem todas as interações entre remédios e alimentos são adversas. Algumas vezes, um remédio funciona melhor ou possui menos probabilidades de causar efeitos colaterais se tomado com o estômago cheio. Por exemplo, é improvável que a aspirina irrite o estômago se ela for tomada junto com os alimentos e a comida estimula a liberação de sucos estomacais que melhoram a absorção da griseofulvina, um antifúngico.

A Tabela 25-2 lista alguns remédios que podem funcionar melhor quando ingeridos com o estômago cheio.

Tabela 25-2:	Remédios queFuncionam Melhor Com o Estômago Cheio
Objetivo	**Remédio**
Analgésicos	Paracetamol
	Aspirina
	Codeína
	Ibuprofeno
	Indometacina
	Ácido mefenâmico
	Metronidazol
	Naproxen/Naproxeno sódico
Antibióticos, Antivirais, Antifúngicos	Etambutol

Objetivo	Remédio
	Griseofulvina
	Isoniazida
	Cetoconazol
	Pirimetamina
Agentes Antidiabetes	Glipizida
	Gliburida
	Tolazamida
	Tolbutamida
Agentes Diminuidores do Colesterol	Colestiramina
	Colestipol
	Lovastatina
	Probucol
Medicações Gástricas	Cimetidina
	Ranitidina

James J. Rybacki, The Essential Guide to Prescription Drugs 2002 (New York: Harper Collins, 2001).

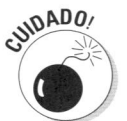

Não fique adivinhando sobre remédios e alimentos. Toda vez que tomar uma pílula, leia a embalagem ou consulte o médico, ou o farmacêutico, para descobrir se a ingestão do remédio com alimentos melhora ou reduz a habilidade dele para fazê-lo se sentir melhor. Ou passeie pelas páginas da sua nova cópia de "*The essencial guide to prescription drugs*", de James I. Rybacky.

Com este remédio, quem poderia comer?

As interações não são as únicas reações medicamentosas que evitam a absorção de nutrientes dos alimentos. Alguns remédios possuem efeitos colaterais que também reduzem o valor dos alimentos. Por exemplo, um remédio pode:

📌 Reduzir de maneira drástica o apetite, fazendo-o comer pouco. O exemplo mais conhecido são as anfetaminas e drogas parecidas às anfetaminas, como a fenfluramina usada como (surpresa!) pílulas para emagrecer.

📌 Fazer a comida ter um paladar ou cheiro ruim ou apagar os sentidos do paladar ou olfato, portanto, comer não é mais prazeroso. Um exemplo é o antidepressivo amitriptilina (Cristália), que pode deixar um gosto peculiar na boca.

📌 Causar náuseas, vômitos ou diarreia, portanto, ou não conseguirá comer ou não conseguirá reter os nutrientes dos alimentos ingeridos. Exemplos incluem o antibiótico eritromicina e muitos remédios usados para tratar o câncer.

📌 Irritar o revestimento do estômago, portanto, mesmo que coma, o corpo terá dificuldades para absorver os nutrientes. Um exemplo de remédio com este efeito colateral é a ciclofosfamida, uma medicação contra os tumores.

As notícias relativamente boas são que as novas medicações parecem tornar alguns remédios (incluindo aqueles contra os cânceres) menos inclinados a causar náuseas e vômitos. As notícias melhores são que muitos remédios possuem menos probabilidades de irritar o estômago quando tomados com alimentos (veja a Tabela 25-2). Por exemplo, ao tomar aspirina e outros analgésicos sem prescrição médica, como ibuprofeno com alimentos ou com um copo de água pode estar reduzindo a tendência natural para irritar o revestimento do estômago.

Capítulo 26
Usando os Alimentos como Remédios

*U*ma dieta saudável fornece os nutrientes necessários para manter o corpo em boa condição física. Além disso, as evidências sugerem que uma boa alimentação pode prevenir ou diminuir o risco de uma longa lista de condições médicas sérias, incluindo doenças cardíacas, pressão alta e câncer.

Este capítulo descreve o que os nutricionistas conhecem agora sobre como usar os alimentos para prevenir, aliviar ou curar o que o aflige: com algumas dicas sobre o que está por vir no fascinante mundo da nutrição médica.

Definindo os Alimentos como Remédios

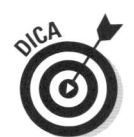

Comece com uma definição. Um alimento que age como um remédio é aquele que aumenta, ou reduz, o risco de uma condição médica específica ou cura, ou alivia, os efeitos de uma condição médica. Por exemplo:

✔ Comer alimentos com bastante beta-caroteno (a substância química natural presente em frutas e vegetais amarelos e verdes que o corpo transforma em vitamina A) com vitamina C, vitamina E e Zinco protege a visão ao reduzir o risco de uma degeneração da mácula relacionada à idade, o órgão atrás do olho que permite perceber a luz.

✔ Comer alimentos, como farelo de trigo, que são ricos em fibras alimentares insolúveis (o tipo de fibra que não se dissolve no estômago) movimenta os alimentos com rapidez pelo trato intestinal e produz fezes macias e maciças que reduzem o risco de constipação.

- Comer alimentos como feijões, que são ricos em fibras alimentares solúveis (a fibra que se dissolve no trato intestinal) parecem ajudar o corpo a varrer o colesterol circulando na corrente sanguínea, prevenindo-o de grudar nas paredes das artérias. Isto reduz o risco de doenças cardíacas.

- Comer quantidades suficientes de alimentos ricos em cálcio assegura o crescimento de ossos fortes no início da vida e protege a densidade óssea mais tarde.

- Comer alimentos muito picantes, como pimenta chili, faz com que o revestimento das membranas do nariz e da garganta solte um fluído aquoso que facilita assoar o nariz ou tossir o muco quando estamos com um resfriado.

- Comer (ou beber) alimentos (ou bebidas) com substâncias alteradoras de humor, como cafeína, álcool e feniletilamina (PEA) pode dar um empurrão quando estiver se sentindo cansado ou pode ajudá-lo a relaxar quando estiver tenso.

A maravilha dos alimentos com propriedades medicinais é a de que eles são baratos e mais agradáveis do que cuidar de doenças com remédios. Quando temos a escolha, quem não escolheria controlar os níveis de colesterol com aveia ou pimenta (todos aqueles feijões cheios de fibra alimentar solúvel) do que com um remédio cujo possível efeito colateral inclua insuficiência renal ou danos ao fígado?

Examinando Dietas a Partir de Efeitos Benéficos Medicinais

Alguns alimentos e alguns planos dietéticos são tão bons para o corpo que ninguém pergunta pela habilidade delas para manter um corpo saudável ou para fazer alguém se sentir melhor quando doente. Por exemplo, se alguma vez já sofreu uma cirurgia abdominal, então você sabe tudo sobre dietas líquidas: o regime de água, gelatina e caldo que o médico prescreveu logo após a operação para permitir que você absorva algo nutritivo pela boca sem irritar o estômago.

Ou se você tem diabetes do tipo 1 (uma inabilidade herdada para produzir a insulina necessária para processar carboidratos), você sabe que a sua habilidade para equilibrar os carboidratos, gorduras e proteínas na dieta diária é importante para estabilizar a sua doença.

Outros regimes provados incluem:

- **A dieta pobre em colesterol e em gorduras saturadas:** a versão básica, conhecida como a dieta do estágio 1, é usada como um primeiro passo para diminuir os níveis de colesterol de uma pessoa. A dieta limita o consumo de colesterol a não mais que 300 miligramas diários e uma ingestão de gorduras total de não mais que 30% das calorias diárias (veja o capítulo 16).

O lado positivo desta dieta é que ela é uma maneira tranquila de se perder peso.

- **A dieta rica em fibras:** uma dieta rica em fibras acelera a passagem dos alimentos através do trato digestivo. Esta dieta é usada para prevenir a constipação. Se tiver divertículos na parede do cólon, uma dieta rica em fibras pode reduzir a possibilidade de uma infecção. Ela também pode aliviar o desconforto de uma síndrome do intestino irritável (algumas vezes chamada de estômago nervoso). Bônus extra: Uma dieta rica em fibras solúveis também diminui o colesterol (ver a seção anterior, "Definindo alimentos como remédios").

- **Dieta de sódio limitado:** o sódio é hidrofílico (hidro = água, fílico = amante). Ele aumenta a quantidade de água mantida nos tecidos corporais. Uma dieta pobre em sal muitas vezes diminui a retenção de água, o que pode ser útil no tratamento da pressão alta, da insuficiência cardíaca congestiva e doenças do fígado em longo prazo.

  Aliás, nem todo o sódio da dieta vem do sal de mesa. Leia o capítulo 16 para uma lista de compostos de sódio usados nos alimentos.

- **Dieta rica em potássio:** muitos usam esta dieta para neutralizar a perda de potássio causada pelos diuréticos (remédios que o fazem urinar com mais frequência, causando uma perda de potássio na urina). Algumas evidências também sugerem que uma dieta rica em potássio possa diminuir um pouco a pressão sanguínea.

- **Dieta pobre em proteínas:** esta dieta é prescrita para aqueles com doenças crônicas no fígado, ou nos rins, ou com uma inabilidade herdada para metabolizar aminoácidos, os blocos construtores das proteínas. O regime com poucas proteínas reduz a quantidade de resíduos protéicos nos tecidos corporais, reduzindo a possibilidade de danos aos tecidos.

Usando os Alimentos para Prevenir Doenças

O uso de alimentos como uma prevenção geral é um tema intrigante. É verdade, muitas evidências de casos ("Eu fiz isto, e aquilo aconteceu") sugerem que comer alguns alimentos e evitar outros, possam aumentar ou diminuir o risco de algumas doenças sérias. Mas casos não são o mesmo que ciência. O indicador mais importante é a evidência de estudos científicos rastreando grupos de pessoas em dietas diferentes para ver como fatores tais como comer ou evitar gorduras, fibras, carnes, laticínios, sal e outros alimentos afetam o risco de doenças específicas.

Algumas vezes, os estudos mostram um efeito estranho (a gordura da carne aumenta o risco de câncer de cólon, laticínios integrais diminuem o risco). Algumas vezes, os estudos não mostram nenhum efeito. E algumas vezes – esta é a minha categoria favorita – eles mostram resultados inesperados.

Por exemplo, em 1996, um estudo foi projetado para descobrir se uma dieta rica em selênio poderia reduzir o risco de câncer de pele. Após quatro anos, a resposta foi "Nada perceptível". Mas os cientistas se deram conta, por acidente, de que as pessoas que ingeriam alimentos ricos em selênio tinham um menor risco de câncer nos pulmões, mamas e na próstata. Naturalmente, os pesquisadores criaram outro estudo, que confirmou os resultados inesperados do primeiro estudo.

Os alimentos que fornecem um benefício à saúde além da nutrição básica foram batizados como "alimentos funcionais". As frutas e vegetais ricos em vitamina A são alimentos funcionais, pois previnem a cegueira noturna (a inabilidade para ver em ambientes com pouca luz) junto com benefícios como poucas calorias e gorduras. Um segundo tipo de alimento funcional é aquele criado para produzir um resultado médico específico, como um alimento que consegue entregar uma vacina (poderá ler mais sobre o tema mais tarde, neste capítulo).

Atacando doenças causadas por deficiências

O exemplo mais simples da habilidade dos alimentos para agir como medicina preventiva é a sua habilidade para afastar uma doença causada por deficiência, uma condição que ocorre quando não ingerimos quantidades suficientes de um nutriente específico. Por exemplo, aqueles privados de vitamina C desenvolvem o escorbuto, uma doença por deficiência de vitamina C. A característica identificadora de uma doença por deficiência é o fato de que a simples adição do nutriente faltante na dieta pode curá-la, o escorbuto desaparece quando comemos alimentos como frutas cítricas, ricas em vitamina C.

Lutando contra o câncer com alimentos

Realmente existe uma dieta anticâncer? Neste exato momento, a resposta parece ser um talvez. O problema é que o câncer não é uma doença, são muitas. Alguns alimentos parecem proteger contra cânceres específicos, mas nenhum parece proteger contra todos eles. Por exemplo:

- **Frutas e vegetais:** As plantas contêm algumas potenciais substâncias anticâncer, como os antioxidantes (substâncias químicas capazes de prevenir que fragmentos moleculares, chamados de radicais livres, se liguem entre si, formando compostos cancerígenos (Para mais informações sobre estas substâncias protetoras em alimentos de origem vegetal, veja o capítulo 12).

- **Alimentos ricos em fibra alimentar:** Os seres humanos não conseguem digerir fibras alimentares, mas as bactérias amigas que moram no estômago conseguem. Ao ingerir fibras, as bactérias secretam ácidos graxos que parecem evitar que células se transformem em cânceres. Além disso, a fibra ajuda a acelerar a passagem dos alimentos pelo corpo, reduzindo a formação de compostos cancerígenos.

  Durante mais de 30 anos, os médicos acreditaram que a ingestão de muitas fibras alimentares poderia reduzir o risco de câncer de cólon, mas em 1999, dados do estudo de longo prazo do *Nurses' Health Study* em *Boston's Brigham*, do *Women's Hospital* e da *Harvard's School of Public Health* estão duvidando do fato. Em 2005, vários estudos grandes – um deles envolvendo mais de 350.000 pessoas! – confirmou que a fibra alimentar não possui um efeito protetor contra o câncer de cólon. Mas mesmo que a fibra alimentar não lute contra o câncer, ela previne a constipação. Uma em cada duas não está mal.

✔ **Alimentos com pouca gordura:** A gordura dietética parece aumentar a proliferação de vários tipos de células corporais, uma situação que pode levar a uma reprodução fora de controle das células conhecida como câncer. Mas nem todas as gorduras podem ser consideradas culpadas por igual. Em vários estudos, a gordura da carne parece estar ligada a um risco aumentado de câncer de cólon, mas a gordura dos laticínios parece ser inocente. No final, a ligação entre a gordura dietética e o câncer ainda permanece no ar...

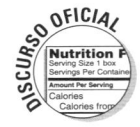

A *American Cancer Society Advisory Committee on Diet, Nutrition, and Cancer Prevention* lançou um conjunto de guias de nutrição que mostram como usar os alimentos para reduzir os riscos de câncer. Estas são as recomendações da American Cancer Society:

✔ Que a maioria dos alimentos seja de origem vegetal. Coma cinco ou mais porções de frutas e vegetais todos os dias. Coma outros alimentos de origem vegetal como pães, cereais, grãos, arroz, massas ou feijão, várias vezes ao dia.

✔ Limite a ingestão de alimentos ricos em gordura, em particular aqueles de fontes animais. Escolha alimentos pobres em gorduras, limite o consumo de carnes, em especial carnes gordurosas.

✔ Seja ativo fisicamente. Alcance e mantenha um peso saudável. Seja ativo ao menos moderadamente durante 30 minutos ou mais na maioria dos dias da semana. Fique dentro da extensão do peso saudável.

✔ Se beber álcool, beba com moderação. O capítulo 9 diz tudo: O consumo moderado significa não mais que um drinque por dia para as mulheres e dois drinques para os homens.

CA-A Cancer Journal for Clinicians, November/December 1996

Voltando a ter uma pressão sanguínea saudável

Mais de 50 milhões de norte-americanos sofrem de pressão alta (também conhecida como hipertensão), um grande fator de risco para doenças cardíacas, derrames e insuficiências cardíacas e renais.

Como é possível ler em *High Blood Pressure For Dummies* (apenas em inglês publicado pela Wiley), o tratamento tradicional para a hipertensão inclui remédios (alguns com efeitos colaterais desagradáveis), ingestão de sódio reduzida, redução de peso, álcool em moderação e exercícios regulares. Dados recentes do estudo da *National Heart, Lung, and Blood Institute* (NHLBI), "Dietary Approaches to Stop Hypertension" (DASH) oferecem fortes evidências de que a dieta que protege o coração e reduz o risco de algumas formas de câncer também pode ajudar a controlar a pressão sanguínea.

Três graus de vegetarianismo

O vegetarianismo não é uma dieta, são três dietas, cada uma diferente pelo o que está permitido, além das frutas, grãos e vegetais.

- A variação nº 1 é uma dieta baseada em vegetais para pessoas que não comem carne, mas comem peixe e aves ou apenas peixe. (A justiça me faz adicionar que muitos vegetarianos estritos não consideram aqueles que comem peixes ou aves como vegetarianos).

- A variação nº 2 é uma dieta baseada em plantas para pessoas que não comem

carnes, peixes ou aves, mas comem outros produtos animais, como ovos e laticínios. Os vegetarianos que seguem este regime são chamados de ovolactovegetarianos (ovo = ovo, lacto = leite).

- A variação nº 3 é uma dieta para pessoas que não ingerem nenhum alimento de origem animal. Os vegetarianos que apenas ingerem alimentos de origem vegetal são chamados de vegans.

A dieta da DASH é rica em frutas e vegetais, além de laticínios desnatados. Nenhuma surpresa até então. Mas a dieta possui menos gorduras do que uma dieta comum pobre em gorduras. *The USDA/ Department of Health and Human Services Dietary Guidelines for Americans 2005* (veja o capítulo 16) recomenda que o consumo de gordura não ultrapasse 35% do total de calorias. A DASH afirma que não devemos almejar mais que 27%.

A diferença parece fazer uma grande diferença. A pressão sanguínea é medida em dois números que parecem a isto: 130/80. O primeiro número é a pressão sistólica, a força exercida contra as paredes das artérias quando o coração bate e empurra o sangue para os vasos sanguíneos. O segundo e menor número é a pressão diastólica, a força exercida entre as batidas.

Quando voluntários homens e mulheres com pressão alta seguiram a dieta DASH durante testes clínicos em centros médicos em Boston, Massachussetts, Durham em North Carolina, Baltimore em Maryland e Baton Rouge em Louisiana, suas pressões sistólicas diminuíram uma média de 11,4 pontos e suas pressões diastólicas diminuíram uma média de 5,5 pontos. E ao contrário dos medicamentos, a dieta não produziu efeitos colaterais desagradáveis, exceto, é claro, daquele ocasional sonho com sorvetes de chocolate com chantilly. Bem, nada é perfeito.

Conquistando o resfriado comum

Esta seção não é sobre o caldo de galinha. Esse assunto já foi esclarecido e a doutora Mãe estava certa. Na década de 1980, o Dr. Marvin Sackler do *Mount Sinai Medical Center em Miami*, Flórida, publicou o primeiro estudo sério mostrando que os pacientes resfriados que tomavam caldo de galinha melhoravam mais rápido do que aqueles que ingeriam água quente, e dúzias de estudos comprovaram que ele estava certo. Ninguém sabe como funciona, mas quem quer saber? Funciona.

Portanto, vamos avançar a outros alimentos que o fazem se sentir melhor quando está espirrando, por exemplo, alimentos doces. Os cientistas sabem porque os adoçantes – açúcar branco, açúcar mascavo, mel, melado – acalmam uma inflamação de garganta. Todos os açúcares são demulcentes, substâncias que cobrem e amaciam membranas mucosas irritadas. Os limões não são doces e eles possuem menos vitamina C do que o suco de laranja, mas a popularidade na forma de limonada quente (chá com limão e açúcar) e balas de limão azedo não tem igual. Por quê? Porque o sabor ácido do limão chega até as papilas gustativas e torna os açúcares mais palatáveis. Além disso, o sabor azedo faz a saliva fluir, o que também amacia a garganta.

Os alimentos quentes como pimentas, raiz-forte (o recém-ralado é o mais potente) e cebolas, contêm óleos de mostarda que irritam as membranas que cobrem o nariz e a boca e faz até mesmo os seus olhos lacrimejarem. Como resultado, é mais fácil assoar o nariz e tossir o muco.

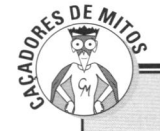

Alimentos e sexo: O que estes alimentos têm em comum?

Ostras, aipo, cebolas, aspargos, cogumelos, trufas, chocolate, mel, caviar, sopa de ninho de pássaro e bebidas alcoólicas. Não, isto não é um cardápio para os muito exigentes. É uma lista parcial de alimentos com uma grande reputação por serem afrodisíacos, substâncias que elevam a libido e melhoram o desempenho sexual. Dê uma segunda olhada e verá porque cada um está na lista.

Dois deles (aipo e aspargo) possuem um formato parecido a um órgão sexual masculino. Acredita-se que três deles (ostras, cogumelos e trufas) despertam emoções porque parecem a partes da anatomia feminina. (As ostras também são ricas em Zinco, o mineral que mantém a próstata saudável e assegura uma produção estável do hormônio masculino testosterona). Uma porção de 85 gramas de ostras do Pacífico lhe fornecem 9 miligramas de Zinco, cerca de 82% dos 11 miligramas diários recomendados para um homem adulto.

O caviar (ovos de peixe) e a sopa de ninho de pássaro são símbolos da fertilidade. As cebolas – e um besouro espanhol (cantáridas) – contêm substâncias químicas que produzem uma leve sensação de ardor quando eliminadas na urina, algumas pessoas, masoquistas, podem confundir isso com excitação. O mel é o adoçante quintessencial. O Cântico dos cânticos da Bíblia compara-o aos lábios do amado. As bebidas alcoólicas relaxam as inibições, mas o excesso reduz o desempenho sexual, especialmente em homens. Quanto ao chocolate, bem, ele é um verdadeiro coquetel dos apaixonados, com estimulantes (cafeína, teobromina), um composto parecido à maconha chamado de anandamida, e a feniletilamina, uma substância química produzida nos corpos das pessoas apaixonadas.

Então, estes alimentos realmente nos tornam mais sexy? Sim e não. Um afrodisíaco não é um alimento que o manda na busca de um amante imediatamente após a ingestão. Não, é um tipo de alimento que o faz se sentir tão bem que lhe permite lançar-se aos instintos naturais. O que é uma ótima descrição já que é provável que coma ostras, aipo, cebolas, aspargos, cogumelos, trufas, chocolate, mel, caviar, sopa de ninho de pássaro e vinho.

Finalmente, está a cafeína, um verdadeiro benefício para os resfriados. Quando estamos doentes, o corpo acumula citocinas, substâncias químicas que carregam mensagens entre as células do sistema imunológico que lutam contra a infecção. Quando as citocinas se acumulam no tecido cerebral, ficamos sonolentos, o que explica porque nos sentimos apáticos quando estamos resfriados. É verdade, o descanso ajuda a acelerar o sistema imunológico e a lutar contra o resfriado, mas de vez em quando precisamos nos levantar. Como para trabalhar.

A cafeína presente em uma única xícara de café normal (ou uma xícara de descafeinado se, como eu, você não beber café) pode torná-lo mais alerta. A cafeína também é um elevador do humor (veja o capítulo 24) e um vasoconstritor (uma substância química que ajuda a diminuir o inchaço, acalmando os vasos sanguíneos na cabeça). É por isso que ajuda a aliviar uma dor de cabeça. Quando estou com resfriado, uma xícara de expresso com toneladas de açúcar pode tornar a vida suportável. Mas nada é perfeito. Beber café pode intensificar os efeitos colaterais de remédios contra resfriados sem prescrição médica contendo descongestionantes e/ou cafeína, tornando algumas pessoas nervosas.

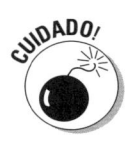

Leia os avisos e recomendações das embalagens antes de beber café com o remédio para resfriado. Os vasoconstritores reduzem o diâmetro de certos vasos sanguíneos e podem restringir uma circulação apropriada. Não dói verificar com o médico, também, se estiver tomando remédios para uma doença crônica, como pressão alta.

Alimentação para um Corpo e um Cérebro Melhor

As frutas cítricas são ricas em vitamina C, uma vitamina antioxidante que parece diminuir o desenvolvimento de cataratas. Os cereais fornecem fibras que podem acelerar o trato intestinal, contra a tendência natural de diminuição das contrações que movem os alimentos quando envelhecemos (é por esta razão que pessoas idosas têm mais tendência à constipação). A obtenção de calorias suficientes para manter um peso saudável ajuda a proteger contra as rugas. E, apesar de uma dieta com quantidades adequadas de gordura não prevenir totalmente a pele seca, ela fornece uma medida de proteção. Esta é uma razão pela qual todos os gurus das dietas, incluindo a *American Heart Association* e a *Dietary Guidelines*, recomendam um pouco de gordura ou óleo todos os dias.

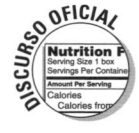

E agora uma palavra sobre a memória. Na verdade, duas palavras: dieta variada. Um estudo com 250 adultos saudáveis, com idades entre 60 e 94, na *University of New Mexico School of Medicine,* em 1983, demonstrou que pessoas que comiam uma variedade de alimentos nutritivos tinham um melhor desempenho em testes de memória e de pensamento. De acordo com o pesquisador Philip J. Garry, Ph.D., professor de patologia na *New Mexico School of Medicine*, hábitos alimentares saudáveis no geral parecem ser mais importantes do que qualquer alimento ou vitamina. Talvez, as pessoas com boa memória sejam apenas mais propensas a lembrarem que precisam de uma boa dieta.

Ou talvez realmente seja a comida. Em 1997, outra pesquisa, desta vez na Universidade Complutense (Madrid, Espanha), mostrou que mulheres e homens com idades entre 60 a 90 anos que ingeriam alimentos ricos em vitamina E, vitamina C, ácido fólico, fibra alimentar e carboidratos complexos tinham um melhor desempenho em testes cognitivos. Seriam as vitaminas antioxidantes? Uma dieta pobre em gorduras protege o cérebro? Ninguém sabe ao certo, mas pode ser que permanecer na velha dieta pobre em gorduras e rica em fibras enquanto envelhecemos possa ajudar a lembrar que precisamos manter a mesma dieta durante anos, anos e anos.

Entregando Remédios com o Jantar

Se um grupo de biólogos aventureiros tem a sua vez, as crianças do mundo – e seus pais com fobia a agulhas – algum dia terão vacinas com jantar em vez de um espeto no braço.

As vacinas protegem ao introduzir uma substância chamada de antígeno no corpo. O antígeno – uma partícula de micróbio viva ou morta – provoca uma resposta imunológica em nós que faz com que os anticorpos lutem contra o antígeno. Essa reação produz uma inoculação em todos ao ensinar o corpo a como lutar contra um agente infeccioso específico, como o vírus da gripe. Se você for exposto mais tarde, já terá aprendido a lutar contra o bicho.

A maioria das vacinas modernas é injetável. Algumas, como a vacina contra a pólio, podem ser entregues em um cubo de açúcar. Outras podem ser inaladas. Mas durante 15 anos, Charles Arntzen, fundador da *Arizona State University's Biodesign Institute* na *Arizona State University*, e seus colegas em todo o país têm trabalhado para criar "vacinas comestíveis": vacinas criadas através da engenharia genética, ao inserir o antígeno, um gene viral, nos alimentos.

Não em qualquer alimento. O calor destrói as vacinas, portanto, para obter os benefícios, teríamos que comer os alimentos crus. Até agora, os pesquisadores se concentraram em batatas, tomates e bananas, com ênfase na última já que, vamos admitir, batatas cruas não são muito boas.

O alvo principal para as vacinas são doenças causadoras de diarreia, como o cólera e a E. coli, que matam mais de 2,5 milhões de crianças menores de 5 anos a cada ano. Outras possibilidades incluem o vírus (Norwalk), que causou devastação em cruzeiros de férias, hepatite B, e HIV, o vírus que causa a AIDS.

Em testes com vacas, camundongos, coelhos e marta, os antígenos contidos em folhas de tabaco, alfalfa, tomates e alface foram capazes de iniciar reações imunológicas contra doenças variadas, como antrax e resfriado comum. Em vários estudos em humanos aprovados pela FDA no *The National Vaccine Testing Center*, na *University of Maryland* e no *Roswell Park Cancer Centre* em Buffalo, Nova York, os voluntários humanos que ingeriram entre 100 gramas de batatas cruas contendo vacinas antidiarreia ou anti-hepatite mostraram uma resposta imunológica similar ao que poderíamos esperar de uma vacina injetável.

A maioria dos pesquisadores espera que as vacinas comestíveis para animais apareçam antes das vacinas comestíveis para humanos. Quando a versão para humanos chegar, os cientistas dizem que ela será barata, administrada sem uma agulha e sem um médico.

Apenas não espere jogar algumas sementes pela janela e que elas cresçam por conta própria. Por um lado, o alimento fresco possui um tempo curto para ser consumido. Você não poderá colocar a sua banana recheada de vacina na geladeira e usá-la algum dia daqui a seis meses. Em segundo lugar, a menos que a comida seja cultivada sob condições controladas, você não poderá ter certeza sobre a quantidade correta do antígeno protetor. Finalmente, ninguém quer que esses alimentos geneticamente modificados escapem para um fornecedor de alimentos gerais.

No final, os cientistas dizem bananas, tomates, batatas ou outros alimentos com vacinas provavelmente serão fatiados e cortados, congelados ou moídos e colocados em batatinhas ou em pílulas para fabricar um remédio estável que possa ser produzido com tecnologias básicas de agricultura e de processamento de alimentos disponíveis em qualquer lugar do mundo.

Sem agulhas, sem médicos, sem confusões. Isto sim é um remédio que qualquer mãe gostaria.

A Última Palavra em Alimentos versus Remédios

Algumas vezes, uma pessoa com uma doença potencialmente fatal fica com medo dos efeitos colaterais ou pela falta de um padrão no tratamento médico. No desespero, ela pode recusar os remédios e se voltar para terapias dietéticas. Fazer isso pode ser prejudicial para a sua saúde já comprometida.

Nenhum médico de reputação nega os benefícios de uma dieta saudável para qualquer paciente em qualquer estágio de qualquer doença. Os alimentos não apenas sustentam o corpo, mas também podem levantar o espírito. Mas, ainda que os alimentos e a dieta possam melhorar os efeitos de alguns remédios comuns, ninguém os considera como um substituto adequado e eficiente para (entre outros remédios):

- ✔ Antibióticos e outros remédios usados para combater infecções.
- ✔ Vacinas ou imunizações usadas para prevenir doenças transmissíveis.
- ✔ Remédios anticâncer.

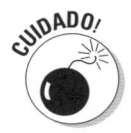

Se o médico sugerir uma alteração na dieta para tornar o tratamento mais eficiente, seu cérebro lhe dirá: "Ei, isto faz sentido". Mas se alguém sugerir dispensar o médico e se livrar dos remédios a favor da terapia alimentar sozinha, preste atenção ao aviso natural, em sua cabeça. Você sabe que não existe almoço grátis e, até agora, nenhum alimento mágico.

Parte VI
A Parte dos Dez

A 5ª Onda Por Richard Tennant

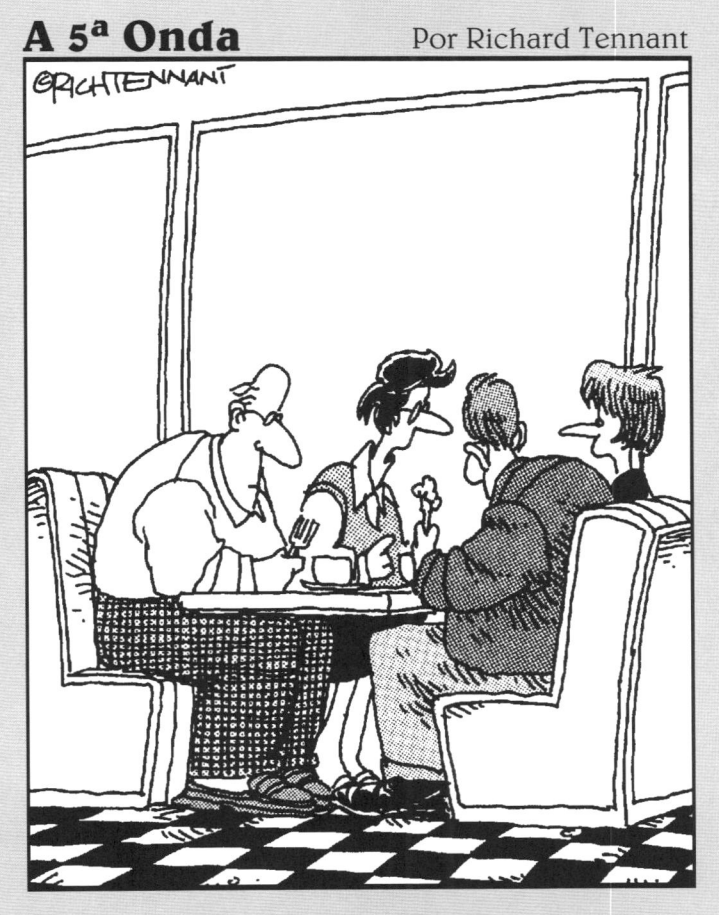

"Gordon sempre teve problemas em controlar o apetite em restaurantes. Eu tive que explicar a ele que não se deve colocar a cadeira do lado do bufê".

Nesta Parte...

Se alguma vez já leu um livro da série "Para Leigos", você sabe o quê esperar desta parte – listas estilosas de fatos úteis que são ótimos para começar uma conversa e para ajudá-lo a encarar uma conversa sobre o tema.

Neste livro, isto significa dez ótimos sites da Internet, dez alimentos maravilhosos e dez maneiras de cortar calorias sem eliminar comidas saborosas. Que barganha!

Capítulo 27
Dez Sites Nutricionais da Internet

Neste Capítulo:

▶ Encontrando FAQs e fatos on-line

▶ Educando a si mesmo sobre os efeitos colaterais e sobre alergias alimentares

▶ Surfando na Internet em busca de informações precisas sobre dietas e saúde

▶ Encontrando ligações entre dieta e doença

*O*s dez sites de orientação nutricional listados neste capítulo lhe fornecem informações confiáveis, corretas e equilibradas: Guias nutricionais, novidades médicas, sites interativos, diretórios e mais. E estes sites são apenas o começo. Se a Editora tivesse chamado esta parte do livro de "A parte das centenas" ao invés de "A Parte dos Dez", eu poderia ter incluído mais fontes, mas eu não tenho espaço para isto aqui.

Ainda assim, aqui está uma amostra: a Biblioteca Nacional de Agricultura da USDA, presente no endereço (em inglês) www.nal.usda.gov, e a *American Diabetes Association*, no endereço www.diabetes.org, e a Clínica Mayo no www.mayo.edu, e... Bem, você entendeu.

Clique!

U.S. Base de Dados Nutricionais do Departamento de Agricultura dos Estados Unidos

www.nal.usda.gov/fnic/foodcomp/search

A base de dados nutricionais da USDA é o gráfico alimentar definitivo, com dados nutricionais para mais de 5.000 alimentos em vários tamanhos de porções e diferentes preparações. Cada entrada é uma foto de uma porção de um alimento específico (por exemplo, uma maçã crua com casca) que lista a quantidade de:

- Água (por peso)

- Energia alimentar (calorias)

- Proteínas

- Gordura total

- Carboidratos

- Fibra alimentar

- Minerais: cálcio, ferro, magnésio, fósforo, potássio, sódio e mais.

- Vitaminas: Vitamina C, tiamina (vitamina B1), riboflavina (vitamina B2), niacina, vitamina B6, ácido fólico, vitamina B12, vitamina A e mais.

- Lipídios: saturados, gorduras monoinsaturadas e poli-insaturadas, assim como o colesterol.

- Aminoácidos

- Outras substâncias, como cafeína, álcool e beta-caroteno.

Quando visitamos este site, a primeira página que aparece está intitulada como "*Search the USDA National Nutrient Database for Standard Reference*". Para encontrar o alimento que está procurando, digite o nome dele, "maçã", por exemplo, na caixa vazia abaixo e clique em "*Submit*". Isto abre uma lista de possibilidades, como "Suco para bebê, maçã e uva" ou "Jantar para bebê, maçãs e frango, moído". Ignore as partes extravagantes e vá até o básico, como "Maçãs cruas, com casca". Clique no círculo próximo à entrada e clique em "*Submit*" e uma nova página lista as várias formas da maçã crua, como em "100 gramas" ou "1 xícara de maçã cortada" ou "1 grande (3 – ¼ dia) (aproximadamente 2 por 500 gramas). Escolha a caixa na frente da porção que preferir, clique no botão marcado como "*submit*" e, bingo! Ali estarão as calorias e nutrientes para uma maçã grande. Legal!

Para acessar a lista de alimentos mostrando o conteúdo de um único nutriente como proteína, calorias, vitamina C, cálcio ou beta-caroteno, clique no botão marcado "*Nutrient Lists*", na página principal. Então siga as instruções para encontrar a lista que procura, com os alimentos organizados tanto em ordem alfabética como por quantidade de nutrientes nos alimentos. As listas são exibidas em arquivos no formato PDF (*portable document format*), você precisará do Adobe Acrobat Reader, um programa disponível gratuitamente no endereço `www.adobe.com/products/acrobat/readermain.html` *

---

* Para conhecer a tabela de composição de alimentos brasileira (TACO), acesse `http://www.uni-camp.br/nepa/taco/` (N.R.T).

Centro de Informações sobre Nutrição e Alimentos da USDA (FNIC)

`www.nal.usda.gov/fnic`

Você já leu cada uma dentre as milhares de listagens na base de dados nutricionais da USDA na seção anterior? Então venha para o FNIC, que é parte da Biblioteca Nacional de Agricultura da USDA.

Para acessar sua informação, passe o mouse sobre a caixa do lado esquerdo da página inicial e escolha um tema. Em minha opinião, a melhor parte é a "*FNIC Resource Lists*" e a "*Food Composition*".

A primeira oferece, bem, listas de recursos. A segunda fornece caminhos para dados nutricionais, como no relatório sobre "Conteúdo de Isoflavonas dos alimentos". (Não sabe o que é uma isoflavona? Marque esta página e volte, agora mesmo, ao Capítulo 12). Sim, algumas informações colocadas aqui podem ser mais do que alguma vez você já quis saber sobre o conteúdo de isoflavonas dos alimentos, mas para os aventureiros, este é um ótimo site. Tome coragem e tente visitá-lo. *

U.S. Food and Drug Administration (FDA)

`www.fda.gov`

Entrar no site da Internet do FDA é como abrir as portas para a maior loja de brinquedos de informações nutricionais. Há tanto nas prateleiras virtuais que é quase impossível saber que item agarrar primeiro. Por sorte, nessa loja, todos os brinquedos são grátis e cheios de ligações a outras informações úteis, ou seja, podemos passear durante dias. Semanas. Anos. Talvez para sempre.

Os gráficos da FDA incluem remédios assim como alimentos, portanto, na parte esquerda da página inicial, você poderá clicar em links para informações sobre remédios para pessoas e mascotes, venenos e efeitos colaterais, dispositivos médicos (pense no marca-passo) e produtos que lançam radiação. Os links do "*Let us Hear From You*", perto do centro da página, deixa relatórios de ativistas sobre efeitos adversos ("Tomei um antibiótico e tive urticárias"). Ou permite que você entre em contato com a FDA para o envio de perguntas e comentários. Para os sabichões (aqueles que precisam saber ab-so-lu-ta-men-te tudo sobre os diferentes tipos de alimentos e preparação de alimentos), no entanto, o evento principal é o alimento.

No site da FDA, abaixo o lado esquerdo e clique em "*Food*". Ao fazer isto estará indo a uma página intitulada "*Center for Food Safety and Applied Nutrition*" (CFSAN) (`www.cfsan.fda.gov`), mais divertida do que um pacote de M&Ms.

---

* Para mais informações sobre nutrição, consulte o site do Ministério da Saúde (`http://portal.saude.gov.br/portal/saude/area.cfm?id_area=1444`). (N.R.T).

A página principal da seção de alimentos está dedicada às notícias recentes, áreas de programas, Programas Nacionais de segurança alimentar, áreas de interesse especial e o sempre popular "Outras fontes de informação". No lado esquerdo da página se encontram links para os documentos da FDA e para sites, telefones e endereços eletrônicos onde poderá interagir com a CFSAN.

Somente a insistência do meu editor em manter este livro com menos de 1.000 páginas é que evita que eu conte o que está listado sob cada título e o que está listado sob cada subtítulo e... Viu? Experimente. Você vai adorar. *

American Dietetic Association

www.eatright.org

Este site expõe recomendações nutricionais, dicas, guias, pesquisas, políticas e estatísticas da maior associação mundial de adesão dos profissionais de nutrição, em sua maioria, dietistas registrados. (Para uma rápida explicação sobre quem é quem na ciência da nutrição, veja o capítulo 1).

O site da ADA expõe links para categorias, como *"Professional Development"* que mostram um apelo claro aos membros associados. Mas o site também possui dicas para os consumidores, como dicas nutricionais diárias, uma exposição mensal, estudos nutricionais e uma loja on-line onde é possível encontrar, sim, *"Dieting For Dummies"* (Dieta Para Leigos, já traduzido para o português pela Editora Alta Books).

A exposição mais interessante da página é o link *"Find a Nutrition Professional"*. Clique neste link e ganhará acesso à Rede nutricional da ADA, um serviço de referência que liga consumidores, médicos, companhias alimentícias e restaurantes com profissionais da nutrição. A missão da ADA é servir ao público promovendo a diminuir ,a saúde e o bem-estar. Se conseguir dobrar o cérebro sobre o endereço da Internet adorável ("coma bem"? Me dê um tempo), descobrirá que este site realmente é um tesouro. E quem não adoraria ter um nutricionista pessoal para liderar o caminho em meio a conselhos nutricionais opostos? **

The American Heart Association

www.americanheart.org

Este site lhe diz tudo o que sempre quis saber sobre dieta e doenças cardíacas. Na página inicial, corra o mouse pelo lado esquerdo até *"Healthy Lifestyle"*. Clique nele e então clique em *"Diet & Nutrition"*. Aparecerá uma página expondo fatos, como a Dieta sem gorduras da *American Heart* Association, Decisões deliciosas (delícias saudáveis para o coração), Fatos nutricionais, recomendações dietéticas e compras simplificadas.

---

* No Brasil, consultar www.anvisa.gov.br. (N.R.T.)
** Para acessar o site da Associação Brasileira de Nutrição, vá ao endereço www.asbran.org.br. (N.R.T.)

A ligação incontestável entre dieta e risco de doenças cardíacas, sem mencionar a abordagem amigável do site, torna este site obrigatório na sua listagem nutricional da Internet. *

The American Cancer Society

www.cancer.org

O site da ACS é dedicado principalmente às informações sobre câncer: Definições, tratamentos, pesquisas e serviços de apoio. É verdade, a maioria das notícias sobre nutrição encontradas aqui podem ser encontradas em outros lugares, mas o objetivo definido deste site fornece acesso fácil a outros assuntos relacionados ao câncer.

Na página inicial da ACS, digite "*diet*" no campo de buscas, na parte superior. Bingo! Você abriu um conjunto de comunicados de imprensa da ACS, guias e as perguntas mais comuns sobre alimentos e câncer (com respostas). Pesquisas mais detalhadas, como "alimentos ricos em fibras", rendem respostas mais específicas, como informações sobre se a fibra alimentar está relacionada a um menor risco de câncer de cólon.

Até agora, a *American Cancer Society* praticamente não era importante na lista de fontes nutricionais. Hoje, com um número crescente de estudos bem projetados demonstrando que alguns alimentos e dietas podem reduzir o risco de certos tipos de câncer enquanto outros podem prejudicá-lo, o site da ACS oferece um relatório sólido sobre esta área de pesquisa nutricional. **

The Food Allergy & Anaphylaxis Network

www.foodallergy.org

The Food Allergy and Anaphylaxis Network (FAAN) é uma organização de membros sem fins lucrativos (taxa de adesão: 30 dólares por ano para indivíduos) cujos participantes incluem famílias, médicos, nutricionistas, enfermeiras, grupos de apoio e fabricantes de alimentos nos Estados Unidos, Canadá e Europa. O grupo fornece educação sobre alergias alimentares além de dar apoio e criar estratégias para pessoas que são alérgicas a certos alimentos.

Na página inicial da FAAN, você pode encontrar atualizações, dicas diárias, resumos de boletins informativos e todos os outros serviços orientados. O melhor do site, um sistema de alerta por e-mail, é gratuito. Clique no link em "*Special Allergy Alerts*" preencha o formulário e mande-o para o site. Agora você está conectado a um sistema de avisos com notícias e informações

* Se deseja conhecer o site da Sociedade Brasileira de Cardiologia acesse www.cardiol.br. (N.R.T.)
** Conheça o site da Sociedade Brasileira de Cancerologia (www.sbcancer.org.br). (N.R.T.)

ligadas às alergias sobre recalls de alguns produtos problemáticos, como sacos de um quilo de castanha-de-caju que podem conter amendoins.

Este site acessível e sério é uma leitura obrigatória para aqueles com alergias alimentares. Os outros, como famílias e amigos, também podem se beneficiar desta informação sólida e dos serviços de apoio.[*]

International Food Information Council (IFIC)

ific.org

A *International Food Information Council* (IFIC), criada em 1985, é uma organização sem fins lucrativos dedicada a melhorar a relação entre a comunidade de nutrição, cientistas, fabricantes de alimentos, profissionais da saúde, oficiais do governo, e a mídia. Ainda que os membros do conselho incluam corporações que produzem e vendem produtos alimentícios, a IFIC não possui nenhum papel no marketing dos produtos ou na promoção de seus membros. Seu objetivo é assegurar que os consumidores obtenham informações corretas sobre dieta e saúde.

A página inicial da IFIC lhe permite acessar o site em Inglês ou em Espanhol. Os consumidores podem pular a parte profissional e se dirigir aos links em "*Nutrition and Food Safety Information*" ou clicar em "*Food Insight Newsletter*" ou se dirigir ao maravilhoso "*Glossary of Food-Related Terms*".

O site também oferece artigos sobre temas básicos de nutrição, como alimentos funcionais, saúde oral, gorduras dietéticas e substitutos de gordura e recursos adicionais. A escrita é acessível e a informação é impecável.

O IFIC é um grupo de comércio, portanto, os puristas podem se queixar sobre algumas posições do IFIC, como seu aval a alguns aditivos alimentares, mas a abordagem inteligente do site a assuntos complexos e emocionais permite que você forme suas próprias opiniões.

American Council on Science and Health (ACSH) and the Center for Science in the Public Interest (CSPI)

www.acsh.org

www.cspinet.org

A *American Council on Science and Health* e o *Center for Science in the Public Interest* são duas organizações sem fins lucrativos em prol do consumidor que geralmente se opõem em qualquer assunto nutricional. A ACSH é calma e tranquila, a CSPI é um advogado esquentado.

---

[*] Acesse o site da Associação Brasileira de Alergia e Imunopatologia em www.sbai.org.br (N.R.T).

Por exemplo, a CSPI acredita que muitos aditivos são prejudiciais à saúde e a ACSH afirma que alguns aditivos são úteis em alguns alimentos, para algumas pessoas. Este tipo de discordância assegura que, se você digitar as mesmas palavras ou frases em ambos os sites, você encontrará tudo sobre os prós e contras de um assunto. Legal.

Ambos os sites mostram novos comunicados, opiniões, inscrições para sócios on-line, formulários para encomendar publicações e links para outros sites.

A preferência pelo site é uma questão de personalidade, mas não dá para errar com qualquer um dos dois se estiver procurando por informações corretas sobre assuntos nutricionais e como os alimentos e a dieta afetam a sua saúde. *

Navegador Nutricional da Tufts University

O navegador nutricional da *Tufts University* é, ou era, a mãe de todos os guias nutricionais, um site que avaliava centenas de outros sites da Internet em um escala de 25 pontos, medindo conteúdo e confiança – com notas variando "Entre os melhores" (22 – 25 pontos) até "Não Recomendável" (abaixo de 12 pontos).

O site deveria estar incluído nesta lista, mas quando o verificava para esta edição de *Nutrição Para Leigos*, esta mensagem apareceu: "O Navegador nutricional da *Tufts University* (`navigator.tufts.edu`) não está mais disponível. Agradecemos a todos que visitaram o site durante os últimos sete anos".

Que horror. Um e-mail e um telefonema para a Tufts me informaram que a universidade está procurando financiamento e espera ter o navegador on--line a qualquer momento. Portanto, continue clicando no endereço. Mais cedo, ou mais tarde, espero que o navegador volte para ajudar a definir um caminho seguro entre os milhões de sites nutricionais.

---

* Visando a defesa do consumidor, no Brasil, temos o Procon, a Proteste (`www.proteste.org.br`) e o IDEC (`www.idec.org.br`). (N.R.T).

Capítulo 28
Dez (ok, doze) Alimentos Famosos

Neste Capítulo:

▶ Investigando porque o bisão é melhor do que a carne vermelha

▶ Experimentando os prazeres do chocolate

▶ Acordando com alguns estimulantes de humor na xícara

▶ Examinando outros alimentos que elevam o humor e o mantém saudável

▶ Listando alimentos que podem causar problemas

Desde o momento em que Eva puxou aquela maçã (na realidade, uma romã) da árvore do conhecimento do bem e do mal no Jardim do Éden, as pessoas atribuíram poderes especiais para um alimento ou outro.

Este capítulo não é uma lista completa. Por exemplo, eu não incluí caldo de galinha, pois o que mais alguém poderia dizer sobre esta panaceia universal? O mesmo vale para o alho e para as cebolas, ambos agora honrados como saudáveis para o coração. Resumir a lista foi difícil, mas alguém precisava fazê-lo. Portanto, aqui estão algumas indicações para os Melhores Dez (na verdade, os melhores doze, mas quem está contando?), além de uma lista bônus dos vilões reunidos pela revista *Men's Health*.

Álcool

As bebidas alcoólicas possuem um papel tão importante na culinária humana e na história da nutrição que elas possuem o seu próprio capítulo, neste livro. Uma simples lista das propriedades naturais do álcool lhe diz de frente porque os nossos ancestrais o consideravam o "presente dos deuses" ou "água da vida". Ele é um eficiente antisséptico, sedativo e analgésico.

O consumo moderado de álcool relaxa os músculos e o temperamento, expande os vasos sanguíneos para diminuir a pressão sanguínea temporariamente, e parece diminuir o risco de doenças cardíacas, tanto por reduzir a viscosidade das plaquetas sanguíneas (pequenas partículas que podem se juntar para formar um coágulo sanguíneo) ao relaxar os vasos sanguíneos (tornando-os durante algum tempo maiores) ou por aumentar a quantidade de HDLs (o "bom colesterol") no sangue. Ainda que algumas formas de álcool, como os vinhos tintos, tenham tido uma maior atenção da imprensa em relação a estes efeitos, a verdade é que estudos controlados mostram efeitos similares em todas as formas de bebidas alcoólicas: vinho, cerveja e destilados.

A sabedoria popular ao contrário, o álcool algumas vezes também pode ser benéfico ao cérebro. Sim, beber pode fazê-lo se sentir embriagado, e é esta a razão, na realidade, pela qual nunca devemos beber e dirigir. No entanto, estudos recentes do Instituto de Medicina Preventiva do Kommunehospitalet em Copenhague, Dinamarca, e da Universidade Johns Hopkins em Maryland, indicam que o consumo regular de quantidades moderadas de vinho pode manter a mente ativa na terceira idade. (Leia mais no capítulo 9). Da próxima vez que levantar um copo para desejar saúde, considere-se no caminho certo.

Feijão

A ciência moderna diz que os feijões diminuem os níveis de colesterol através da goma e da pectina, fibras alimentares solúveis que varrem as gorduras e previnem que elas sejam absorvidas pelo corpo. A aveia, também rica em goma, em particular uma goma chamada de beta-glucano, produz o mesmo efeito.

Os feijões também são valiosos para os portadores de diabetes. Como os feijões são digeridos lentamente, a sua ingestão produz um aumento gradual no nível de açúcar circulando no sangue. Como resultado, o metabolismo dos feijões requer menos insulina do que comer outros tipos de alimentos ricos em carboidratos, como massas e batatas. Em um conhecido estudo da Universidade de Kentucky, uma dieta rica em feijões tornou possível para pessoas com diabetes do tipo 1 (seus corpos praticamente não produzem insulina) reduzir a ingestão de insulina diária em quase 40%. Os pacientes com diabetes do tipo 2 (seus corpos produzem um pouco de insulina) foram capazes de reduzir a ingestão de insulina em até 98%.

Mas o único empecilho em uma dieta rica em feijões são os gases resultantes da inabilidade humana natural em digerir algumas fibras alimentares e açúcares complexos, como rafinose e estaquiose, que se acumulam na barriga como forragem para as amigáveis bactérias que digerem carboidratos e então lançam dióxido de carbono e (eca!) metano, um gás fedorento.

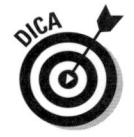

Uma maneira de reduzir a produção de gás intestinal é reduzir o conteúdo de açúcares complexos do feijão antes de comê-los. Aqui está como: Ferva uma panela de água. Apague o fogo. Adicione os feijões. Deixe-os de molho durante várias horas. Os açúcares são liberados na água, o que significa que poderá se livrar dos açúcares ao drenar os feijões e adicionar água fresca para cozinhá-los. Se isso não conseguir retirar tudo, tente duas sessões de fervura e molho antes de cozinhar.

Frutas Vermelhas

"Inimigo do colesterol" é fácil de falar. "Pterostilbene" (terostilbene) é uma embolação para a língua. Mas os pesquisadores da USDA na *Natural Products Utilization Research Unit* em Oxford, Mississipi, acreditam que eles possam ser sinônimos. O pterostilbene, um antioxidante encontrado principalmente nos mirtilos (assim como nos cranberries, lingonberries e huckleberries), parece aumentar a atividade das células do fígado que reduzem a produção de colesterol e outras gorduras entupidoras de artérias. De fato, o pessoal da USDA indicou que o pterostilbene poderia ser extraído dos blueberries para criar remédios comerciais anticolesterol com menos efeitos colaterais se comparados aos vendidos atualmente no mercado. Até que os testes em humanos sejam realizados, ninguém saberá quantos blueberries precisaremos comer para diminuir o colesterol, mas alguns estudos nutricionais sugerem que, grama por grama, os blueberries possuem um dos maiores conteúdos antioxidantes em todo o mundo vegetal e frutífero. Portanto, aproveite.

Bisão

O bisão está de volta. O enorme ruminante bovídeo (tradução: um animal parente da vaca) não está mais entre as espécies em risco de extinção. De fato, de acordo com os 2.500 membros da Associação Nacional do Bisão, o atual rebanho de bisões nos Estados Unidos chega a ter até 350.000 animais prontos para serem enviados para a sua mesa como outra tradução para carne vermelha: Bife.

Quilo por quilo, o bisão possui menos gordura, menos gordura saturada, menos colesterol, menos calorias e mais proteínas do que você já sabe quem. É bastante saboroso também, com um sabor opulento que sobrevive à grelha e à panela, mas pode secar quando assado. Não se preocupe: a maioria de norte-americanos experimenta o bisão pela primeira vez na forma de um hambúrguer grelhado, agora se espalhando em cardápios de cafeterias em todo o país. Enquanto está esperando para ser atendido, dê uma olhada na tabela nutricional, onde estão listados as quantidades relativas de nutrientes em uma porção de 100 gramas de bisão, carne vermelha, porco e frango. Como era o esperado, o bisão ganha.

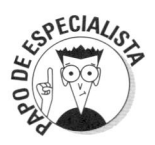

E mais uma coisa: Nunca diga "búfalo" quando se referir ao "bisão". O nome científico para o bisão americano é, sem brincadeiras, *Bison Bison*. A palavra búfalo é originada dos explorares franceses, que chamavam o bisão de "boeuf" (que significa boi), os ingleses mudaram isto para "buff". O uso comum amaciou isto para "buffle" e mais tarde em "búfalo". Os búfalos de verdade são nativos da Ásia e da África.

Leite Materno

O leite materno é mais nutritivo do que o leite de vaca para os bebês humanos. Ele possui uma porcentagem maior de carboidratos e de gorduras facilmente digeridas e ricas em energia. Suas proteínas estimulam o sistema imunológico do bebê, animando os glóbulos brancos a produzirem bastantes anticorpos lutadores contra infecções, incluindo aqueles que perseguem vírus ligados à diarreia infantil, que contabiliza 23% de todas as mortes entre crianças menores de cinco anos. E veja isto: em 2004, um relatório do British Medical Journal Lancet disse que ao alimentar um bebê com leite materno ao invés de leite em pó durante o primeiro mês de vida pode diminuir os níveis de colesterol da criança mais tarde, na vida, reduzir o risco eventual de pressão alta e manter a pessoa mais magra conforme ela envelhece.

É uma bela maneira para se começar a vida, não é mesmo?

Chocolate

Os ocidentais sempre foram loucos por chocolate desde que os conquistadores espanhóis o descobriram na corte mexicana de Montezuma. E porque não? O cacau é uma boa fonte de energia, fibras, proteínas, carboidratos, vitaminas do complexo B e minerais (30 gramas de chocolate ao leite possuem 12% do ferro e 33% do magnésio necessário para uma mulher saudável, todos os dias).

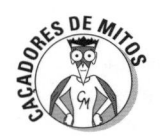

E a sabedoria nutricional é a de que a censura ao chocolate é porque a manteiga de cacau (a gordura do chocolate) possui 59% de gordura saturada, principalmente ácido esteárico. Mas ninguém parece ter dito que o ácido esteárico é um vilão. Ao contrário das outras gorduras saturadas, o ácido esteárico não aumenta os LDLs (o "colesterol ruim") nem diminui os HDLs (o "bom colesterol"). Além disso, o ácido esteárico evita que as plaquetas sanguíneas se juntem em um coágulo, diminuindo o risco de um infarto ou de um derrame.

E não se esqueça dos fitoesterois, compostos parecidos a esteroides presentes em plantas que encharcam o colesterol da barriga e o retiram do corpo antes que ele chegue até a corrente sanguínea. Os fitoesterois, ingredientes saudáveis ao coração presentes em algumas margarinas, são encontrados no cacau e no chocolate, levando muitos pesquisadores engenhosos da *University of California-Berkeley Division of Cardiovascular Medicine* e do Departamento de Nutrição a investigar se a ingestão de uma bebida de cacau uma vez por dia ou se a ingestão de um chocolate duas vezes por dia poderia diminuir os níveis de colesterol em mulheres na pós-menopausa.

Além disso, um estudo publicado no *Proceedings of the National Academy of Sciences*, em Janeiro de 2006, credita o composto de cacau (-) epicatequina (tradução: Menos epicatequina) com a habilidade a ajudar os vasos sanguíneos a relaxarem. Como todos sabem, relaxar os vasos sanguíneos significa diminuir a pressão sanguínea e diminuir os riscos de um infarto.

Tudo isto significa que o chocolate é um genuíno alimento saudável? Ainda não. Mas, o chocolate é saudável como parte de uma dieta balanceada? Pode apostar. Em especial porque é um verdadeiro coquetel da felicidade contendo cafeína (um elevador do humor e estimulante do sistema nervoso central), teobromina (um estimulante muscular), feniletilamina (outro elevador do humor) e anandamida, uma substância química que estimula as mesmas áreas do cérebro que a maconha. Não, comer chocolate não o deixará "alto". Você teria que consumir 12 quilos ou mais de uma só vez para obter um efeito mínimo parecido ao da maconha. Ainda assim, eu acho que o chocolate foi a maneira que Montezuma encontrou para fazer "vingança".

Café

Durante anos, não havia nada mais do que más notícias sobre o café. Câncer pancreático. Cistos nos seios. Colesterol elevado. Doenças cardíacas. Derrame. Defeitos de nascimento. Azia e refluxo. Mas o verme, o café, voltou: Estudos recentes não mostram nenhuma ligação entre a ingestão de café e o risco elevado de qualquer dessas condições. É verdade, o café pode irritar o estômago e deixar alguém acordado a noite inteira, mas como o *Heartburn & Reflux For Dummies* (publicado pela Wiley) explica, para a maioria das pessoas, esses efeitos são quase sempre ligados ao excesso de consumo. (O que seria "excesso"? A quantidade varia de pessoa para pessoa, mas quando atingir o limite, você saberá. Confie em mim).

No fim, o fato simples é que quando tomado com moderação, o café comum qualifica a lista de qualquer um como um super alimento. Seu ingrediente mais ativo, a cafeína, eleva o humor e aumenta a habilidade de concentração, pode melhorar o rendimento atlético, pode ajudar a murchar vasos sanguíneos inchados que fazem a cabeça doer e aumenta o efeito dos analgésicos, e é por esta razão que a cafeína é muitas vezes incluída em analgésicos sem prescrição médica. E é por isto que, sempre, o café realmente faz o trabalho.

Peixe

A sua bisavó chamava o peixe de "comida para o cérebro"? Se a resposta for positiva isto se deve ao fato de que o peixe é rico em iodo, o mineral que permite que a glândula tireoide produza hormônios vitais para a habilidade de pensar e se movimentar. Era uma vez, no tempo das nossas bisavós, as pessoas que viviam longe do oceano (nossa melhor fonte natural de iodo) muitas vezes eram lentas, algumas vezes até mesmo possuíam retardos mentais, pois tinham uma deficiência de iodo.

Mas essa condição se tornou rara nos Estados Unidos após a introdução do sal iodado na década de 1920. A reputação atual do peixe vem de sua habilidade em reduzir o risco de doenças cardíacas e derrames, em grande parte, por seus ácidos graxos de ômega 3. Estas gorduras insaturadas tornam o sangue menos pegajoso, reduzindo a incidência de coágulos. Eles também diminuem os níveis de colesterol ruim.

Quer provas? Aqui está a prova: Em 2002, dados do estudo a longo prazo do *Harvard Health Professionals* indicou que pessoas que ingeriam 90 a 150 gramas de peixe apenas uma vez por mês tinham um 40% menos risco de sofrer de um derrame isquêmico, causado por um coágulo na artéria cranial. O estudo de Harvard não incluía mulheres. Mas um relatório sobre mulheres e derrames publicado no *Journal of the American Medical Association*, do ano de 2000, diz que mulheres que comiam aproximadamente 120 gramas de peixe, pense em uma lata pequena de atum, entre duas a quatro vezes por semana pareciam diminuir o risco de derrames em até 40%. E em 2005, a *American Journal of Preventive Medicine* publicou vários relatórios do projeto do *Harvard Center for Risk Analysis* concluindo que "qualquer consumo de peixe confere uma redução de risco considerável quando comparado a nenhum consumo de peixe, com a possibilidade de que o consumo adicional confira benefícios incrementados", incluindo uma "redução de 17% em mortes por infarto, com cada porção adicional por semana associada a uma maior redução neste risco em 3,9%".

É claro, existe uma pegadinha. Em primeiro lugar, alguns peixes são ricos em mercúrio, um metal que pode danificar o desenvolvimento do feto, mas quantidades pequenas de peixe, digamos duas porções de 90 gramas por semana, parece ser seguro para todos. Em segundo lugar, porções frequentes de peixe podem aumentar o risco de derrames causados por sangramentos no cérebro. Essa situação é comum entre os nativos do Alasca, grandes consumidores de peixe e portadores de uma incidência mais elevada que o normal em derrames hemorrágicos. O estudo de Harvard não encontrou uma ligação significativa entre o consumo de peixe e os derrames hemorrágicos, mas os pesquisadores dizem que são necessários mais estudos para encontrar a relação ou a sua falta.

Enquanto estamos esperando, passe as batatas. Sem gorduras saturadas ou gorduras trans, é claro.

Nozes

Passe os pretzels. Pule as batatinhas. Na hora do lanche, procure as amêndoas. Mesmo que as nozes sejam alimentos ricos em gorduras, uma série de estudos, incluindo vários estudos da *California's Loma Linda University*, diz que ao adicionar quantidades moderadas de nozes em uma dieta para diminuir o colesterol ou ao substituir alimentos ricos em gorduras, como carnes por nozes, pode diminuir níveis elevados de colesterol total e de LDLs (o "colesterol ruim") em até 12%.

Esse pessoal deveria saber. Há algum tempo, eles faziam manchetes com estudos sobre nozes nos quais aos voluntários era fornecida uma dieta dentre duas, ambas baseadas nas recomendações do Programa Nacional de Educação do Colesterol (NCEP). As pessoas que seguiram a dieta Nº. 1

tiveram 20% de suas calorias das gorduras presentes nos óleos e alimentos gordurosos, como carne. As pessoas que seguiram a dieta Nº. 2 tiveram 20% de suas calorias vindas de nozes ricas em gordura, mas ambas as dietas controladas em gorduras pareceram diminuir os níveis de colesterol.

A mensagem aqui é de que ainda que as nozes sejam ricas em gorduras, essas gorduras queimam o colesterol polinsaturado e monoinsaturado (mais informações sobre eles no capítulo 7). E não esqueçamos que as nozes também fornecem outros nutrientes saudáveis para o coração, como arginina (um aminoácido que o corpo usa para fazer um composto de anti-coágulos chamado óxido nítrico), ácido fólico (uma vitamina do complexo B que diminui os níveis sanguíneos de homocisteína, um fator de risco para doenças cardíacas), vitamina E e fibras alimentares.

Então se sinta livre para consumir, com moderação, as nozes. Crunch.

Chá branco

Preto ou verde? Tão século XX. A nova cor do chá é branca. As folhas para todos os chás vêm de uma única planta, a *Camellia sinensis*. Mas as folhas para os chás preto ou verde são enroladas e fermentadas antes de secar, enquanto que aquelas destinadas ao chá branco – que na verdade formam uma infusão de um amarelo avermelhado pálido – não são. Do ponto de vista nutritivo, esta pequena mudança faz uma grande diferença.

Os flavonoides são substâncias químicas naturais que acredita-se fazer o chá diminuir o colesterol, reduzir o risco para alguns tipos de câncer e pro-teger os dentes das bactérias causadores das cáries. As folhas frescas de chá são ricas em flavonoides chamados de catequinas, mas o processamento das folhas para fazer o chá preto e o chá verde lança enzimas que permi-tem que catequinas individuais se juntem com outras, formando um novo sabor e novos agentes corantes chamados de polifenóis (poli = muitos), que dão sabor e cor ao chá preto e ao chá branco. Como as folhas do chá branco não são enroladas ou fermentadas, uma quantidade menor de ca-tequinas se junta aos polifenóis. De acordo com os pesquisadores do *Linus Pauling Institute (LPI)* da *Oregon State University*, o teor das catequinas do chá branco é três vezes maior do que o do chá verde. O chá preto fica em um distante terceiro lugar.

Por que você deveria se preocupar com isto? Porque todas as catequinas pa-recem ser boas para os seres vivos. Por exemplo, quando os pesquisadores da LPI testaram a habilidade do chá branco para inibir mutações celulares em bactérias e diminuir as mudanças celulares causadoras de câncer de cólon em ratos, o chá branco ganhou do chá verde, o antigo campeão da saúde. E quando os cientistas da *University Hospital of Cleveland* e da *Case Western Reserve University* aplicaram cremes contendo extrato de chá branco em pele humana (em voluntários) e eles foram expostos à luz solar artificial, a pele com creme desenvolveu menos mudanças pré-cancerígenas.

Grãos Integrais

Se você for um homem que planeja viver para sempre, um time de cientistas de nutrição do *Harvard/Brigham* e do *Women's Hospital* em Boston tem três palavras para você: cereais de grãos integrais. Quando os investigadores deram uma olhada no estado de saúde durante o período de um ano nas vidas de 86.190 médicos, no estudo de longo prazo do *Physician's Health Study*, eles encontraram 3.114 mortes entre os voluntários do estudo, incluindo 1.381 mortes por infarto ou derrame. Eles olharam com mais minúcia e descobriram que os hábitos de alimentação contam. Os homens que comiam ao menos uma porção de cereal de grão integral por dia tinham 27% menos chances de morrer do que os homens que comiam produtos com grãos refinados. O grupo dos grãos integrais também tinha até 28% menos probabilidades de sucumbir a um infarto, indiferente do quanto pesassem, se fumavam, bebiam álcool, tomavam vitaminas ou tinham um histórico de pressão alta e colesterol elevado.

Ninguém ainda sabe ao certo como isto funciona. Mas eles sabem que os grãos integrais são um baú do tesouro de fibras alimentares, vitaminas, minerais e outros fitoquímicos (compostos de plantas, como os antioxidantes) que protegem ao diminuir a pressão sanguínea e o colesterol enquanto melhoram a habilidade do corpo para processar nutrientes, em particular os carboidratos.

A questão é, quanto cereal preciso comer para me beneficiar? Os estudos dizem que mais é melhor, mas uma porção ao dia é melhor do que nenhuma. Para encontrar o cereal certo, pegue a sua lente de aumento ou bifocais para ler a tabela de informação nutricional. Se o grão integral é o primeiro ingrediente e existe, no mínimo, dois gramas de fibra alimentar por porção, então você encontrou o seu café da manhã. Para aqueles que realmente detestam cereais, tente o pão integral. E, sim, os grãos integrais são uma ótima oportunidade para um prato principal. Estudos recentes sugerem que as mulheres também podem se beneficiar ao adicionar grãos integrais em suas dietas diárias.

Iogurte

O Iogurte é leite adicionado com bactérias amigas que digerem o açúcar do leite (lactose) para produzir ácido láctico, um conservante natural que dá o sabor característico ao iogurte. O iogurte é mágico para aqueles com deficiência de lactase, ou seja, eles não produzem lactase suficiente para digerir o açúcar do leite, portanto, eles ficam com muitos gases quando bebem leite.

Rastreando os dez terríveis

Em 2003, enquanto outros assobiavam uma melodia alegre sobre os bons alimentos, os preocupados que trabalhavam na revista Men's Health compilaram uma lista de dez alimentos que poderiam fazê-lo se sentir mal: a maioria devido à sua tendência para abrigar organismos que podem irritar com seriedade o trato intestinal. Os maiores problemáticos eram o frango mal cozido, a carne moída, a carne de peru moída, as ostras e os ovos, seguidos de alimentos frios, como a cebolinha, o melão, e verduras para saladas. Por sorte, o cozimento ou o reaquecimento pode tornar os primeiros sete elementos seguros para serem consumidos. Quanto aos pêssegos, eles dizem para descascá-los para eliminar os pesticidas presos na casca. Lave o melão antes de fatiá-lo para retirar as bactérias presas na pele que poderiam ser transferidas para a fruta. E lave bem as verduras empacotadas. E lave de novo. Mesmo que a embalagem diga "lavados". Splash.

No entanto, não existem evidências que mostrem que o iogurte é um tônico da longevidade, uma alegação comentava sobre Ilya Ilyich Metchnikoff, o ganhador do prêmio Nobel russo (1908, Fisiologia/Medicina) que acreditava que as pessoas morriam prematuramente devido à ação de "bactérias putrefativas" nos intestinos. Ao procurar um meio de bloquear as putrefativas, Metchnikoff acabou na Bulgária, um lugar onde muitas pessoas viviam mais de 50 anos e uma porcentagem significativa chegava aos 80 anos.

Os historiadores podem argumentar que a única maneira de se viver bastante na Bulgária era evitando os políticos búlgaros, mas Metchnikoff dava crédito aos organismos usados para preparar o leite cultivado búlgaro. Ele estava errado. Os bichos, *christened L. bulgaricus*, produziam um bom iogurte, mas não fixavam residência na barriga humana. Isso não tinha muita importância para Metchnikoff, que morreu em Paris em 1916, a uma idade relativamente jovem, aos 71 anos. Sua fé no iogurte, no entanto, continua a circular, entrando e saindo de moda.

Capítulo 29
Dez Maneiras Fáceis para Cortar Calorias

*P*erder peso é apenas uma matemática simples. Se cortar 3.500 calorias da sua dieta durante uma semana, sem reduzir as atividades diárias, poderá dizer adeus a 500 gramas de gordura.

Sim, eu sei que ler esta frase é mais fácil do que executá-la, portanto, estou pronta para lhe ensinar dois truques que facilitam o trabalho. Primeiro, corte as calorias aos poucos: 50 aqui, outras 100 lá, em vez de dar uma grande cortada. Em segundo lugar, em vez de cortar todas as comidas que realmente gosta (e se sentir privado), mude-as para versões com baixo teor de gordura.

Este capítulo mostra como fazer ambos. Inclui alguns produtos com o nome da marca para que você possa comparar diferentes versões feitas pela mesma companhia.

Mudando para Laticínios Semidesnatados ou Desnatados

O leite e os laticínios são as melhores fontes de cálcio para manter os ossos fortes. No entanto, estes mesmos produtos também possuem altos níveis de colesterol, gordura saturada e calorias. Você consegue reduzir todos os três ao escolher um produto lácteo semidesnatado ou desnatado.

Por exemplo, uma xícara de leite integral possui 150 calorias, mas uma xícara de leite desnatado possui apenas 85. Uma fatia de queijo americano

Kraft possui 60 calorias, mas uma fatia de queijo americano Kraft desnatado possui apenas 30. Um sanduíche feito com três fatias de queijo possui menos 90 calorias se o queijo for light.

Substituindo o Açúcar

O café não possui calorias, mas cada colher de chá de açúcar adicionado na xícara possui 15 calorias. Multiplique isto por quatro (1 colher de chá em cada quatro xícaras de café) e a sua bebida naturalmente sem calorias pode adicionar 60 calorias à sua dieta, todos os dias. Sessenta calorias por dia multiplicadas pelos sete dias da semana e, uau! São 420 calorias! Isto é o equivalente a quatro ou cinco fatias médias de torrada sem manteiga ou cinco maçãs médias. Portanto, talvez esta seja uma boa hora para mencionar que um pacotinho de um substituto de açúcar não possui nenhuma caloria? Foi o que pensei.

Servindo um Ensopado em vez de um Bife

Não importa como você fatie, carne vermelha é carne vermelha: com colesterol, gorduras saturadas e o de sempre. Mas se fizer um ensopado com a carne de boi, de porco ou de cordeiro em vez de fritar ou assar, poderá mandar embora um bocado de gorduras calóricas. Basta preparar o ensopado e colocá-lo na geladeira durante algumas horas, até que uma camada de gordura endureça na superfície. Use uma colher para retirá-la. Cada colher de sopa de gordura pura retira 100 calorias do jantar. E sim, também pode cortar toda a gordura visível antes de preparar a carne. São as mesmas 100 calorias por colher de sopa de gordura.

Escolhendo Sobremesas com Poucas Gorduras

Quem disse que precisamos sofrer para cortar as calorias? Não fui eu. Meia xícara de sorvete Haagen-Dazs de chocolate possui 270 calorias. Meia xícara de sorvete Haagen-Dazs de chocolate sem gorduras possui 140 calorias. Acredite: Mudar da versão original para a segunda versão não é nenhum problema. Se você for um verdadeiro chocólatra, me mandará presentes por esta sugestão.

Retirando a Pele das Aves

A maior parte da gordura das aves está na pele. Um peito de frango frito com a pele possui 217 calorias, quando frito sem a pele possui apenas 160 calorias. A metade de um pato assado com pele possui estonteantes 1.287 calorias e quando assado sem a pele possui apenas 444. Mesmo que coma um peito de frango frito todas as noites durante uma semana (o que você jamais faria) poderá economizar 399 calorias ao retirar a pele antes de cozinhar a ave. Divida sete patos sem pele com um amigo e terá economizado 2.950 calorias por semana. Uau! Isto é praticamente 500 gramas.

Saladas sem Óleo

É verdade, uma salada pode ser uma refeição com poucas calorias e poucas gorduras. Adicione peito de frango e alguns croutons ou cubos de queijo sem gordura, e ela se tornará ainda mais crocante.

Mas o molho pode colocar tudo a perder. Por exemplo, duas colheres de sopa de Molho italiano ou uma colher de sopa de maionese comum Hellmann's pode conter até 100 calorias. O que fazer? Ah, vamos lá, você sabe a resposta: Mudar.

Duas colheres de sopa de molho italiano light possuem apenas 15 calorias. Uma colher de sopa de Hellmann's Light corta as calorias pela metade, para 50 calorias. Coma uma salada uma vez por dia, durante uma semana, e estará economizando 595 calorias com molhos para saladas light, em vez dos regulares ou estará economizando 525 calorias com maionese light, em vez da versão normal. Ou como o guru de nutrição da *University of Maine*, Alfred Bushway, sugere: "Usar uma colher de sopa de vinagre balsâmico é ainda melhor". Legal.

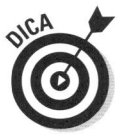

Também não coloque óleo nas panelas e frigideiras. Asse com papel manteiga em vez de besuntar a forma. Frite com sucos naturais em panelas antiaderentes. Cada colher de sopa de gordura que não é usada significa cerca de 100 calorias a menos no prato.

Sanduíches de Uma Fatia

Dependendo da marca, uma fatia de pão no seu sanduíche do lanche pode ter entre 65 a 120 calorias. Ao eliminar uma fatia e servir o sanduíche aberto poderá estar cortando até 840 calorias do total de calorias da semana. E você sabe que se escolher uma fatia de pão integral estará adicionando fibra alimentar ao cardápio, não é mesmo? Só confirmando.

Eliminando o Ingrediente Gorduroso

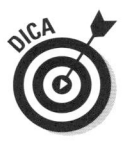

Um sanduíche de bacon, alface e tomate geralmente vem com três tiras de bacon, cada uma contendo 100 calorias. Retire uma tira e estará economizando 100 calorias. Retire duas e agora serão 200 calorias economizadas. Retire as três e perca 300 calorias e curta seu sanduíche de alface com tomate com maionese light.

Aqui estão outras maneiras para eliminar calorias das gorduras:

- Prepare o molho para espaguete sem azeite de oliva (100 calorias por colher de sopa).

- Prepare a sopa de ervilhas sem presunto (55 a 90 calorias por 30 gramas).

- Prepare os molhos cremosos com leite desnatado em vez de creme de leite (470 calorias por xícara de creme de leite enquanto que o leite desnatado possui entre 85 a 90 calorias por xícara).

Temperando os Vegetais em vez de Afogá-los em Manteiga

Esta é fácil. Tempere os vegetais com ervas em vez de usar manteiga e estará salvando 100 calorias para cada colher de sopa não utilizada de manteiga, margarina ou óleo. Pense em endro para as batatas, cebolinha para o milho e orégano para as vagens – o que cativar a sua imaginação.

Lavando a Carne Cortada

Sim, você leu corretamente. Aqueça uma chaleira com água. Coloque a carne cortada em uma panela e cozinhe-a até dourar. Retire a gordura, coloque a carne em um coador e derrame uma xícara de água fervente sobre ela. Repita o processo duas vezes. Cada colher de sopa de gordura derretida ou retirada da carne economiza 100 calorias, além do colesterol e da gordura saturada. Use a carne sem gordura no molho de espaguete. (Veja a Figura 29-1 para uma demonstração visual).

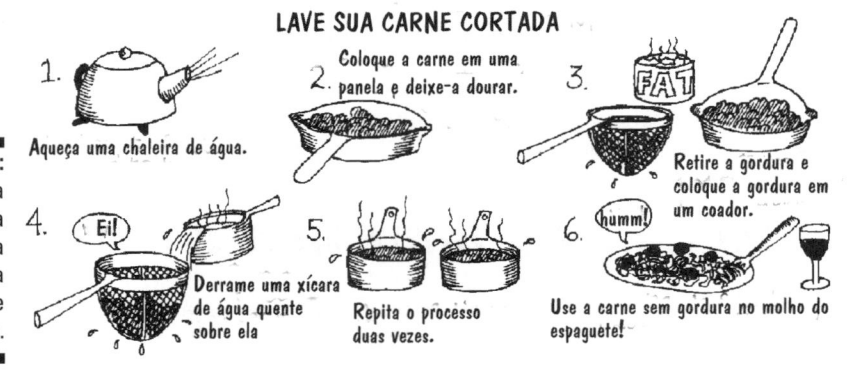

LAVE SUA CARNE CORTADA

1. Aqueça uma chaleira de água.

2. Coloque a carne em uma panela e deixe-a dourar.

3. Retire a gordura e coloque a gordura em um coador.

4. Ei! Derrame uma xícara de água quente sobre ela

5. Repita o processo duas vezes.

6. Humm! Use a carne sem gordura no molho do espaguete!

Figura 29-1: Tente lavar a carne cortada (cozida) para reduzir a quantidade de gorduras.

Índice Remissivo

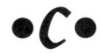

•B•

•C•

•🄳•

•E•

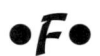

•F•

•G•

•H•

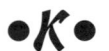

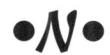
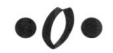

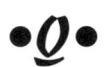

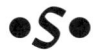

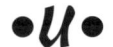
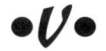